国家出版基金项目
NATIONAL PUBLICATION FOUNDATION

实验动物组织病理学彩色图谱

彩色图谱

（下册）

苏　宁　陈平圣　李懿萍　主编

东南大学出版社

·南京·

图书在版编目（CIP）数据

实验动物组织病理学彩色图谱 / 苏宁，陈平圣，李
懿萍主编. --南京：东南大学出版社，2020.9(2021.9重印)
ISBN 978-7-5641-9145-0

Ⅰ．①实… Ⅱ．①苏… ②陈… ③李… Ⅲ．①医用实
验动物-病理组织学-图谱 Ⅳ.①R-332

中国版本图书馆CIP数据核字(2020)第190777号

实验动物组织病理学彩色图谱
Shiyan Dongwu Zuzhi Binglixue Caise Tupu

主　　编　苏　宁　陈平圣　李懿萍
出版发行　东南大学出版社
社　　址　南京市玄武区四牌楼 2 号（邮编：210096）
出 版 人　江建中
责任编辑　张　慧　陈潇潇
经　　销　全国各地新华书店
印　　刷　南京凯德印刷有限公司
开　　本　889 mm×1194 mm　1/16
印　　张　45.25
字　　数　1100 千字
版　　次　2020 年 9 月第 1 版
印　　次　2021 年 9 月第 2 次印刷
书　　号　ISBN 978-7-5641-9145-0
定　　价　600.00 元（上、下册）

东大版图书若有印装质量问题，请直接与营销部联系。电话（传真）：025-83791830

《实验动物组织病理学彩色图谱》
撰写委员会

主　编　苏　宁　陈平圣　李懿萍
副主编　刘俊华　宋向荣　张爱凤　陈　峰
编　者　（按姓氏拼音排列）
　　　　　卞慧敏（南京中医药大学）
　　　　　曹　涛（南京墨迹生物科技发展有限公司）
　　　　　常秀娟（广州知易生物科技有限公司）
　　　　　陈　峰（浙江大学医学院附属第一医院）
　　　　　陈平圣（东南大学医学院）
　　　　　陈　真（中国药科大学）
　　　　　戴　岳（中国药科大学）
　　　　　郭文杰（南京大学）
　　　　　晋光荣（东南大学医学院）
　　　　　寇俊萍（中国药科大学）
　　　　　李懿萍（东南大学医学院）
　　　　　刘　晶（江苏省药物研究所）
　　　　　刘俊华（东南大学医学院）
　　　　　刘　莎（江苏省药物研究所）
　　　　　孟政杰（南京工业大学）
　　　　　庞小娟（中国科学院深圳先进技术研究院）
　　　　　钱　程（南京医科大学）
　　　　　沈萍萍（南京大学）
　　　　　宋向荣（广东省职业病防治院）
　　　　　苏　宁（东南大学医学院）
　　　　　孙　兰（江苏食品药品职业技术学院）
　　　　　夏远利（中国药科大学）
　　　　　徐淑芬（东南大学医学院）
　　　　　许惠琴（南京中医药大学）
　　　　　吴剑平（南京中医药大学）
　　　　　严士海（江苏省中医院）
　　　　　姚　慧［罗氏诊断产品（上海）有限公司］

詹燕玲（中国药科大学）

张爱凤（东南大学医学院）

赵万洲（南京欧际医药科技服务有限公司）

郑凯儿（东南大学医学院）

宗绍波（江苏康缘药业股份有限公司）

组织切片制作：

刘洪新（中国药科大学）

赵文杰（江苏省药物研究所）

张晓明（东南大学医学院）

序　一

　　实验动物组织病理学对新药的研发非常重要。候选药物在临床前研究阶段的失败大多由于毒性问题，大约全部开发失败的候选药物中 40% 归因于毒性。我国的新药研发近 20 年来取得了长足的进步，但与发达国家的差距还是巨大的。除了投入少、基础研究弱等多种原因外，动物毒理病理学研究的落后是重要原因。药学生不学病理学，当然做药物研发的教师也不懂病理学。由于工作的原因，在日常参加会议和研究生答辩的学术报告中，作为病理医生时常会看到，报告者呈现的图片与讲述的内容不一致。这主要是因为研究者没有这方面的知识。目前在国内药物安全评价中心中，真正够格、有水平的动物病理学工作者可能不足二十人。因此毒理病理学的人才培养和药学工作者的培训有极大的需求。

　　苏宁教授是一位有经验的人体病理学家。长期从事动物病理学的诊断和研究，为新药研发服务。她有丰富的人体和动物病理学的诊断经验，在比较病理学领域有较高的造诣，在国内这种学者很少。她 2005 年主编了国内第一本《新药毒理实验动物组织病理学图谱》，对提高动物病理诊断的正确性发挥了很好的作用。十余年后的今天她重新著写这本专著，收集了 1000 余幅珍贵的照片。相信本书的出版将会对中国新药的研发产生极大的影响。本人是人体病理学的学者，又在中国药科大学担任校长五年余，知道其需求和该书的价值，乐于推荐申请国家出版基金的支持。

来茂德

2018 年 7 月 19 日

序　　二

　　《实验动物组织病理学彩色图谱》由苏宁等病理学家主编，在国内唯一采用日常工作中积累的实验动物组织为题材，以实验动物为研究对象，结合动物毒理学，用病理的实验方法来观察对受试动物损伤而引发的不同程度病变，对动物的细胞组织器官造成的病理改变，从而阐述病变发生的原因，发病机制，病理变化。本书实际是著者数十年在国内从事动物病理工作的经验积累，所有资料和照片基本来自日常工作中积累的精华，力求将内容与实践应用、毒理反应结合每张照片附有文字说明和标注。简明扼要，概念明确，使病理专业和非专业的动物工作者能看懂、提高；用词力争新颖、准确。是一部组织病理学的好书。

　　全书上篇为基本组织病理学，中篇为系统组织病理学，尤其下篇为实验动物模型，目前国内关于动物模型的书籍均为文字描述，尚无形态学的展现，本书将动物模型所出现的病变用照片和文字的形式呈现在研究者的眼前，直观、客观，加深对病变的理解和分析，更有利于推广到人类疾病的研究，是毒理学工作人员必备的一本参考书。

2018.07.24

前　言

随着我国生命科学研究领域的拓宽和深入，动物实验日益显得重要，它是医学、药学、生命科学的重要研究方法之一，它为研究人类疾病、筛选新的治疗药物奠定了科学的基础，使医学、药学、生命科学更好地服务于人类。

基于上述学科对病理学知识的需要，本书重点描述常用的实验动物大鼠的组织病理，也穿插有小鼠、Beagle 犬、兔及其他实验动物的相关病理内容。全书分为上篇、中篇、下篇三个篇章以及最后的附录。上篇为基本组织病理学，阐述组织和细胞的基本病变，具体包括组织细胞的适应、损伤（变性、坏死）、修复、局部血液循环障碍、炎症和肿瘤等，这是器官、组织、细胞所发生疾病的共同病变基础。中篇为系统组织病理学，介绍 12 个系统器官的正常组织学、各种致病因子引起的疾病及动物的自发病。各系统组织病理学是在上篇基本组织病理学基础上研究和阐述各系统器官组织病变的特殊规律，两者必须密切结合才能对疾病有全面和深入的理解。正常组织学是病理学的基础，只有认识组织、细胞的正常结构，才能识别病理情况下的异常形态表现。作为病理工作者，必须有坚实的正常组织学基础。下篇为实验动物模型，介绍各系统常见的、与人类疾病相关的实验动物模型，包括常用动物模型的复制方法、模型的形态学表现（病理变化），部分动物模型附有病变程度的分级标准。附录中结合实际应用介绍常用的固定液及其配制法，脱水、透明、石蜡包埋、HE 染色等常规切片制作法，常用的特殊细胞化学染色法及三大生化检查指标等。

本书内容包括文字描述和照片。全书照片 1 000 余幅，主要用光学显微镜采集，尚有少量大体标本照片来自日常工作实践。因此本书实际上是编者在国内从事动物病理工作数十年的经验积累以及读片笔记，形式不拘一格，但力求将内容与实践应用、毒理反应结合起来；在文字叙述上力求简明扼要、概念明确，使病理学专业和非病理学专业的动物科学工作者能读懂并有所收获。

在此要特别感谢毒理学前辈姚全胜教授，是他的课题设想和经费使我和他的第一本动物病理著作得以出版。在此基础上，众多的从事动物实验工作的专家、科研人员和研究生们无私地提供研究资料，丰富了本书内容，对他们的支持表示诚挚的谢意。

由于编者理论水平和实验方法的限制，书中存在的不足之处恳请同道及读者批评、指正，对有争议的内容请畅讨。

2019.09.20.

目　录

上　篇

中　篇

下　篇

附　录

下 篇

第十八章　心血管系统疾病动物模型

心血管系统疾病是对人类健康和生命威胁最大的疾病。在我国和欧美发达国家，心血管系统疾病的死亡率居各种疾病死亡率之首。近二十多年来，我国冠心病发病率迅速增长，预示着我国将面临严峻局势。因此研究有关心血管系统疾病的发病机制、影响因素和防治措施对延长寿命、提高生命质量有重要意义。

随着研究的深入开展。复制这些疾病动物模型的方法也日益增多。本章就日常工作中遇到的几种模型做一简单介绍，包括心肌梗死、动脉粥样硬化和慢性心力衰竭等动物模型。

第一节　异丙肾上腺素诱导大鼠心肌缺血模型

异丙肾上腺素为儿茶酚胺（catecholamine，CA）类药物，是 β 肾上腺素受体激活剂，毒性剂量可引起心脏功能性和形态学改变。功能性改变包括严重的心律失常、心动过速、血压增高等；心脏形态学改变包括心肌变性、梗死样心肌坏死，心室纤维化。大鼠心肌坏死与人类心肌梗死相似。异丙肾上腺素的心脏毒性机制复杂，现今认为它能促进心脏细胞摄取钙（钙超载），刺激腺苷酸环化酶系统、促进血小板凝集，以及形成自由基等，对心脏产生毒性损伤。

【模型复制】

（1）选健康 SD 大鼠，皮下电极接 Ⅱ 导联，记录心电图。

（2）皮下多点注射异丙肾上腺素（isoprenaline, ISO）水溶液，每日一次，剂量 4 mg/kg 体重，间隔 24 h，连续 3 d。

（3）临床表现。注射异丙肾上腺素后可引起心电图 T 波倒置或双相，伴有 ST 段抬高，窦性心动过速（心率明显加快），期前收缩等心律失常的表现。

末次注射 ISO 后观察心电图，发现 ST 段较初次抬高 0.1 mV 以上则模型建立成功。

（4）动物处死后常规石蜡切片，光镜观察，同时取组织用 2.5% 戊二醛固定，制备电镜标本，透射电镜观察。

【病理变化】

末次注射后 72 h 进行心脏病理检查，可见到境界清楚的心肌坏死灶。坏死灶有明显的部位特异性，主要分布在左心室壁心内膜下区，尤以近心尖部为多。通常较大的病灶多分布在心室壁内层心肌，而中、外层病灶一般较小、较轻。

病变处心肌细胞坏死以凝固性坏死为主，坏死区有明显的巨噬细胞反应和组织细胞、成纤维细胞增生，呈现多细胞性。坏死严重区域呈现为少细胞的坏死后空架。位于心壁内层的病灶，在紧贴心内膜下常保留1~2条未坏死的心肌细胞，有的部位坏死可直达心内膜。心肌坏死灶常围绕冠状动脉小分支分布（图18-1~图18-6）。随时间推移，坏死区纤维组织增生越发明显，最后坏死区被纤维结缔组织取代，局部纤维化。

心肌坏死或纤维化的范围可用图像分析系统计量分析，心肌纤维化的程度还可用心肌胶原含量来衡量。

【模型评价与注意事项】

（1）异丙肾上腺素致心肌缺血模型的复制方法简便，效果稳定可靠。

（2）药物既能引起心脏功能性改变，也能引起心脏形态学改变，具有多方面的作用，与人类缺血性心肌坏死有类似之处。本模型适用于心肌坏死、心肌纤维化发生机制的研究，也可用于防治心脏缺血性疾病的药物筛选。

（3）引起心肌坏死的异丙肾上腺素的剂量范围较宽，4 mg/kg体重，或50 mg/kg，或100 mg/kg，皮下注射2次，间隔24 h造模。多为皮下多点注射，也可腹腔注射。

（4）可用造模的动物品种多，小鼠、豚鼠、兔、猫和犬等均可用于诱发心肌缺血。不同动物异丙肾上腺素使用的剂量不一，豚鼠和犬的用量与大鼠相近，家兔用10~16 mg/kg体重，均为皮下注射，每日注射1次，连续2 d。

（5）增加药物剂量或注射次数并无增加坏死范围及坏死严重程度的作用。犬心肌坏死以心尖部左室壁乳头肌为好发部位。

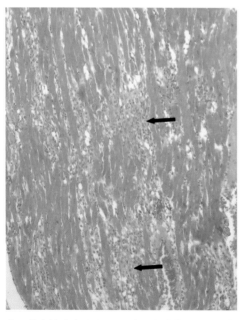

异丙肾上腺素应用后3 d，左心室灶性心肌细胞坏死，局部有炎细胞浸润（箭示）。（HE）

图18-1 心肌异丙肾上腺素模型

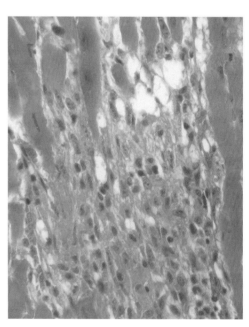

图18-1放大观，示心肌细胞坏死，坏死处浸润的炎细胞主要为单核巨噬细胞。（HE）

图18-2 心肌异丙肾上腺素模型

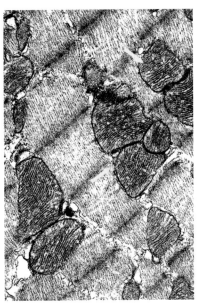 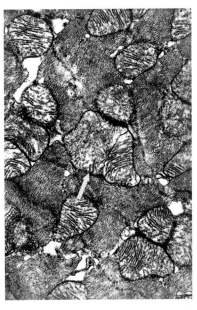

心肌细胞肌节清晰，线粒体排列规则有序（箭示），外膜完整、嵴密集。

心肌细胞排列紊乱，Z线不清，线粒体轻度肿胀、嵴数目减少、出现空泡（箭示）。

图 18-3 正常心肌透射电镜图　　　**图 18-4 模型心肌透射电镜图**

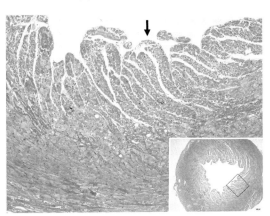
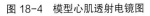

照片为右下图黑框内放大观，示病变主要位于近心腔面心肌细胞，心壁中层及近心包膜外层心肌无明显病变。右下图为心脏横切面整体观。（HE）

图 18-5 异丙肾上腺素模型

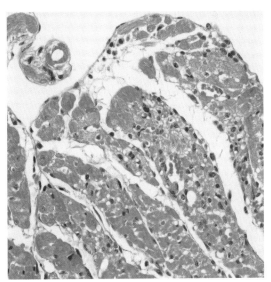

照片为图18-5黑箭处放大观，心肌细胞变性、坏死，间质充血、水肿，有炎细胞浸润。（HE）

图 18-6 异丙肾上腺素模型

（刘　晶　苏　宁）

419

第二节　结扎冠状动脉诱导大鼠心肌梗死动物模型

急性心肌梗死（acute myocardial infarction，AMI）是急性心肌缺血引起的坏死。在人类中，急性心肌梗死多数是在冠状动脉病变的基础上发生冠状动脉供血急剧减少或中断，使相应部位的心肌出现严重而持久的缺血所致。

结扎冠状动脉可以使大鼠或小鼠发生心肌急性缺血性梗死，随时间延长、心肌重构，可以造成慢性心肌纤维化动物模型。

随着医疗水平的提高，心肌梗死后溶栓以及抗心律失常治疗效果有所改善，心肌梗死后短期生存率明显提高，然而远期的死亡率升高。提高心肌梗死远期存活率的手段大部分都还处于试验研究阶段，心肌梗死的动物模型是极为有效的实验工具。

【模型复制】

（1）实验动物：成年 Wister 大鼠，体重（230±20）g，仰卧位固定，胸部剪毛，常规消毒皮肤。

（2）动物的麻醉：戊巴比妥钠按照 40～50 mg/kg 体重的比例进行腹腔注射。

（3）气管插管：将鼠置于一个三角形的斜面上，用皮筋挂住鼠的门齿，将鼠头略向后仰，连接微型人工呼吸机（潮气量 3 ml/100 g 体重，呼吸频率 60～70 次/分），安置体表心电图进行监视。无气管插管条件时不做气管插管也可进行此类手术，但安全性较差。

（4）开胸：在胸骨左侧与胸骨平行作一纵向切口，切开皮肤及胸大肌，暴露肋骨。在距胸骨约 0.5 cm 处剪断第 5、6 肋软骨，打开胸腔，剪开心包，暴露心脏。轻压胸廓即可将心脏挤出胸腔外。或不切断肋软骨，只是把第 5 和第 6 肋软骨之间的间隙用血管钳扩宽，也可将心脏挤出来。刘开宇介绍的方法以心尖搏动最强点为中心，行一横向切口，长度前后距胸骨和脊柱各 1 cm，依次切开皮肤、深浅筋膜，钝性分离胸大肌和前锯肌，显露肋骨，钝性分离肋间肌牵开肋骨，撕开靠中部心包，心尖即向上方翘起。

（5）结扎冠状动脉：用镊子掀开左心耳，从左心耳下方 2～3 mm 处入针，缝扎的中点在左心耳和肺动脉圆锥的交界和心尖连线上，缝扎的方向应和左心耳的边缘平行，用小弯针穿 6/0 号丝线，进针深度 1.5 mm 左右。如需结扎右冠状动脉，用特制的拉开器拉开右心耳，在肺动脉圆锥右缘，靠近主动脉的室壁结扎。结扎后将心脏放回胸腔。

（6）心电图监视结扎状况：心电图观察心脏运动约 5 min，如果出现心律失常，可以在心脏表面滴少量的利多卡因或直接进行心脏按压。判定结扎成功后，用切开胸腔时预留的缝合线紧闭胸壁。缝合皮肤。撤掉气管插管及心电图电极。在大鼠腹腔内注入 40 万单位青霉素以预防感染。

（7）结扎后心电图立即显示急性缺血改变，如 II 导 R 波高尖、ST 段抬高、Q 波出现和加深等。

【病理变化】

（1）心肌梗死的进展

大体观：在梗死后 6 h 内，无肉眼可见变化，光镜下心肌梗死病变尚未充分发展，此时可用组织化学染色法，将心肌组织放入新配制的氯化三苯基四氮唑（triphenyltetrazoliumchloride，TTC）溶液中，正常心肌细胞含有脱氢酶，能使无色的 TTC 还原成还原型的 TTC，而使存活心肌染成红色。缺血的心肌细胞内脱氢酶因肌膜损伤而释放丢失，不能使 TTC 还原呈色，故梗死的心肌不被染色。通过此法可将不染色的梗死区与染色的正常心肌分离，以测量心肌梗死的范围。此外，也可用硝基四唑氮蓝

（nitrobluetetrazolium，NBT）染色，机理与 TTC 相同，梗死的心肌不被染色，存活心肌被染成蓝色。

冠状动脉结扎后 4 周取出的心脏，可见左心室明显扩大，缺血区的心室壁变薄塌陷，颜色变浅，病变的心内膜因纤维化而发白、增厚。

光镜观：心肌梗死的形态变化是一个动态演变过程，可分为以下各阶段：① 心肌缺血梗死后 6 h 内，光镜下可见梗死边缘的心肌纤维呈波浪状，肌浆染色不匀。② 6 h 后，坏死心肌呈苍白色。③ 8～9 h 后，心肌呈土黄色，光镜可见心肌纤维呈早期凝固性坏死改变，包括核固缩、核碎裂、核溶解消失，肌浆均质红染或呈不规则粗颗粒状。间质水肿、漏出性出血及少量中性粒细胞浸润。④ 第 4 天后，梗死灶周围出现充血出血带，光镜见该带内血管充血、出血，有较多的中性粒细胞浸润。心肌纤维肿胀，胞浆内出现颗粒状物及不规则横带。部分心肌细胞空泡变性，继而肌原纤维及核溶解消失，肌纤维呈空管状。⑤ 梗死第 7 天后，梗死边缘出现肉芽组织。⑥ 梗死第 2～8 周，梗死灶机化瘢痕形成，心肌室壁组织重构。

（2）心肌梗死的典型病变：心肌梗死的典型病变出现在结扎后第 3～4 天（图 18-7～图 18-14）。

① 梗死灶的中心部位，心肌细胞和心肌间质一并陷于坏死。心肌细胞为凝固性坏死，胞浆深嗜伊红染，核碎裂消失。有些部位间质出血、水肿，有中性粒细胞、巨噬细胞浸润。

② 梗死灶的外周部分，仍可见心肌细胞收缩带坏死和凝固性肌浆溶解（coagulative myocytolysis）。

③ 梗死灶的周围，可见带状的心肌细胞出现空泡变性，甚至可见液化性肌溶解（colliquative myocytolysis）。

④ 梗死部位的心内膜下层常保留一薄层未陷于坏死的心肌细胞，或仅有空泡变性、呈液化性肌溶解的心肌细胞。

【模型评价与注意事项】

（1）结扎冠状动脉所致心肌梗死效果确实，梗死发生快，缺血区域大致固定，并可进行血流动力学、心电图、组织病理学和血清酶学等指标的检测，综合评价梗死范围和损伤程度。本模型可用于冠心病心肌梗死发生机制、防治方法的实验研究。

（2）动物死亡率与操作的熟练程度及是否采用人工呼吸装置有关。一般术后成活率可达 60% 或更高，有资料称术后 24 h 雄鼠死亡率约为 38%，雌鼠为 20%，因而多用雌鼠。动物死亡多发生于术后 1 周之内，死亡原因绝大多数为心力衰竭，极少数为肺部感染。

（3）麻醉也可以用水合氯醛（300 mg/kg 体重）腹腔注射、乙醚全麻，麻醉深浅应掌握适度。戊巴比妥钠麻醉通过一次腹腔给药，持续较长的时间，麻醉过程比较平稳，对心肺功能影响较小，对呼吸抑制作用较小，诱导速度比较快。戊巴比妥钠麻醉能使实验动物体温下降，所以术中和术后应要注意动物保温，使大鼠体表温度维持在 33～35℃。

（4）心肌梗死模型的动物选择。以往常用犬、猪等为实验对象，但费用昂贵、饲养不便，故近年来多用家兔、大鼠和小鼠等小型动物，其中大鼠为首选动物，有以下优点：大鼠品系比较纯正，动物组内差异较少；经济实惠，容易饲养；大鼠的冠脉系统侧支循环比较少，结扎后缺血区比较固定，有利于建立较为稳定的心肌梗死模型；模型的操作相对简易，单人可完成。

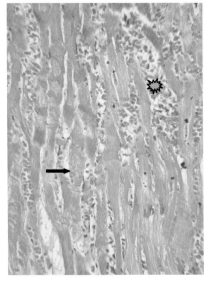

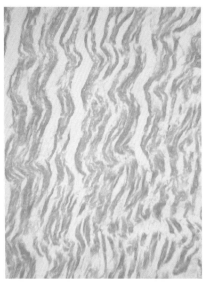

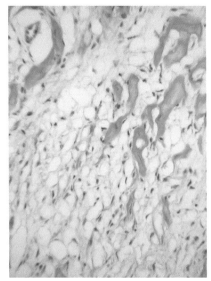

图中大部分心肌纤维呈凝固性坏死，其中可见少数为收缩带状坏死（箭示）。局部出血，少量炎细胞浸润（星示）。（HE）

图中心肌纤维胞浆深嗜伊红染，核消失，肌纤维排列呈波浪状。（HE）

图中大部分心肌纤维溶解，部分核消失，呈空网状（液化性肌溶解），其中尚有少数肿胀、横纹消失的心肌细胞（凝固性坏死）。（HE）

图 18-7　心肌梗死

图 18-8　心肌梗死

图 18-9　冠状动脉结扎后 10 d

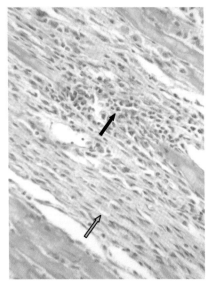

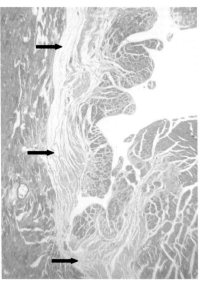

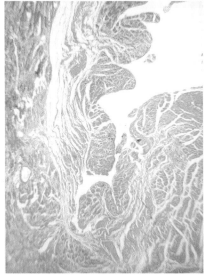

坏死区已有明显的成纤维细胞增生蓝箭示），局部仍可见浸润的炎细胞（黑箭示）。（HE）

坏死区已纤维化、位于左心室壁内层（黑箭示）。（HE）

坏死区纤维化，胶原纤维呈蓝绿色。（Masson）

图 18-10　冠状动脉结扎后 10 d

图 18-11　冠状动脉结扎后 8 周

图 18-12　冠状动脉结扎后 8 周改良的 Masson 染色

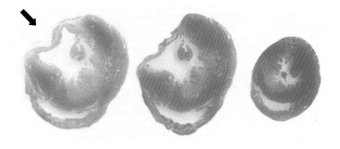

冠状动脉结扎后 8 周，左图为改良的 Masson 染色，左心室壁极薄；中间图为同一心脏切片，HE 染色；右图为假手术组心脏同一水平切面，HE 染色。切片扫描图

图 18-13　左心室壁重构

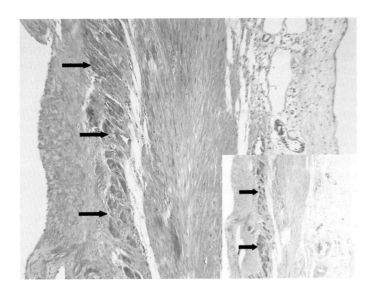

冠状动脉结扎后 8 周左心室壁几乎完全为增生的纤维组织替代，仅残存少量心肌细胞（箭示）；右下图为同一部位心脏组织的改良的 Masson 染色切片

图 18-14 左心室壁重构

（苏 宁）

第三节 心肌缺血再灌注损伤动物模型

一、大鼠心肌缺血再灌注损伤模型

心肌经一定时间缺血（缺氧）后，突然恢复血（氧）供应，可加重心肌损伤，即心肌缺血再灌注损伤（ischemia-reperfusion injury）。其形成的机制可能与钙超载、自由基损伤等有关。心肌缺血再灌注损伤模型既可在整体动物（在体心脏）中进行，也可在离体灌流心脏中进行。

【模型复制】

（1）大鼠经以 3% 戊巴比妥钠 1 ml/kg 体重腹腔注射麻醉后，仰卧位固定于手术台上，连接心电图导联，选用标准肢体 II 导联，连续监测心电图，观察 ST 段的偏移。行气管插管，待开胸后立即进行人工呼吸。

（2）去胸部被毛，常规消毒后，于胸骨左侧扪及心脏搏动处行 1 cm 纵形切口，分开肌层，剪断第四根肋骨，暴露心脏后，用左手指压迫右侧胸廓及腹部，将心脏挤出胸腔外。

（3）于左心耳根部下方 2 mm 处进针，以 0 号线穿过心肌表层，在肺动脉圆锥旁出针，立即将一根直径为 1.5 mm 的软管置于结扎线与血管之间，拉紧结扎线，造成缺血，缺血 10 min 后剪开软管，再灌注，并立即将心脏送回原位、关闭胸腔。造成急性实验性心肌缺血再灌注损伤模型。

（4）再灌注 40 min 后，迅速取出心脏，用 Krebs-Henseleit 缓冲液逆灌注 2 min，以洗净心脏内残血，切开心脏，10% 福尔马林液固定。

【病理变化】

光镜下可见心肌细胞横纹不清，肌浆均质化，嗜酸性染色增强，核体积变小，深染。病变处肌纤维间隙增宽，疏松水肿，其内血管扩张、充血，并可见少量出血。病变处尚有单核巨噬细胞散在浸润。病变部位主要位于左心室心外膜下心肌，呈灶性，或环绕心室壁（图 18-15 ~ 图 18-18）。

【模型评价与注意事项】

（1）除大鼠外也可以用小型猪、犬。除了前述的冠状动脉结扎法、药物诱发的心肌缺血模型外，还可以用其他方法阻断或缩窄冠状动脉，如电刺激、气囊法、血管内异物法及注入凝血酶或 ADP 法等，只要减少或停止心肌供血，就可以造成心肌缺血或心肌梗死。

（2）要适当掌握心肌缺血的范围，范围过大，再灌时易发生室颤而死亡。

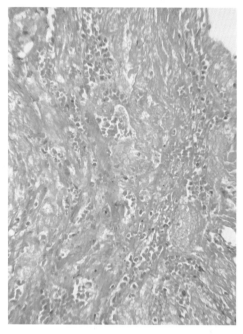

缺血区心肌排列紊乱，肌细胞坏死，间质出血。（HE）

图 18-15　心肌缺血再灌注

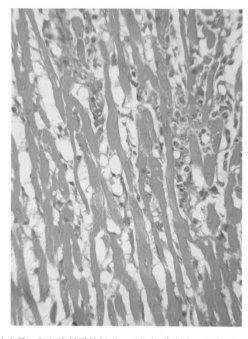

缺血区心肌细胞凝固性坏死，心肌间质疏松、水肿。（HE）

图 18-16　心肌缺血再灌注

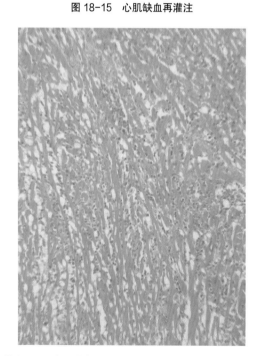

缺血区心肌凝固性坏死，间质炎细胞浸润。（HE）

图 18-17　心肌缺血再灌注

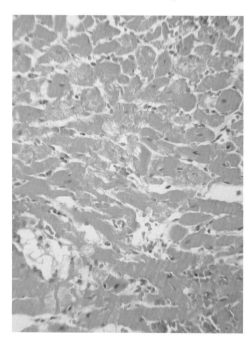

缺血区心肌排列紊乱，肌纤维淡染、坏死。（HE）

图 18-18　心肌缺血再灌注

（苏　宁）

二、犬冠脉结扎诱导急性心肌缺血模型

通过结扎麻醉犬冠状动脉左前降支（LAD），可机械性的导致冠状动脉阻塞，局部血氧供应不足，造成急性心肌梗死，随着血流的减少，梗死区组织处于一种缺血缺氧状态。用美国 Biopac 公司 MP150 型多导生理记录仪观察心肌梗死动物的心外膜心电图变化，以 ST 段抬高 ≥ 2 mV 的点数（N-ST）代表心肌缺血的范围，以各点 ST 段抬高的电压值（mV）之和（∑-ST）代表心肌缺血的程度。用氯化硝基四氮唑蓝（N-BT）大体标本染色法能清楚地把心肌非缺血区和缺血区域分开，观察心肌梗死范围。另外取心肌标本做 HE 染色。

【模型复制】

动物及麻醉：健康 Beagle 犬，由扬州四方实验动物科技有限公司提供，合格证号：SCXK（苏）2008-0006。采用邢台华兴饲料有限公司提供全价营养犬粮，批号：20100522。普通级犬饲养于 24 h 昼夜交替环境中，饲喂膨化饲料每天 2 次，自由饮水。

取健康 Beagle 犬，称重后以 2% 戊巴比妥钠 30 mg/kg 静脉注射麻醉，背位固定，监测肢体 Ⅱ 导联心电图。切开颈部皮肤，气管插管，连接动物呼吸机，维持正常通气。分离股动脉、股静脉。股动脉插管并与压力换能器相连监测平均动脉血压、心率变化。股静脉插管，滴注 5% 葡萄糖氯化钠注射液。然后右侧卧位固定，于左侧第 4 肋间开胸，暴露心脏，剪开心包，直接将每个电极分散地固定于心外膜表面，记录心外膜电图。分离冠状动脉左前降支（LAD）第二分支处，穿线以备结扎用，行冠状动脉两步结扎法，建立 Beagle 犬急性心肌缺血模型。假手术组只穿线不结扎。

【病理变化】

（1）新鲜标本 N-BT 染色显示心肌透壁性心肌梗死，正常心肌染色呈现黑色，梗死区颜色不变。在冠状动脉结扎线下，平行于冠状沟等厚度将心室部分横切成 5 片，将 5 片心肌置 0.1% N-BT 染液中，置于 37 ℃ 恒温水浴箱染色 7 ~ 8 min，染色过程中不时搅动染色液，使心肌染色充分，染色结果为梗死区不着色，非梗死区被 N-BT 染为暗蓝色，将非染色区和染色区的心肌分别称重。计算梗死区占左心室及占全心脏重量的百分比。

（2）光镜下梗死的心肌细胞为凝固性坏死，梗死区心肌纤维溶解，呈小片状或小灶性坏死，周围有少量淋巴细胞浆细胞浸润（图 18-19 ~ 图18-22）。

【模型评价与注意事项】

（1）犬大小适中，易于操作，成本较低。

（2）该模型适于心肌缺血实验研究。

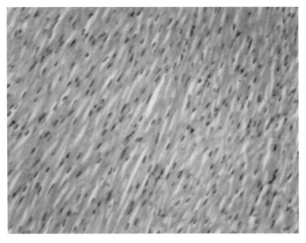 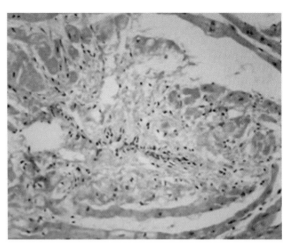

心肌细胞形态规则，排列整齐，胞浆伊红染，细胞核位于肌细胞中央，细胞无变性、坏死，间质无水肿，无炎细胞浸润。（HE）

心肌纤维溶解，呈小片状或小灶性坏死，周围有少量淋巴细胞、浆细胞浸润，心肌细胞灶性变性、坏死、溶解消失，局部间质有少量淋巴细胞、浆细胞浸润。（HE）

图 18-19　假手术组　　　　　　　　　　　　　图 18-20　模型组

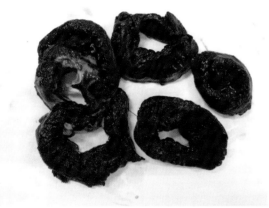

心肌横切面，非缺血区染成黑色。大体观

心肌横切面，非缺血区染成黑色；缺血区不着色，与原心肌颜色相似，为褐红色。大体观

图 18-21　假手术组　　　　　　　　　　　　　图 18-22　模型组

参考文献

张宏，薛世泉，吕文伟，等.黄杨宁缓释片对犬急性心肌缺血的保护作用［J］.中国老年学杂志，2007，2（27）：232-233.

（严士海）

三、兔心肌梗死再灌注模型

通过手术方法结扎兔冠状动脉可引起心肌梗死。冠状动脉梗阻后再开放则可造成心肌梗死再灌注模型，根据梗阻时间长短及部位的不同可导致不同程度的心肌缺血或梗死。该模型可广泛应用于心肌梗死研究。

【模型复制】

（1）动物及麻醉：新西兰大白兔，体重 3~5 kg。肌肉注射氯胺酮（15 mg/kg 体重）及赛拉嗪（2.5 mg/kg 体重）的混合液麻醉，并在兔的耳缘静脉开一静脉通道用于手术中静脉注射戊巴比妥（30~40 mg/kg 体重）维持麻醉。

（2）气管插管技术：应用直径为 3.5~4.0 mm 的聚乙烯儿科气管导管，内带自制铜导丝。插管者用右手握住导管，经兔口腔及喉部盲法向气管插入，同时左手拇指及食指在颈前方触摸兔喉结及导管前端，以便明确导管位置并引导右手前送导管。当动物受刺激咳嗽并在导管壁上见到呼出的水蒸气时，提示插管成功。此时将导丝抽出，并将导管再向气管深部插入一些，导管的外端连一水平针筒，以便将其抵于牙齿外方用于固定。将呼吸机与气管导管连接，维持动物的人工呼吸。

（3）皮肤消毒后于左侧第五肋间做一切口，用电刀切开各层肌肉，打开左胸腔，切开心包膜，将左心室略翻向右以便暴露左回旋支。用 2/0 号丝线在左心耳下方数毫米处从下方穿过左回旋支，做一单个活结结扎该支动脉，便可诱发急性心肌梗死。将可解脱的活结一端经缝合处留置于胸腔外，并关闭胸腔。

（4）左回旋支结扎 90 min 后，静脉注射 10 mg（1 ml）赛拉嗪以预防心律失常，抽掉活结缝线即可造成左回旋冠状动脉再灌注。急性心肌梗死的证据为心电图显示典型的 ST 段上移及 T 波倒置。

【病理变化】

（1）新鲜标本 TTC 染色显示左心室中部水平侧壁大片透壁性心肌梗死，梗死区呈白色（箭示），与正常心肌分界清楚。

（2）光镜下梗死的心肌细胞为凝固性坏死，心肌细胞胞浆深伊红染，均质，嗜酸性增强，核固缩或消失（图 18-23~图18-27）。

【模型评价与注意事项】

（1）兔大小适中，易于操作，成本较低。

（2）选择结扎左回旋支动脉，没有心律失常，使模型成功率高，死亡率低。

（3）该模型适于应用临床影像设备进行影像学研究。

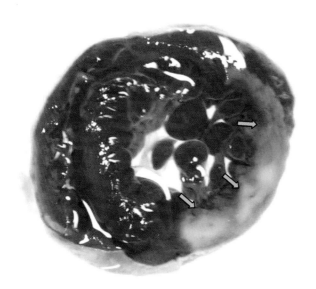

梗死区呈白色（箭示），环绕左心室侧壁，近心包面。

图 18-23 梗死区 TTC 染色

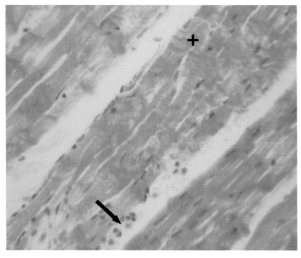

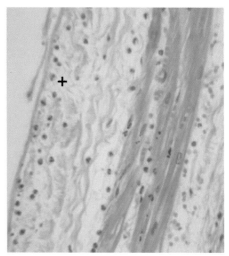

坏死的心肌细胞核消失，肌浆淡染或深伊红染、收缩带状（"+"示），间质有中性粒细胞浸润（箭示）。（HE）

累及心室壁表面的梗死，局部心包膜充血、水肿，有中性粒细胞浸润（"+"示）。（HE）

图 18-24　心肌梗死

图 18-25　心肌梗死后心包膜病变

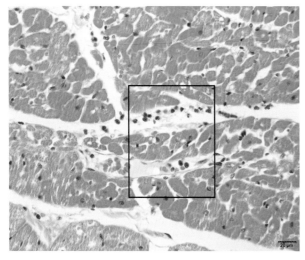

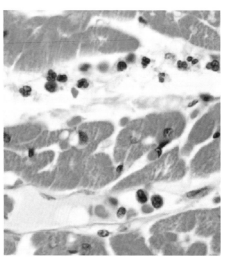

心肌细胞为凝固性坏死，胞浆深嗜伊红染色，细胞核固缩。左侧为正常心肌细胞，胞浆伊红染，细胞核结构清晰。（HE）

图 18-26 黑框内组织放大观。照片中多数心肌细胞呈凝固性坏死，间质有炎细胞浸润。（HE）

图 18-26　心肌梗死横切面

图 18-27　炎细胞浸润

参考文献

Feng Y, Xie Y, Wang H J, et al. A modified rabbit model of reperfused myocardial infarction for cardiac MR imaging research [J]. International J Cardiovascular Imaging, 2009，25（3）：289-298.

（陈　峰　苏　宁）

第四节　动脉粥样硬化动物模型

动脉粥样硬化（atherosclerosis，AS）是一种与血脂异常及血管壁成分改变有关的动脉疾病。因而复制 AS 模型的方法通常用高脂饲料（饲料中加入胆固醇、猪油、蛋黄粉等）喂养，或高脂饲料喂养加用其他条件，经数月才能出现早期 AS 和脂肪肝样病理变化，此时血脂水平也升高。

一、高脂饲料诱导家兔动脉粥样硬化模型

【模型复制】

（1）体重 2 kg 左右的日本大耳白兔或新西兰白兔，性别不限。

（2）给予高脂饲料（3% 胆固醇，0.5% 胆酸钠，5% 猪油，0.2% 甲硫氧嘧啶）喂养。并经耳缘静脉一次性注射牛血清蛋白 200 mg/kg 体重。8 周后，取血检测 TC、TG，取 2 只兔取血处死，主动脉油红 O 染色、HE 染色。确认动脉粥样硬化形成后，高脂饲料减半继续喂养 4 周。

【病理变化】

（1）大体观察

样本处理：将家兔模型心脏连主动脉直至髂总动脉分叉处剪下，剥离去除血管外组织，沿腹侧正中将主动脉剖开后平铺于硬纸板上，用生理盐水冲去血管内外残血（如用大头针固定，可以先冲洗血管，再平铺），然后浸入固定液。待组织固定后用苏丹Ⅲ或苏丹Ⅳ或油红 O 等脂溶性染料进行大体标本染色，在有脂质浸润的斑块处主动脉内膜呈橘红或鲜红色（图 18-28）。也可用以下方法进行动脉大体染色：生理盐水冲去动脉残血后，用 4% 多聚甲醛固定 24 h，用染色液〔苏丹Ⅳ（g）：70% 乙醇（ml）：丙酮（ml）= 1∶100∶100〕进行大体染色 20 min，取出后用 80% 乙醇分色 20 min，自来水冲洗 60 min，最后用 8% 多聚甲醛保存（斑块处内膜被染成猩红色）。后续工作可用图像分析仪测量斑块面积及其占血管内膜总面积的百分数。

病变部位：病变轻时，主动脉斑块多位于主动脉弓部；严重时可扩展到主动脉的胸段和腹段，特别是靠近肋间动脉以及腹腔各动脉的开口处；最重者主动脉内膜呈弥漫的脂质浸润。

冠状动脉主支内膜的脂质沉积通常不明显，心肌内冠状动脉分支内膜可见脂质浸润。

（2）光镜检查：光镜下早期 AS 的脂质主要沉积于主动脉内膜，重者累及中膜内层。可看到中膜内层弹力纤维破坏，平滑肌细胞及纤维成分增生，但程度远不如人类充分发展的粥样斑块明显（图 18-29，图 18-30）。

【模型评价与注意事项】

（1）兔对外源性胆固醇吸收率高达 75%～90%，对血脂的清除能力低，只要给予高脂饲料，容易形成 AS。青紫蓝兔个体差异较大，不宜选用。

（2）高脂饲料致家兔 AS 模型虽然和人类 AS 存在若干差别，但其复制方法简便，主动脉病变程度易于观察和比较，故迄今在药物筛选中仍经常使用。

（3）在用高脂饲料喂养的同时一次性静脉注射牛血清白蛋白（200 mg/kg 体重），这种附加的免疫性损害可使病变加速、加重，与人类病变更为类似。

（4）造模时由于血脂剧升，家兔肝、肾等器官亦有大量脂质沉积而致功能受损，因此在喂造模膳食 1 个月后常食欲减退，体重不增或减轻，抗病能力降低，因而造模过程中对动物应精心照料，减少死亡。

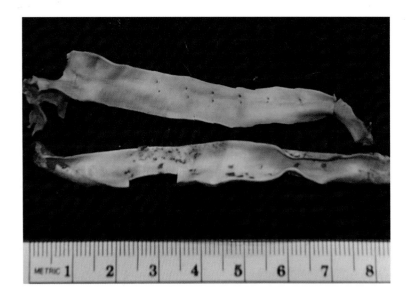

新鲜标本油红 O 染色，上方为正常主动脉，下方为有脂质沉积的主动脉，可见油红染色阳性的区域，血管分支处尤为明显

图 18-28　兔主动脉粥样硬化

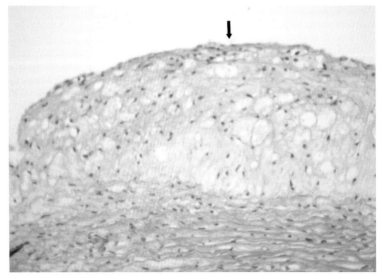

内膜形成高起的斑块（箭示），光镜下为大量噬有脂质的泡沫细胞。（HE）

图 18-29　兔主动脉粥样硬化

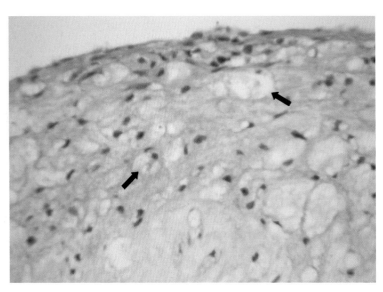

图 18-29 斑块处放大观，斑块表面有纤维组织，深部有多量的泡沫细胞（箭示）。（HE）

图 18-30　兔主动脉粥样硬化

（苏　宁）

二、高脂饲料诱导大鼠动脉粥样硬化模型

大鼠对高脂膳食的耐受性强，单用高脂饲料难以造成动脉粥样斑块，需在饲料中同时添加甲硫氧嘧啶或丙硫氧嘧啶（可使血清胆固醇进一步升高）和胆酸钠（促进胆固醇吸收）才能诱发。

【模型复制】

（1）动物：体重150~200 g SD大鼠，性别不限。

（2）高脂饲料（含1.25%胆固醇、10%脂肪）喂养，连续4个月可出现AS。

（3）考虑到大鼠夜间进食的习惯，可于每晚18:00—19:00给予高脂饲料，平均每只鼠约20 g，白天给予普通饲料。

【病理变化】

短时间喂饲高脂饲料虽能诱发高脂血症和主动脉壁胆固醇含量增高，但见不到粥样斑块（又称粥瘤）。长时间喂饲在主动脉内膜可形成早期粥样硬化改变（图18-31~图18-34）。

【模型评价与注意事项】

（1）病变程度较轻，形成的病变只与人类早期AS相似，不易形成类似人类中的粥瘤或后期病变。

（2）不如家兔模型便于观察和比较。

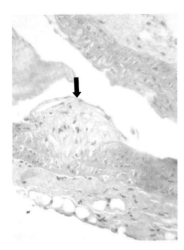

内膜形成高起的斑块（箭示）。（HE）

图18-31 兔主动脉粥样硬化

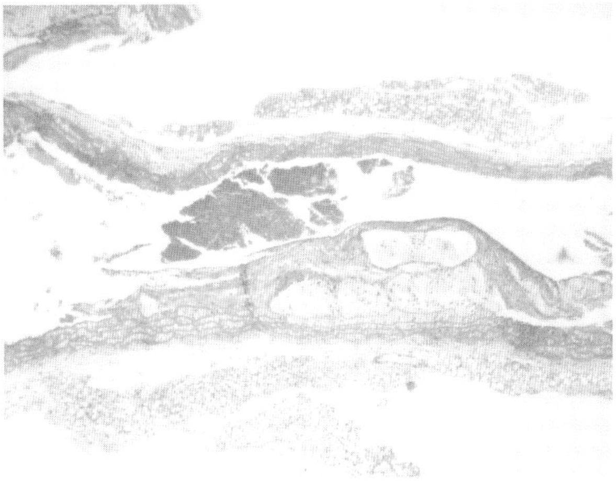

斑块形成处内膜隆起，血管腔狭窄。（HE）

图18-32 兔主动脉粥样硬化

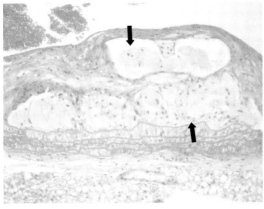

图18-32放大观，内膜斑块深部组织坏死（箭示），形成糜粥样斑块。上方为血管腔面。（HE）

图18-33 兔主动脉粥样硬化

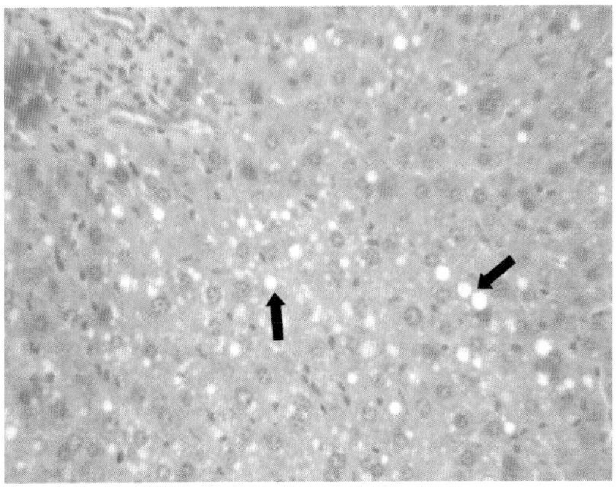

部分肝细胞胞浆内有中等大小的脂滴空泡（箭示）。（HE）

图18-34 兔高脂饮食肝脏

三、几种动物动脉粥样硬化模型的特点

1. 家兔

优点是对外源性胆固醇吸收率高，对血脂的清除能力低，病变近似人类，便于采血和饲养管理。缺点是只有当血胆固醇达到很高水平时才能形成动脉斑块，此时内脏易发生脂质沉积。

家兔为草食动物，脂代谢与人类差异大。动脉病变主要在胸主动脉，尤其是主动脉弓部，主动脉斑块远不如人类粥样斑块明显。家兔冠状动脉病变主要发生在小分支，人类主要发生在大分支。由于高脂饮食与家兔习惯的草食差异极大，其消化道不能适应，导致腹泻，严重的致死，因而实验期间动物死亡率高。家兔抗病力低，易继发感染。

2. 大鼠

优点是抵抗力较强，食性与人类接近，经济，饲养和管理方便。缺点是单用高脂饲料不易引起血清胆固醇升高和 AS 形成，必须同时给予胆酸盐和抗甲状腺激素药物才能形成类似人类的早期 AS 病变，但不易形成后期病变。

3. 鹌鹑

优点是体型小，抗病力强，药品消耗少，采血、给药、饲养和管理方便。一般用高脂饲料喂饲 2～4 周血脂水平即明显升高，喂饲 6～8 周动脉斑块发生率可达 80%～90%。

缺点是病变只与人类的早期粥样斑块类似，病变在动脉分叉处明显，主要位于内膜（图 18-35）。

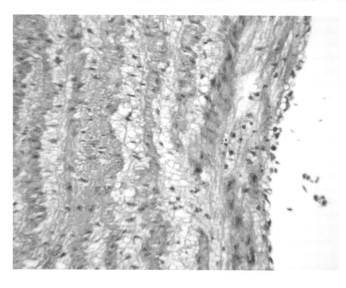

主动脉壁肌纤维间隙中有多量噬有脂质的泡沫细胞，内膜（右侧）上皮细胞增生肿胀，内膜下增厚，有脂质沉积

图 18-35　鹌鹑动脉粥样硬化

4. 小鼠

优点是经济、药品消耗少，饲养和管理方便等，但不易形成病理模型。近年来正在研究敏感品系及转基因小鼠，用于遗传性 AS 的研究（图 18-36、图 18-37）。

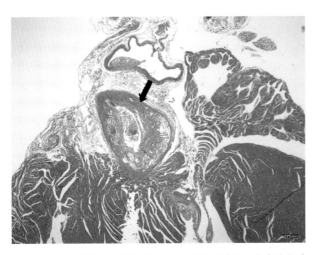

照片显示心底部冠状血管粥样硬化，管壁明显增厚，有多量脂质沉积，管腔明显缩小（箭示）。（HE）

图 18-36 小鼠动脉粥样硬化

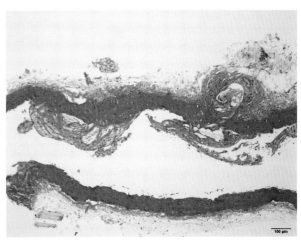

ApoE 小鼠主动脉粥样硬化，血管上方有 2 个斑块，右侧斑块位血管分支处，这是粥样病变好发部位。（HE）

图 18-37 小鼠动脉粥样硬化

四、动脉粥样硬化病变和肝脏病变的检查方法

无论是制备 AS 动物模型，还是利用此模型进行药效试验，除定期检查血脂和有关功能学指标外，在实验结束时都应进行病理学检查，这是确定 AS 病变程度的重要指标。检查的项目和方法如下：

（一）动脉病变大体染色法

主动脉斑块的病变分级 该动物模型的动脉病变一般最早出现在主动脉。动物处死后取主动脉（自心脏至髂总动脉分叉处），从动脉腹面正中纵向剪开，肉眼观察斑块，或先将动脉外膜上的脂肪组织剔除，用 10% 甲醛溶液固定，苏丹Ⅳ染色，使斑块染成红色再行观察。剖开鹌鹑主动脉的方法基本同上，只是除取主动脉外，还应同时取出左、右头臂动脉。按分级法和百分率法两种方法检测病变的程度。

将动脉展平铺开，用厚度均匀的纸如实地描绘出主动脉壁及斑块的图形，再把斑块部分剪下，将斑块和动脉壁的图形分别测量面积或称重，计算斑块面积或重量占动脉壁全部面积或重量的百分率。目前常使用图像分析仪完成这一测量。然后，将病变百分率进行分级：0 级，无病变；Ⅰ级，病变百分率为 1%～25%；Ⅱ级，病变百分率为 26%～50%；Ⅲ级，病变百分率为 51%～75%；Ⅳ级，病变百分率为 76%～100%。采用此种分级法比较准确。为便于比较和分析病变的分布，可将主动脉分成主动脉弓、胸主动脉上段（第 3～6 肋间）、胸主动脉下段（第 6～10 肋间）及腹主动脉几部分分别进行观察比较。

（二）病变大体分级标准（徐叔云.药理实验方法学.3 版，2002）

1. 主动脉病变分级标准

0 级：内膜表面光滑，无奶油色变化，即无斑块。

0.5 级：内膜有广泛的奶油色或乳白色变化，但无凸出于表面的斑块。

1 级：内膜有明显的奶油色凸起斑块，面积小于 3 mm^2。

2 级：内膜斑块面积大于 3 mm^2。

3 级：除大斑块的面积超过 3 mm^2 外，内膜面有许多大小不等的斑块，有的融合成片。

4 级：动脉内膜表面几乎全部被融合的斑块所覆盖。

2. 冠状动脉病变的分级标准（徐叔云．药理实验方法学．3 版，2002）

心脏用 10% 甲醛液固定后，将心脏横切成 3 块，每块至少做 2 片冰冻切片，用苏丹Ⅳ及苏木素染色，每张切片一般须观察 10 个动脉的横断面，并按以下标准分级：

0 级：冠状动脉内膜无脂质浸润。

0.5 级：内膜有轻度脂质浸润。

1 级：内膜斑块占管腔面积的 1/4。

2 级：内膜斑块占管腔面积的 1/2。

3 级：内膜斑块占管腔面积的 1/2 以上。

4 级：管腔几乎全被斑块堵塞。

可将左、右心室及室中隔三部分分别固定后，各横切成 3 块，切片和染色后，再分别检测冠状动脉病变的等级。

3. 肝系数

由于脂代谢紊乱及在 AS 中肝脏易发生脂肪变性和细胞肿胀，肝重量增加。

（三）HE 染色切片，光学显微镜下分级（徐叔云．药理实验方法学．3 版，2002）

1. 血管病变

AS 的基本病变有脂纹、纤维斑块、粥样斑块和复合性病变等。复合性病变为粥样斑块的继发性病变，包括以下几种：① 斑块内出血；② 斑块破裂；③ 附壁血栓形成。累及的动脉包括主动脉、冠状动脉、颈动脉及脑动脉、肾动脉、四肢动脉和肠系膜动脉等。

2. 肝脏病变的检查

造模时，由于血脂水平明显升高，动物的肝脏、肾脏等器官亦有大量脂质沉积（如脂肪肝），因此，肝脏也作为 AS 模型检查的器官。肝组织学检查：AS 模型的肝脏脂肪变性程度与其他病变引起的肝脏脂变相同，镜检将病变程度按以下标准分级：

Ⅰ级：脂肪变性细胞数 < 25%。

Ⅱ级：变性细胞或泡沫细胞数 26% ~ 50%。

Ⅲ级：变性细胞或泡沫细胞数 51% ~ 75%。

Ⅳ级：变性细胞或泡沫细胞数 ≥ 75%。

0 级：正常肝组织，无脂肪变性为 0 级。

参考文献

［1］徐叔云，卞如濂，陈修．药理实验方法学［M］．3 版．北京：人民卫生出版社，2002：1189-1206.

［2］李才．人类疾病动物模型的复制［M］．北京：人民卫生出版社，2008：202-242.

［3］刘开宇，田海，孙露，等．标准化大鼠心肌梗死模型的制作［J］．哈尔滨医科大学学报，2007，41（6）：531-534.

［4］Feng Y, Xie Y, Wang H J, et al. A modified rabbit model of reperfused myocardial infarction for cardiac MR imaging research［J］. International J Cardiovascular Imaging, 2009, 25（3）：289-298.

（苏　宁）

第五节　高盐饲料诱导自发性高血压大鼠肾损伤模型

高血压肾损伤是内外因相互作用的结果。自发性高血压大鼠（spontaneously hypertensive rat，SHR）被认为是研究人类高血压的经典模型，该品系大鼠16周龄时可发生高血压，晚期可出现脑血栓、脑梗死、脑出血、心肌梗死和纤维化、肾硬化等靶器官损伤，高盐可刺激与加重肾损伤。该模型可用于高血压肾损伤的机制研究。

【模型复制】

（1）购置SHR大鼠，9周龄，预适应一周。从第十周开始给予4%高盐饲料，维持10周。并以同周龄WKY大鼠为对照。

（2）取肾脏，一部分中性福尔马林固定，行HE染色与Masson染色；另取0.5 mm³肾皮质，2.5%戊二醛固定，行电镜检测。

【病理变化】

（1）光镜下可见肾小球内毛细血管减少，甚至完全为纤维结缔组织替代（纤维化）；部分肾小管萎缩，数量减少、基底膜增厚，部分管腔扩大，管腔内可见透明管型；肾内小动脉管壁增厚，管腔狭小。

（2）Masson染色时，增生的纤维组织呈绿色的染色反应（图18-38～图18-41）。

（3）电镜检测可见肾小球毛细血管基底膜增厚，肾小管上皮细胞空泡样变（图18-42，图18-43）。

【模型评价与注意事项】

（1）SHR大鼠需要20周龄后，持续的高血压加上高盐饮食，可促进肾脏病变。

（2）该模型适于应用高血压肾损伤的机制研究。

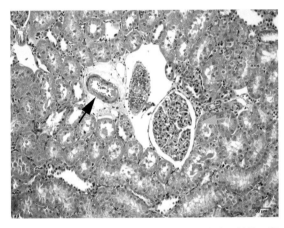

黑箭示血管，管壁无增厚，管腔通畅、无狭小。绿箭示肾小球，毛细血管数目多，见有红细胞，系膜区无纤维组织增生。球囊腔清晰，壁层和脏层上皮细胞无增生。（HE）

图18-38　正常对照组肾

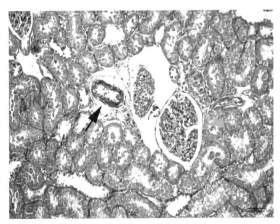

黑箭示血管，管壁无明显增厚。绿箭示肾小球，无纤维组织增生。间质也未见蓝绿色染的纤维组织增生。（Masson改良法）

图18-39　正常对照组肾

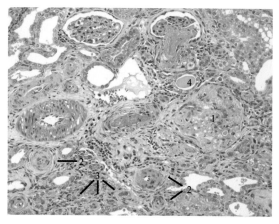

数字1示纤维化的肾小球；数字2示肾内小动脉管壁增厚，管腔狭小；数字3示萎缩的肾小管，基底膜增厚；数字4肾小管内透明管型。(HE)

图 18-40　高血压肾病

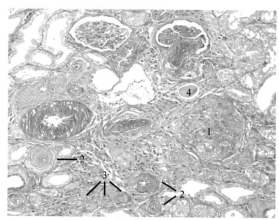

数字1示肾小球纤维化，纤维染蓝绿色；数字2示肾内小动脉管壁增厚，管腔狭小，管壁纤维组织增生，蓝绿色；数字3示萎缩的肾小管，基底膜增厚，蓝绿色；数字4肾小管内透明管型。(Masson 改良法)

图 18-41　高血压肾病

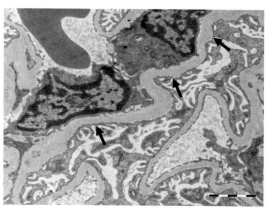

电镜下肾小球毛细血管基底膜增厚（箭示）。(投射电镜，1 500×)

图 18-42　高血压肾病

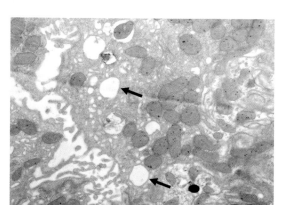

电镜下肾小管上皮细胞空泡样变（箭示）。(投射电镜，20 000×)

图 18-43　高血压肾病

参考文献

[1] 李婕，严士海，王欣彤，等.基于高盐诱导的SHR大鼠肾损伤探讨中医理论"盐胜血"的机理研究[J].南京中医药大学学报，2016，32（3）：287-290.

[2] Varagic J, Ahmad S, Brosnihan K B, et al. Salt-induced renal injury in spontaneously hypertensive rats：effects of nebivolol[J]. Am J Nephrol, 2010, 32（6）：557-566.

[3] Yu H C, Burrell L M, Black M J, et al. Cooper and Colin I. Johnston. Salt induces myocardial and renal fibrosis in normotensive and hypertensive rats[J]. Circulation, 1998, 98（23）：2621-2628.

（严士海）

第十九章　呼吸系统疾病动物模型

第一节　肺炎和慢性阻塞性肺疾病动物模型

一、甲型流感病毒诱导小鼠支气管肺炎模型

支气管肺炎可由病毒、细菌等引起。甲型流感病毒是用以诱发小鼠支气管肺炎的病毒之一。人类呼吸道病毒感染容易引起细菌性肺炎，在甲型流感病毒易感年龄组诱发的肺炎常伴有上呼吸道内源性细菌菌落，如流感嗜血杆菌、金黄色葡萄球菌或化脓性链球菌等。在严重病例中，感染过程很凶猛，尽管在试管中细菌对所采用的抗生素敏感，但是临床应用可能无效。所以使用该动物模型筛选抗支气管肺炎新药很有意义。

【模型复制】

从中国疾病预防控制中心购买甲型流感病毒株，通过鼻部感染 ICR 小鼠，同时将实验动物放置于寒冷环境，降低其抵抗力。大约 90% 的动物可感染成功。

【病理变化】

从病理形态学来看，成功的支气管肺炎模型表现为：支气管上皮细胞变性、坏死，腔内见较多脓性渗出物。病变支气管周围肺组织结构不清，有大量中性粒细胞、淋巴细胞浸润。部分病变融合实变。实变区周围部分肺泡壁增厚，其内血管扩张，间质有多少不等的上述炎细胞浸润。部分肺泡扩张，出现代偿性肺气肿。少数动物病情严重，可出现广泛性肺出血和形成脓肿（图 19-1 ~ 图 19-3）。

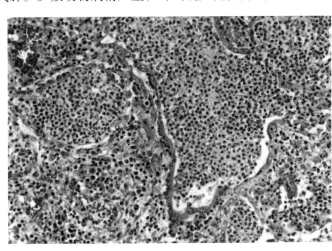

细支气管及其周围肺泡腔内见大量中性粒细胞。（HE）

图 19-1　小鼠支气管肺炎

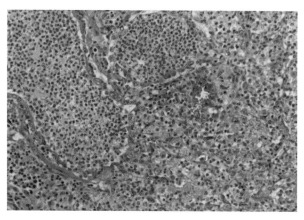 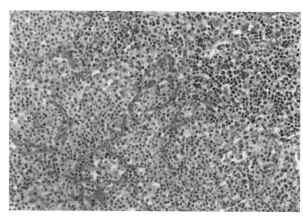

细支气管及其周围肺泡腔内见大量中性粒细胞。（HE）　　　　　肺泡腔内见大量中性粒细胞。（HE）

图 19-2　小鼠支气管肺炎　　　　　　　　　　　　　　图 19-3　小鼠支气管肺炎

二、兔急性呼吸窘迫综合征模型

到目前为止，人们已发现可用多种手段来诱发急性呼吸窘迫综合征（ARDS）动物模型。如氧中毒、气管滴注细菌脂多糖（LPS）、气管灌注温生理盐水、家兔静脉注射佛波醇十四酸乙酸酯（phorbol myristate acetate, PMA）或油酸等均可成功诱发此种肺损害。尽管方法不同，但病变大同小异。下面以家兔静脉注射 PMA 为例，介绍该模型的建立和病变特点。

这种动物模型的组织病理学特征与人类 ARDS、弥漫性间质性肺炎和肺纤维化极其相似。ARDS 和继发的肺纤维化与特发性间质性肺炎伴有肺纤维化有许多相似的特征，这两种病症都具有急性和慢性肺泡损伤的形态学改变，早期损伤的特征是急性间质炎症、出血和水肿，继而是间质中出现巨噬细胞、浆细胞、中性多形核粒细胞、肥大细胞和有时出现嗜酸性粒细胞浸润的多细胞期，渗入肺泡腔的细胞以中性粒细胞和巨噬细胞为主，伴有Ⅱ型上皮细胞增生，继之肺泡结构消失和出现肺纤维化，因而，可以推测最终可能导致肺纤维化而没有轻度间质炎性变。其病变顺序是急性损伤和间质性肺炎肺纤维化。ARDS 和特发性间质性肺炎继发肺纤维化，可能具有相似的损伤机制，仅在早期损害程度和急性或修复反应方面有所不同。这种动物模型中所观察到的变化与临床观察相互平行。为更好地了解动物模型形态计量，需要进一步测定促弹性组织解离活性和肺羟脯氨酸等。

弥漫性间质性肺炎继发肺纤维化的机理仍未了解。静脉注射 PMA 诱发兔肺的反应是探讨肺弥漫炎症损伤的唯一模型，急性期反应与 ARDS 相似，随后的反应与 ARDS 后的慢性改变及弥漫性间质性肺炎和肺纤维化相似，因而这种动物模型提供了探索这种综合征致病机理的理想方法。

【模型复制】

体重 2~4 kg 白化兔或家兔经耳缘静脉每日注射 PMA（40 μg/kg 体重），常规饲养。若观察肺部动态变化，可在不同的间隔时间，经静脉注射戊巴比妥处死家兔，经气管内注入含有 0.1 mol/L 蔗糖和 0.1 mol/L 卡可酸盐（cacodylate）缓冲液（pH 7.3）的 2.5% 戊二醛溶液，使肺膨胀到最大吸气时的容积，在下叶冠状切面中央取材，10% 中性缓冲福尔马林溶液固定，石蜡切片用苏木素 - 伊红和 Masson 三色染色做光镜组织学检查。肺泡灌洗液经离心处理后，沉渣涂片，Wright 染色可以鉴别肺泡渗出细胞的类型。

【病理变化】

肉眼观：早期肺呈暗红色，质韧，含气量少，体积增大，重量增加，似肝脏。切面质实，有暗红色液体流出。逐渐发展，肺可出现弥漫性纤维化。

镜下形态大致可以分为三个时期（图19-4，图19-5）。第一期，注射PMA以后90 min内出现急性出血性肺炎伴有肺水肿，6 h以内动物处于严重呼吸窘迫状态。第二期，2～4 d内发生，历时至少2周，在此时期，实验动物呈现弥漫性间质性肺炎伴有肺泡炎性细胞渗出，间质中以中性粒细胞和巨噬细胞为主，这些细胞中有些呈现失去颗粒形态。肺灌洗液中，中性多形核粒细胞百分比在3 h内显著增加，并且持续增多，肺泡液中细胞总数比对照组和急性期显著增多，大多数巨噬细胞体积大，含有溶酶体和空泡，提示处于活动状态；许多巨噬细胞吞噬了红细胞。此期另一发现是间质中嗜酸性粒细胞很多。博来霉素诱发大鼠肺纤维化实验中也观察到类似的情况，组织间隙中还有浆细胞、淋巴细胞、肥大细胞和成纤维细胞，这些细胞比中性粒细胞、巨噬细胞或嗜酸性粒细胞少。组织间隙显著增宽，范围广泛遍及全部肺叶，Ⅱ型肺泡细胞增生与间质性肺炎和细胞渗入肺泡腔同时存在。在有些区域，这些细胞排列成栅状。第三期，从第4周到第6周，组织间质中性粒细胞反应减轻，嗜酸性粒细胞很少见，与第二期反应比较，巨噬细胞较少，细胞体积也较小，含有较少的颗粒和空泡，Ⅱ型上皮细胞增生减少，但是肺泡渗出液中仍然含有较多的中性多形核粒细胞。

只给予相应剂量PMA 1次的实验动物只发生轻度的纤维化，第3 d后肺泡灌洗液中未能找到中性粒细胞，在此期间质反应细胞较少，但肺泡间隔仍然弥漫性增厚，成纤维细胞很多，胶原和其他基质成分沉积增多。Masson三色染色证实胶原沉积普遍增多。

有人发现，多次给家兔静脉注射PMA的组织病理变化与ARDS以及继而出现的弥漫型间质性肺炎和肺纤维化非常相似，可以模拟慢性间质性肺炎伴肺纤维化。

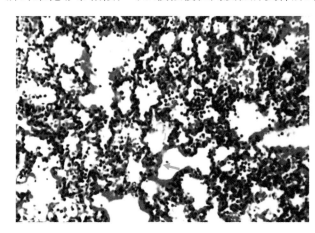

由生理盐水反复灌洗诱导（2 h），间质性肺炎伴透明膜形成（箭示）。（HE）

图19-4　兔ARDS

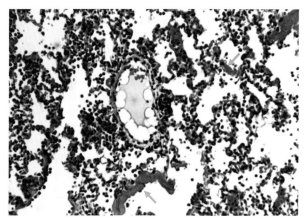

由生理盐水反复灌洗诱导（2 h），间质性肺炎伴透明膜形成（箭示）。图片中部为一血管。（HE）

图19-5　兔ARDS

（陈平圣）

三、脂多糖（LPS）诱导小鼠急性肺炎模型

脂多糖（LPS）是内毒素的主要成分，来源于革兰阴性菌细胞壁的外膜，污染的空气、职业性粉尘（谷物粉等）、香烟中到处都有LPS，职业性和环境性吸入一定浓度的上述物质后可引起或加重一系列临床病症，如哮喘、支气管肺炎等。LPS引起支气管肺炎后经及时有效治疗可痊愈，否则，病程迁延，气道炎症反复发作可变成慢性支气管炎，如继续接触高浓度的脂多糖，病情将进行性加重，最终发展成为肺心病。研究发现，LPS在体内外引起多种细胞高表达趋化因子和致炎因子，在肺组织中引起中性粒细胞聚集增多

的主要细胞因子是 IL-1β 和 TNF-α，因而脂多糖所致大鼠支气管肺炎的临床表现与病理学改变等与人的支气管肺炎相似，可作为将来进一步研究脂多糖引起的支气管肺炎的发病机理和防治手段的有用模型。

【模型复制】

（1）体重 18 ~ 22 g 的 ICR 小鼠，性别不拘。

（2）脂多糖（LPS），购自南京恩晶生物科技有限公司。将脂多糖用无菌生理盐水配成所需浓度的溶液，按 0.05 ~ 10 mg/kg 体重一次性腹腔注射，1 ~ 24 h 内出现不同程度的肺损伤。

【病理变化】

镜检可见肺泡壁增厚，有轻度到重度充血及炎细胞浸润，其他病变包括支气管周围炎、间质水肿，肺内毛细血管内中性粒细胞聚集（图 19-6 ~ 图 19-11）。

【模型评价与注意事项】

（1）本方法简便，成功率高，重复性好，对实验人员安全。

（2）腹腔内及气管内应用 LPS 均可以造成急性肺炎，但气管内应用 LPS 方法操作复杂，稳定性较差，动物死亡率较高。

（3）不同剂量的脂多糖（LPS）及脂多糖造模后的不同时间，引起的肺损伤程度不同，应根据实验需要选择合适的造模条件。

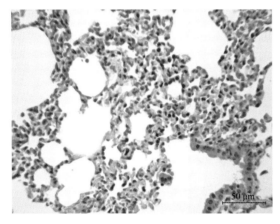

肺泡壁增厚，伴有充血及炎细胞浸润。肺泡腔清晰、无渗出物，部分肺泡壁断裂、融合，呈气肿的形态学改变。（HE）

图 19-6 脂多糖诱导小鼠急性肺炎模型

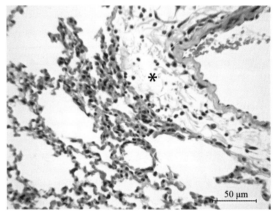

血管周围间隙增厚，明显水肿，并有中性粒细胞浸润（星示）。肺泡壁充血，局部肺气肿。（HE）

图 19-7 脂多糖诱导小鼠急性肺炎模型

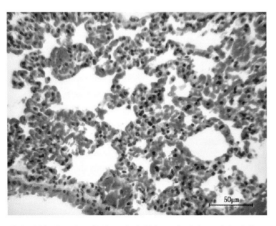

肺泡壁增厚、明显充血，有中性粒细胞浸润。肺泡腔内无炎性渗出物。（HE）

图 19-8 小鼠脂多糖急性肺炎模型

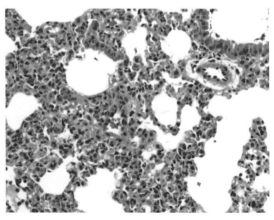

肺泡壁明显充血、水肿、增厚，有多量中性粒细胞浸润。（HE）

图 19-9 小鼠脂多糖急性肺炎模型

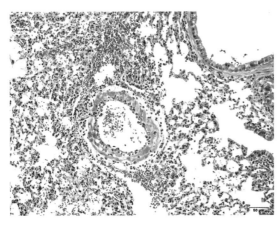
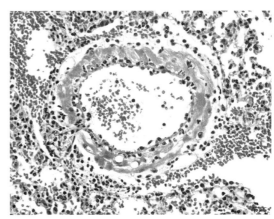

脂多糖肺炎除上述病变外，常见肺内血管扩张充血、出血，血管腔内中性粒细胞数量增多，血管外组织间隙增宽、水肿和炎细胞浸润。（HE）

图 19-10　小鼠脂多糖急性肺炎模型

图 19-10 的放大观，可见中性粒细胞黏附于血管内皮细胞上，有的正浸润于血管壁，在游出的过程中。血管外可见多量自血管游出的中性粒细胞。（HE）

图 19-11　小鼠脂多糖急性肺炎模型

参考文献

［1］侯松萍，董震，潘留兰.脂多糖所致大鼠支气管肺炎的临床表现与病理学改变［J］.中国实验诊断学，2005，9（6）：938-940.

［2］Mei S H, McCarter S D, Deng Y, et al . Prevention of LPS-induced acute lung injury in mice by mesenchymal stem cells overexpressing angiopoietin 1［J］. PLoS Med, 2007, 4（9）: e269.

（赵万洲　苏　宁）

四、细颗粒物诱导小鼠急性肺损伤模型

$PM_{2.5}$ 是空气动力学直径小于 2.5 μm 的颗粒污染物，主要来源于化石燃料的燃烧，因为它与心血管疾病和肺部疾病的死亡率相关而引起重视。其致病机制至今不明，可能与 $PM_{2.5}$ 颗粒物直接产生的活性氧或 $PM_{2.5}$ 进入肺泡后，作用于肺泡上皮细胞及巨噬细胞，激活炎症反应等因素有关。颗粒吸入肺泡，首先激发局部炎症反应，随后又继发全身炎症反应，并通过全身炎症反应影响心血管系统。本研究通过暴露式气管滴注方法，染毒 $PM_{2.5}$ 细颗粒物，24 h 后造成小鼠急性肺损伤，其出现的肺部急性炎症可用于探讨颗粒物引起的环境污染对肺组织损伤的机制，对今后提高临床诊疗效率也有重要意义。

【模型复制】

（1）动物及麻醉：雄性 C57 小鼠，体重 18～22 g。腹腔注射 4% 水合氯醛进行麻醉。

（2）气管插管技术：小鼠头向上仰卧于一块木板上，木板倾斜与水平面成 50° 角，75% 酒精消毒颈部皮肤。眼科剪在小鼠颈部做一纵向切口，钝性分离皮下组织，暴露气管，使用 2 ml 注射器针头，经气管壁插入气管内，将预先吸好的 40 μL 细颗粒物溶液以及 40 μL 空气快速滴注至小鼠肺内，气管滴注后将小鼠直立，垂直旋转小鼠，使细颗粒物在肺内均匀分布，缝合小鼠颈部皮肤，归于笼内，注意保持手术中和术后的小鼠温暖和通气。

【病理变化】

$PM_{2.5}$ 颗粒经气道吸入后，穿过气道壁，沉积于肺间质，引起肺部急性炎症。本实验中形态学有 2 种

表现，一种病变类似于人类的小叶性肺炎（图 19-12～图 19-15），另一种病变发生于肺间质，类似于间质性肺炎（图 19-16，图 19-17）。病变类似于小叶性肺炎时，病灶中心支气管上皮细胞不同程度的变性、坏死、脱落消失，腔内可见少量中性粒细胞的渗出物；支气管周围出现大量的以中性粒细胞为主的炎细胞浸润，肺泡腔消失，呈实变状态；病灶周围肺泡壁充血、水肿、增厚。另一种病变为间质性肺炎，表现为肺泡壁充血、水肿、增厚，有中性粒细胞浸润。此外，间质内可见黑色或棕褐色颗粒物沉积。两种类型中常以小叶性肺炎为主。

【模型评价与注意事项】

（1）该模型操作简便，可造成肺部细颗粒物沉积，造模成功率高。

（2）注意造模时周围环境的温湿度，温度过高或湿度过低会导致造模后小鼠死亡率增高。

（3）该模型适于对小鼠细颗粒物染毒的研究。

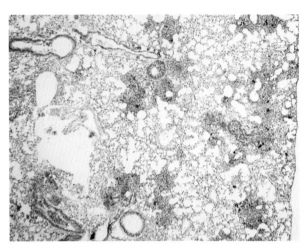

光镜下病变呈斑块状，围绕在小支气管周围，类似于小叶性肺炎。（HE）

图 19-12　PM₂.₅诱导小鼠急性肺损伤肺组织低倍镜观

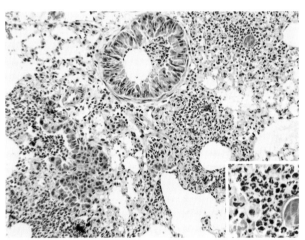

图 19-12 局部放大观。病灶中心为小支气管，管腔内有炎性渗出物，管周肺泡腔内有多量变性、坏死的中性粒细胞为主的炎性渗出物。部分支气管上皮细胞变性坏死（左下区域）。右下图为局部炎细胞放大观，部分炎细胞已变性、坏死。

图 19-13　PM₂.₅诱导小鼠急性肺损伤

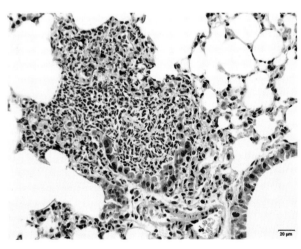

病灶中心支气管壁多数区域坏死消失，残留的管壁上皮细胞变性、坏死。周围肺泡腔实变，有大量中性粒细胞浸润。（HE）

图 19-14　PM₂.₅诱导小鼠急性肺损伤

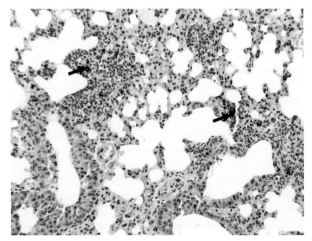

肺组织灶性炎细胞浸润，病变周围肺泡代偿性肺气肿。肺泡壁可见沉积的颗粒物，呈黑色或棕褐色，颗粒状，大小形态不一（箭示）。（HE）

图 19-15　PM₂.₅诱导小鼠急性肺损伤

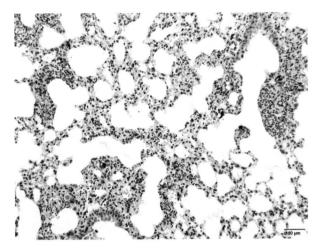

肺泡壁充血、水肿、增厚，有多量炎细胞浸润。（HE）

图 19-16　PM$_{2.5}$ 诱导小鼠急性肺损伤

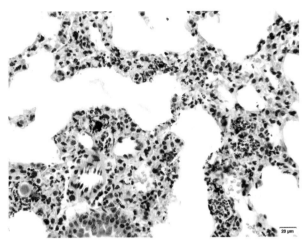

图 19-16 放大观，炎细胞为中性粒细胞。并见黑色或棕褐色的颗粒物沉积。（HE）

图 19-17　PM$_{2.5}$ 诱导小鼠急性肺损伤

参考文献

原铭贞，高广媛，李波，等.滴注空气在脂多糖诱导的小鼠急性肺损伤模型建立过程中的作用［J］.吉林大学学报（医学版），2013，39（6）：1089-1093.

（夏远利　寇俊萍　苏　宁）

五、卵白蛋白诱导小鼠支气管哮喘模型

支气管哮喘是在内外因子作用下，引起的呼吸道的过敏反应，导致支气管的可逆性痉挛为特征的慢性炎症。病变过程中多种炎症基因表达增加或异常表达。多数研究者认为病因与多基因遗传有关，也与环境中的致敏原作用有关，当致敏原进入体内后激活相关的免疫细胞，产生致炎因子，因而常用卵白蛋白复制模型。本模型采用小鼠腹腔注射抗原卵白蛋白和免疫佐剂氢氧化铝致敏，并以卵白蛋白生理盐水进行超声雾化吸入激发诱导过敏性哮喘。

【模型复制】

（1）体重 18～22 g 的 ICR 小鼠，性别不拘。

（2）卵白蛋白和免疫佐剂氢氧化铝购自南京恩晶生物科技有限公司。小鼠于第 1、7、14 d 给予腹腔注射 10 μg 卵白蛋白 +2 mg 氢氧化铝凝胶。第 21 d 开始用 1% 卵白蛋白雾化激发，每天 1 次，每次 30 min，每周 3 d，连续 4 周。

【病理变化】

主要病变为肺内血管周围炎细胞呈围管性浸润，支气管壁杯状细胞增生。

镜检：低倍镜下见肺组织内炎细胞呈灶状积聚；高倍镜下炎细胞主要位于肺内血管周围，呈围管性浸润、厚薄不一，量少时位于血管的一侧，伴有或无管周水肿。炎细胞以单个核细胞为主，其中有嗜酸性粒细胞。肺内支气管上皮细胞内杯状细胞增生，多少不一，增生明显时，正常的支气管上皮细胞全部消失，为杯状细胞替代，PAS 黏液染色呈红紫色，管腔内可出现黏液或黏液栓。肺泡腔清晰，无炎性渗

出物，肺泡壁灶性区域增厚，也出现嗜酸性粒细胞浸润（图19-18～图19-21）。

【模型评价与注意事项】

（1）本方法简便，成功率高，重复性好，对实验人员安全。

（2）多种动物如大鼠、小鼠、豚鼠，均可用此法造成慢性哮喘模型。

（3）模型组动物出现较重的挠鼻、咳嗽、呼吸加快等现象，重者可闻及喘鸣音。

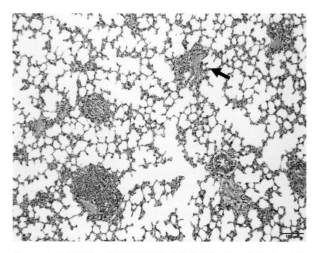

肺内小血管周围炎细胞围管性浸润（绿箭示），肺泡腔清晰、无渗出物。（HE）

图 19-18　小鼠支气管哮喘模型

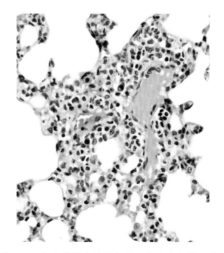

图19-18箭头所指病灶放大观，中央为血管，周围炎细胞以嗜酸性粒细胞和单个核细胞为主。（HE）

图 19-19　小鼠支气管哮喘模型

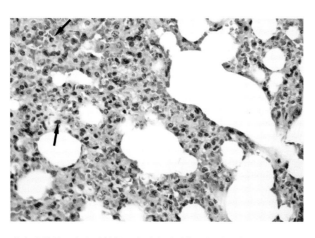

肺泡壁增厚，有嗜酸性粒细胞浸润（黑箭示）。（HE）

图 19-20　小鼠支气管哮喘模型

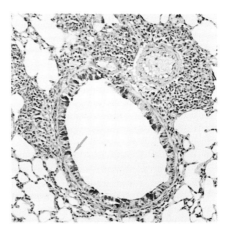

支气管上皮细胞间有PAS红紫染的杯状细胞（绿箭示），血管周围有厚层炎细胞浸润。（PAS）

图 19-21　小鼠支气管哮喘模型

参考文献

［1］赵杰，王竞.黄芪注射液对支气管哮喘模型大鼠的免疫调节作用［J］.现代预防医学，2007，34（15），2845-2846.

［2］Maes T, Provoost S, Lanckacker E A, et al. Mouse models to unravel the role of inhaled pollutants on allergic sensitization and airway inflammation［J］. Respiratory Research, 2010, 11：7.

（赵万洲　苏　宁）

六、弹性蛋白酶诱导大鼠慢性阻塞性肺疾病模型

肺气肿是引起慢性阻塞性肺疾病（chronic obstructive pulmonary disease, COPD）的四大疾病之一，因此许多学者以期通过肺气肿动物模型的构建和研究，进一步阐明 COPD 发病的遗传背景、诱发因素、发病机制，并由此进行防治药物的探索与筛选。迄今为止，肺气肿的发病原因尚不完全清楚，但大量研究认为肺内弹性蛋白酶 / 抗弹性蛋白酶系统失衡，即弹性蛋白酶溶解活性超过抗弹性蛋白酶的抑制作用是引起肺气肿的主要原因。肺气肿患者体内参与肺组织降解的主要为弹性蛋白酶，中性粒细胞是弹性蛋白酶的主要来源。弹性蛋白酶注入动物肺内，可穿越肺泡壁上皮细胞进入肺间质，分解弹力纤维，从而造成肺气肿。弹性蛋白酶来源广泛，目前应用较多的是从猪胰腺中提取的弹性蛋白酶。采用弹性蛋白酶气管内滴注法复制实验性大鼠肺气肿模型，可以为研究人类肺气肿的发病机制、预防和治疗提供动物实验依据。

【模型复制】

（1）模型建立：雄性 Wistar 大鼠，体重 180 ~ 220 g，10% 水合氯醛 0.35 g/kg 体重腹腔注射麻醉。颈部正中切口 2 cm，分离气管，用 1 ml 注射器取猪胰弹性蛋白酶溶液 0.5 ml（200 U/kg），针头刺入气管内缓慢滴入，立即将动物固定板竖起左右摇动使其分布均匀，缝合切口，手术完毕。

（2）检测指标：左肺体积的测定及肺部病理组织学检查，观察肺泡平均内衬间隔、平均肺泡数等。

（3）动物状态：LPS 滴注后每日烟熏大鼠，动物活动减少精神萎靡，进食减少，毛发黄染、不齐，喘息，鼻部和眼角有血迹，烟熏 4 周后动物明显消瘦。

【病理变化】

主要病变为肺气肿。肺气肿形态学表现为肺泡增大，肺泡壁变薄、断裂、融合，肺泡壁毛细血管减少（图 19-22 ~ 图19-23）。此外，尚有肺间质炎，肺泡壁炎细胞浸润，可见成纤维细胞增生，肺泡腔和支气管腔内无炎性渗出物（图 19-24）。

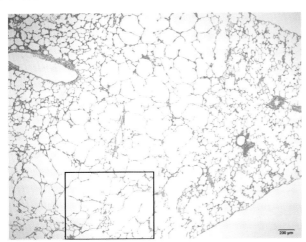

照片中部区域肺组织呈现肺气肿。（HE）

图 19-22　肺气肿

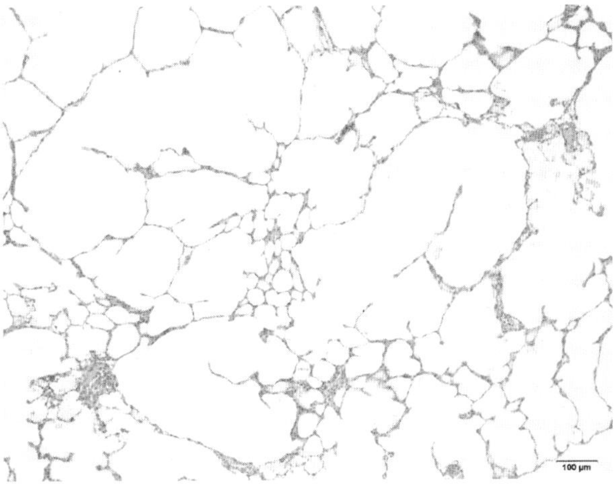

图 19-22黑框内组织放大观。气肿的肺泡明显增大，肺泡壁薄，毛细血管数量明显减少，部分肺泡壁断裂、融合。（HE）

图 19-23　肺气肿

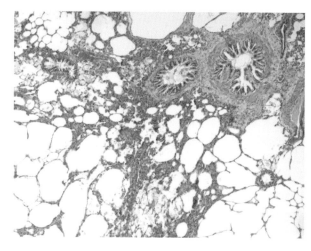

气肿肺泡周围肺组织呈间质性肺炎的形态学表现，肺泡壁有炎细胞浸润和纤维组织增生。（HE）

图 19-24　肺气肿和间质炎

（常秀娟　苏　宁）

七、氧化铟诱导肺损伤动物模型

铟是一种银白色稀有软金属，可塑性大，延展性好。氧化铟是一种新的 N 型透明半导体功能材料，在光电领域、气体传感器、催化剂方面得到了广泛应用。近年来，职业性接触难溶性铟化合物后引起的肺部疾病屡有报道，通过呼吸道吸入肺部的氧化铟可以引起肺损伤。

【模型复制】

SD 大鼠，体重 180～200 g。气管滴注氧化铟，每周 2 次，共 8 次，低、高剂量组染毒总量分别为 0.24、6 mg/kg 体重，造模 4 周后分别再于第 5 d、第 8 周处死大鼠，观察肺部损伤情况。

【病理变化】

（1）氧化铟早期低剂量滴注可以引起肺泡壁Ⅱ型上皮细胞轻度增生肥大，肺泡壁局部增厚。血管周围轻度炎症，主要是淋巴细胞、巨噬细胞、少量中性粒细胞浸润（图 19-25）。高剂量滴注可引起急性肺泡炎，大部分肺泡腔内可见大小不等的棕黄色颗粒样物质沉积，为吸入的氧化铟颗粒，几乎所有的肺泡腔内均充满伊红染的无定形渗出物，轻者稀薄，重者致密，发生肺泡蛋白沉积症，肺泡腔内还可见较多的泡沫细胞及吞噬氧化铟颗粒的巨噬细胞（图 19-26）。大部分肺组织实变，肺泡壁Ⅱ型上皮细胞明显肥大增生，肺泡壁增厚，血管周围炎症明显，可见肉芽肿形成（图 19-27，19-28），肺间质局部轻度纤维化。PAS 染色显示肺泡腔内有团块状红染的糖蛋白样物质（图 19-29，19-30）。

（2）长期给予动物氧化铟肺泡壁明显变薄，肺泡上皮细胞变性坏死，肺泡间隔有断裂，局部有轻微的纤维化，肺泡腔内棕黄色氧化铟颗粒物质减少，有较多的肉芽肿形成。PAS 染色可见肺泡腔内均质红染的小体（图 19-31）。

【模型评价与注意事项】

（1）大鼠大小适中，易于操作，成本较低。

（2）选择气管滴注氧化铟颗粒，操作简单，时间和剂量容易控制。

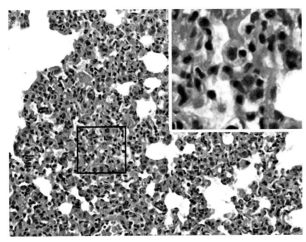

急性期，肺泡壁Ⅱ型上皮细胞弥漫性轻度增生肥大，肺泡壁内可见单核细胞和中性粒细胞浸润，肺泡壁增厚。右上图为黑框内放大观。（HE）

图 19-25 氧化铟诱导肺损伤

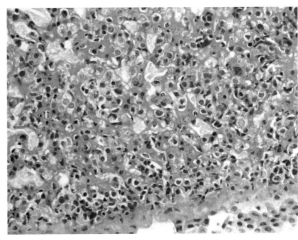

肺泡壁Ⅱ型上皮细胞弥漫性增生肥大，胸膜间皮细胞增生，肺泡腔内大量渗出物，紧贴肺泡壁形成一层透明膜样物质，间质炎细胞浸润（可见中性粒细胞）

图 19-26 氧化铟诱导肺损伤

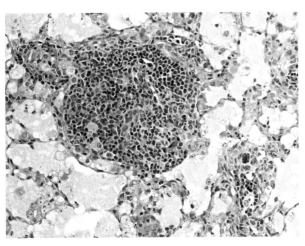

慢性期肉芽肿形成，散在棕褐色的氧化铟颗粒沉积，肺泡腔内大量渗出物，部分肺泡壁上皮细胞变性坏死

图 19-27 氧化铟诱导肺损伤

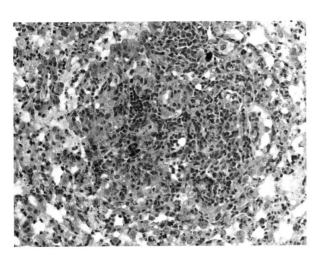

肉芽肿形成，散在棕褐色的氧化铟颗粒沉积

图 19-28 氧化铟诱导肺损伤

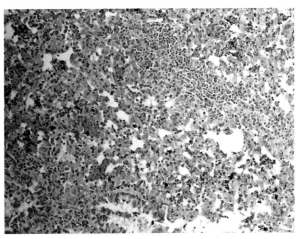

肺泡腔内可见大量红染的致密的糖蛋白渗出物。（PAS）

图 19-29 氧化铟诱导肺损伤

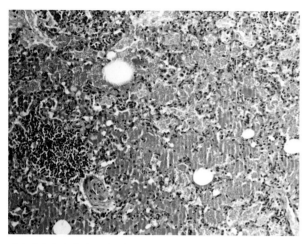

肺泡腔内有红染致密的团块状的糖蛋白样物质。(PAS)

图 19-30　氧化铟诱导肺损伤

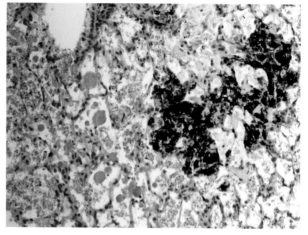

肺泡腔内均质红染的小体，大团氧化铟颗粒聚集。(PAS)

图 19-31　氧化铟诱导肺损伤

参考文献

[1] 朱秋鸿，余晨，李德鸿，等.职业接触铟化合物所致肺部疾病的病例分析[J].中国工业医学杂志，2015，28（4）：289-291.

[2] Bomhard E M. The toxicology of indium oxide [J]. Environ Toxicol Pharmacol, 2018, 58：250-258.

[3] Nagano K, Gotoh K, Kasai T, et al. Two-and 13-week inhalation toxicities of indium-tin oxide and indium oxide in rats [J]. Journal of Occupational Health, 2011（2）：51-63.

（张爱凤）

第二节　肺纤维化动物模型

肺纤维化（pulmonary fibrosis）是多种原因引起的慢性肺疾病的共同结果，其病理变化过程是肺部炎症导致肺泡持续性损伤的形态学表现，长期反复组织损伤、破坏、修复、重建，最后引起细胞外基质过度沉积，纤维化。肺纤维化是呼吸衰竭的主要病理基础，人类肺纤维化预后差，五年生存率低于 50%。多数病因不明，为特发性，目前尚无有效的治疗方法。肺纤维化模型可以在多种动物中复制，通常用博来霉素造模，其病理演变过程与人类的同类疾病相似，是研究人类肺纤维化的良好动物模型。

一、博来霉素诱导大鼠肺炎和肺纤维化模型

博来霉素（bleomycin）致肺纤维化的机制迄今未明，可能与自由基损伤、免疫机制和胶原调节失常等因素有关，其中自由基损伤可能是主要机制，活性氧造成急性肺泡炎，中性粒细胞、单核巨噬细胞、淋巴细胞活化并迁徙到肺泡壁，脱落到肺泡腔，同时形成博来霉素-铁复合物，从而产生氧自由基、羟自由基、过氧化氢等，活化的炎细胞产生一氧化氮，上述物质损伤内皮细胞。炎细胞和上皮细胞产生的

细胞因子和生长因子，如白细胞介素（IL-1、IL-6、IL-8）、TNF-α、TGF-β、胰岛素样生长因子（IGF）和血小板衍生因子（PDGF）刺激成纤维细胞增殖、迁徙，分泌活性增强，产生胶原。与此同时，损伤增加了肺血管的通透性，血浆蛋白渗出，最后细胞外基质重建，纤维素沉积在肺泡壁和间质。

炎症消退修复的过程中，细胞外基质过度沉积，进而发展为肺纤维化。

【模型复制】

（1）动物：体重 200 g 左右的 SD 或 Wistar 大鼠用于实验。

（2）试剂：博来霉素，用生理盐水配成 4 mg/ml 溶液；立式照明灯或额戴式喉镜；斜端聚乙烯塑料管（作为气管插管用）。

（3）乙醚麻醉后，以上门齿为悬挂点，使大鼠仰位斜挂在与水平面成 60° 角的鼠台上。大鼠颈前放置照明灯或操作者戴额戴式喉镜。

（4）左手用小块纱布将鼠舌向左外方拉出或用压舌板压住舌腹，此时可见声带随吸气和呼气而开闭。趁动物吸气打开声带的瞬间，右手迅速将聚乙烯塑料管（连接 1 ml 注射器，内盛博来霉素生理盐水溶液）经声带开口插入气管 4～5 cm，把棉絮放在聚乙烯塑料管外口观察其有无摆动。当确定塑料管已插入气管后，缓慢注入博来霉素溶液，剂量为 5 mg/kg 体重。

（5）注入药物后将动物直立轻轻旋转，使药液在肺内均匀分布。

（6）注入药液后 3、7、14 和 28 d 处死动物，取肺标本，部分用于检测肺羟脯氨酸含量等，部分用中性甲醛液固定，常规石蜡切片，HE 染色和结缔组织染色。

【病理变化】

初期为肺泡炎，以后肺组织纤维化，光镜下肺组织病理学的改变：

（1）早期表现为肺泡炎，注入博莱霉素后第 3 d，肺泡间隔明显增宽，炎症细胞（单核巨噬细胞、中性粒细胞）浸润，肺泡腔内渗出物（浆液、纤维素、单核巨噬细胞、中性粒细胞）增多伴有轻度出血等急性炎症改变。

（2）建模后第 7 d，光镜下可观察到肺泡间隔水肿、出血、慢性炎性细胞浸润，可见浆细胞及少量成纤维细胞，肺泡壁增厚。病变区肺泡结构破坏，大多呈 2～3 级肺泡炎改变（图 19-32、图 19-33、图 19-38）。

（3）第 14 d，急性肺泡炎开始逐步减轻，炎症细胞减少，成纤维细胞增多，且有毛细血管增生，肺泡间隔明显增宽。病变区肺泡结构破坏，肺泡腔消失。病变周围区肺泡腔变大，肺泡隔变薄或断裂，呈肺气肿。在这一阶段可有胶原沉积，斑片状纤维化改变（图 19-34）。

（4）第 21 d，急性肺泡炎进一步减轻，炎症细胞明显减少，肺组织结构破坏较第 14 d 明显，成纤维细胞渐转变为细长的纤维细胞，胶原沉积明显（图 19-35）。

（5）第 28 d 肺泡炎基本消退，肺泡腔明显缩小，部分肺泡塌陷或消失，肺泡壁和肺间质中出现大量纤维细胞和胶原纤维，随着时间的推移，胶原纤维逐渐增多，肺纤维化（图 19-36、图 19-37、图 19-39）。

【模型评价与注意事项】

（1）博来霉素是多肽类抗肿瘤药物，单次气管内注入即可复制出与人类肺纤维化相似的动物模型，具有操作简便、造模稳定的优点，是目前最常用的复制肺纤维化动物模型的试剂。

（2）适当掌握麻醉深度，气管插管操作应熟练，否则可能造成咽喉、声带损伤。大鼠麻醉可用 20% 乌拉坦 1 ml/kg 体重或 5%～10% 盐酸氯胺酮溶液 5～15 mg/kg 体重腹腔注射。

（3）关于气管内给药方法，除前述的气管插管外，也可在麻醉状态下，切开颈前皮肤分离气管，用 4 号针头在气管环状软骨之间刺入气管内注药，这在小鼠中较为常用。

（4）用博来霉素也能诱发地鼠、小鼠等肺纤维化，基本方法与大鼠造模相同。小鼠博来霉素的用量同大鼠，也可减少剂量，采用 2.5 mg/kg 体重。

（5）用 6～8 周龄雄性 ICR 小鼠，经鼻滴入博来霉素（3 mg/kg 体重），可制备与气管内直接给药同样的肺纤维化模型，给药 2 周时出现明显肺纤维化。此方法对动物损伤小，动物死亡率低。

（6）该模型的病变范围与程度受药物浓度影响较大，与人类肺纤维化病变有差异，这种差异主要表现在动物肺组织内的纤维化病灶不均一，炎症反应程度及炎细胞类型不同。造模后病理取材部位的正确选择对肺纤维化病变的判断具有重要意义。

（7）此模型在给药 4 周后，随时间延长，动物肺组织内的炎性渗出及肺纤维化病变略有减轻。

（8）博来霉素可引起肺组织 II 型上皮细胞增生，造模时间越长，增生越明显，增生明显时呈片块状，有时出现鳞状上皮化生（图 19-40，图 19-41）。

【肺纤维化程度的半定量方法】

（1）肺泡炎程度定量方法

参照 Szapiel 等的方法确定肺泡炎的程度，将肺泡炎分为 4 级：① 无肺泡炎（0 级）；② 轻度肺泡炎（I 级），表现为单核巨噬细胞浸润使肺泡隔增宽，仅限于局部和近胸膜部，面积小于全肺的 20%，肺泡结构正常；③ 中度肺泡炎（II 级），受累面积占全肺的 20%～50%，近胸膜部较重；④ 重度肺泡炎（III 级），面积大于 50%，偶见肺泡腔内有单核巨噬细胞及出血造成的实变。

（2）肺纤维化的半定量方法

分为 0 至 3 级：0 级为无肺纤维化；1 级为轻度肺纤维化，病变范围占全肺 20% 以下；2 级为中度肺纤维化，病变范围占全肺 21%～50%，肺泡结构紊乱；3 级为重度肺纤维化，病变范围大于 51%，肺泡融合，肺实质结构紊乱。

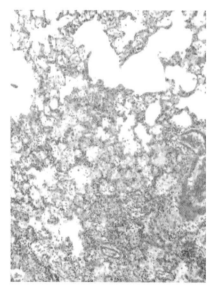

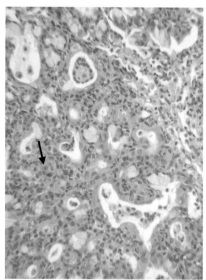

肺泡壁增厚，部分肺泡腔实变，充有炎性渗出物，包括浆液、纤维素、炎细胞。周围肺泡腔高度扩张、呈代偿性肺气肿。（HE）

图 19-32　肺泡炎（第 7 d）

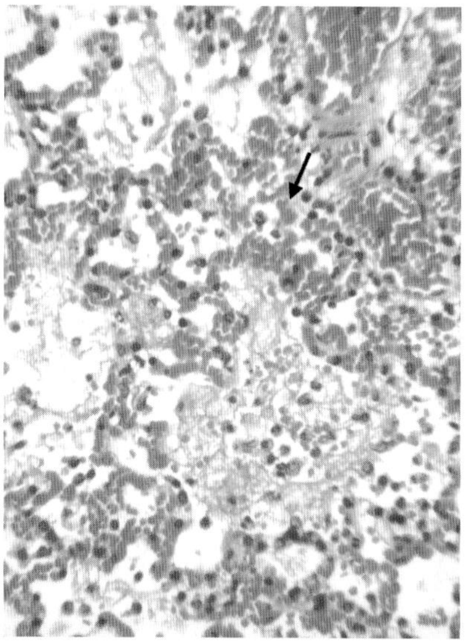

肺泡腔内有纤维素、中性粒细胞、浆液、少量红细胞（箭示）等渗出物。肺泡壁高度充血、增厚。（HE）

图 19-33　肺泡炎（第 7 d）

肺泡壁结构紊乱，可见成纤维细胞增生和浸润的炎细胞。部分肺泡塌陷或消失（箭示），存留的肺泡腔内可见巨噬细胞和脱落的坏死细胞。（HE）

图 19-34　肺泡炎（第 14 d）

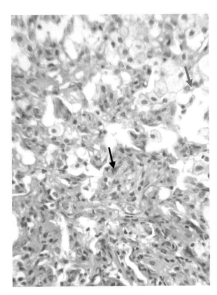

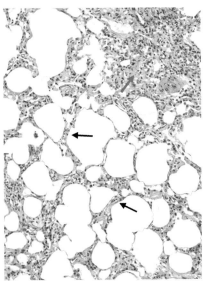

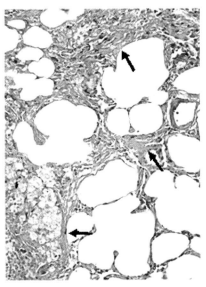

局部肺泡塌陷或消失，肺组织内成纤维细胞数量较第14 d增多（黑箭示）。部分肺泡腔内仍可见巨噬细胞（绿箭示）。（HE）

肺泡壁和肺间质（黑箭示）中出现大量纤维细胞和胶原纤维，肺泡腔增大，呈气肿状。肺泡炎基本消退，但仍可见残留的炎细胞（绿箭示）。（HE）

注入博来霉素第28 d，肺组织石蜡切片，肺泡壁和肺间质中（箭示）出现大量蓝染的胶原纤维。（Masson）

图19-35　肺泡炎（第21 d）　　　图19-36　肺纤维化（第28 d）　　　图19-37　肺纤维化（第28 d）

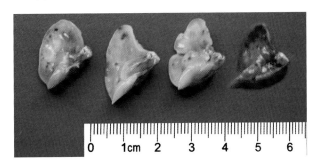

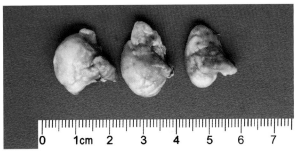

大体标本。在灰红色背景上可见斑点状暗红色区域，为病灶出血处。最右侧标本整个肺叶暗红色

大体标本。肺组织苍白色，表面皱缩不平，触之硬度增加，软硬不一

图19-38　注入博来霉素早期肺标本　　　图19-39　注入博来霉素第28 d肺标本

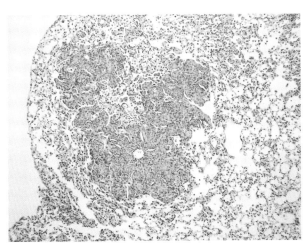

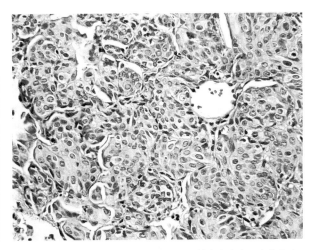

肺组织内Ⅱ型上皮细胞灶性增生，此为增生明显病例。（HE）

肺组织内Ⅱ型上皮细胞灶性增生放大观。增生的上皮细胞体积大，多边形，胞浆丰富，细胞核纺锤形，镶嵌排列，似上皮样。（HE）

图19-40　注入博来霉素第14 d　　　图19-41　注入博来霉素第14 d

参考文献

Szapiel S V, Elson N A, Fulmer J D. Bleomycin induced interstitial pulmonary disease in nude athymic mouse [J]. Am Rer Respir Dis, 1979，120：893-897.

（苏　宁）

二、大鼠硅肺模型

二氧化硅（SiO_2）有很强的致肺纤维化的作用，利用微米 SiO_2 对大鼠肺脏进行染尘，观察其对肺脏的损伤作用，为研究 SiO_2 颗粒对人体的潜在性影响奠定实验基础。

【模型复制】

SPF 级 Wistar 雄性大鼠 10 只，体重 180～220 g，饲养于 SPF 级动物房，温度为 25±1℃，相对湿度 45%±5%，明暗周期 12 h：12 h。

微米 SiO_2 购自 Sigma 公司（代码 S5631），纯度 99%，80% 的粒子直径在 1～5 μm 之间。高压灭菌。

临用前将无菌微米 SiO_2 粒子用生理盐水配制成 25 mg/ml 的粒子悬液，每组粒子悬液中再分别加入青霉素钠，使其终浓度为 8000 U/ml，防止肺部感染。为避免粒子团聚，经超声处理 15 min，使粒子分散均匀后立即进行大鼠非暴露式气管灌注，每只鼠 1 ml。

灌注后大鼠自由饮水，给予普通饲料，每日观察大鼠生长发育、活动等一般情况，喂养 30 d 后将大鼠股动脉放血处死，打开胸腔，分离出完整肺组织，取部分肺组织，10% 福尔马林固定，常规脱水、石蜡包埋、切片、HE 染色后光镜下进行组织病理形态学观察。

【病理变化】

（1）肉眼观，染尘后第 30 d，大鼠肺脏边缘布满粟粒大小的灰白色结节，突起于肺表面，触之有沙砾感。切面可见粟粒大小的灰白色结节，质硬（图 19-42）。

（2）肺内可见散在分布大小不等的结节，多由巨噬细胞和成纤维细胞构成，结节内有散在胶原纤维出现。肺泡间隔不同程度增厚，并有局灶性巨噬细胞和淋巴细胞浸润（图 19-43）。

【模型评价及注意事项】

（1）尽量避免微米 SiO_2 粒子团聚，超声处理要充分。

（2）该方法简单易行，成功率高。

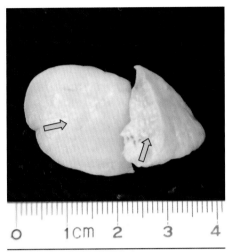

肺脏表面及实质布满粟粒大小的灰白色结节（蓝箭示），与周围肺组织分界清楚

图 19-42　硅结节大体观

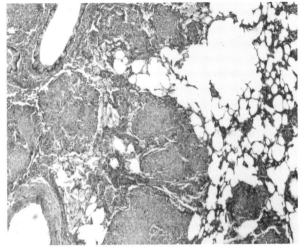

结节主要由巨噬细胞和成纤维细胞构成，结节内有散在分布的胶原纤维。（HE，200×）

图 19-43　硅结节

参考文献

董静，陈莹，金一和，等 . 纳米 SiO_2 与常规 SiO_2 粉尘致肺纤维化作用的研究［J］. 卫生毒理学杂志，2004，18（4）：216－218.

（张爱凤）

第三节　野百合碱诱导大鼠肺动脉高压模型

野百合碱是从豆科植物野百合中提取的双吡咯类生物碱，大鼠一次注射后可发生与人慢性肺动脉高压相似的病理生理学改变。野百合碱本身无活性，在肝脏经细胞色素 P450 转化为具有生物活性的脱氢产物野百合碱吡咯，经过循环抵达肺，沉积于肺小动脉壁和肺毛细血管，选择性损伤肺血管内皮细胞，引起慢性血管炎性病变，并能促进血管平滑肌细胞肥大、增殖、迁徙，进而引起肺小动脉增厚，管腔缩小，血管阻力增加，导致持续、严重的肺动脉高压，右心室肥大等病变，因而野百合碱诱导的大鼠肺动脉高压模型是模拟肺动脉高压的理想模型，可用于肺动脉高压的发病机制以及药物干预的研究。

【模型复制】

（1）模型建立：雄性 SD 大鼠，体重 180～200 g，用 100% 乙醇与生理盐水（体积比 2∶8）混合液配成 1% 野百合碱水溶液。腹腔注射野百合碱溶液 50 mg/kg 体重复制肺动脉高压模型。

（2）右心室插管：2% 戊巴比妥钠麻醉大鼠，仰卧固定大鼠，行右心导管插入术，并以 250 U/ml 的肝素生理盐水抗凝，检测右心室收缩压（right ventricular systolic pressure，RVSP）及肺动脉平均压（mean pulmonary arterial pressure, mPAP），右心室收缩压及肺动脉压较对照组显著升高提示模型成功。

（3）评估要点：每只大鼠随机选择外径 100～200 μm 肺肌型小动脉，测其内、外径，管腔面积，血管总面积。根据文献，计算血管壁厚度系数 D =（血管外径 – 管腔内径）× 0.5/ 血管外径。血管壁面积系数 S =（血管总面积 – 管腔面积）/ 血管总面积，用来评估肺小动脉中膜增厚程度和肺小动脉肌化程度。

（4）心肺称重：开胸后向肺动脉内注射生理盐水，洗出血管内血液，剪去肺门，滤纸吸去表面水分，称肺湿重；取出心脏，剪去左右心房，游离左右心室壁和室间隔，生理盐水清洗后，滤纸吸去表面水分，分别称重右心室壁重量（RV）、左心室壁 + 室间隔重量（LV+S），计算右心室肥厚指数（RV/LV+S），结果显示 RV/（LV+S）值显著增加。

（5）动物状态：野百合碱注射后 1 周，动物活动减少，进食减低，毛发排列不整齐，喘息，鼻部和唇周偏紫。注射后 4 周动物明显消瘦，呼吸困难，出现胸腹水、肝淤血等右心室衰竭的症状和体征。

【病理变化】

（1）肺脏血管病变：肺脏血管主要病变为肺内肌型血管壁明显增厚、管腔狭窄；肺组织内直径小、管壁厚、管腔小的小动脉数量明显增多（图 19-44，图 19-45）；多数大鼠肺部有轻重程度不等的肺炎伴肺气肿。肺内各级支气管上皮内杯状细胞数量明显增多，管腔内见染淡蓝色的黏液性分泌物（图 19-46，图 19-47）。

（2）心脏病变：右心室壁内冠状血管分支内皮细胞增生肿胀；心肌间质有单核巨噬细胞、组织细胞或 / 和纤维细胞增生；少数大鼠局部心肌细胞空泡变性或 / 和肌浆疏松、淡染（图 19-48～图 19-51）。

【模型评价与注意事项】

（1）该模型能较好地模拟肺动脉高压的状态，且易于操作，但大鼠死亡率较高，动脉高压的程度及死亡率与野百合碱剂量有依赖关系。

（2）除腹腔注射外，也可以在肩胛区皮下注射野百合碱，剂量为 60 mg/kg 体重。

（3）模型的复制常用 SD 大鼠，此外也可用 Wistar 大鼠。

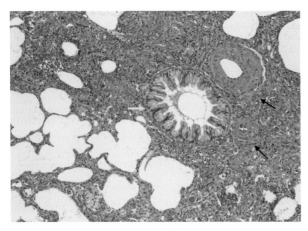

图中见 2 个管径小的动脉，血管壁明显增厚，平滑肌增生（黑箭示）。呼吸性细支气管杯状细胞明显增多（黄箭示），肺间质有多量炎细胞浸润，周围肺泡呈代偿性肺气肿。（HE）

图 19-44　小动脉壁增厚

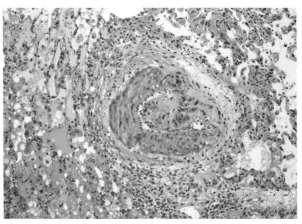

图中血管壁增厚，平滑肌增生、排列紊乱。管腔内附壁血栓已机化，可见增生的纤维细胞、残存的变性坏死组织和少量炎细胞。管周有炎细胞浸润。周围肺组织水肿。（HE）

图 19-45　血管病变

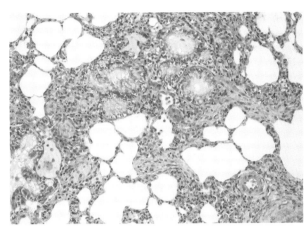

图中小气道数目增多，上皮内充满杯状细胞，分泌大量淡蓝染的黏液。此外尚可见管壁增厚的小动脉、肺气肿、肺泡壁炎细胞浸润和成纤维细胞增生。（HE）

图 19-46　肺气道病变

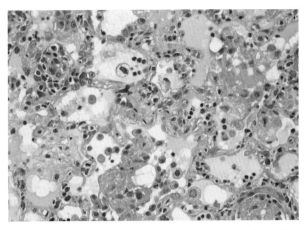

图中肺泡腔扩大，腔内有浆液和炎细胞，肺泡壁水肿增厚，有炎细胞浸润。（HE）

图 19-47　野百合碱诱导大鼠肺泡炎

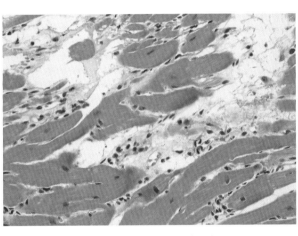

心肌间质疏松水肿，有少量炎细胞浸润。（HE）

图 19-48　心肌间质炎症

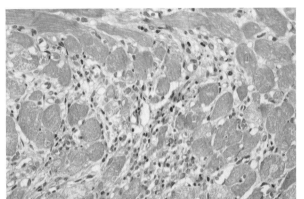

心肌间质有炎细胞浸润，周围的心肌细胞淡染，横纹不清。（HE）

图 19-49　心肌间质炎症

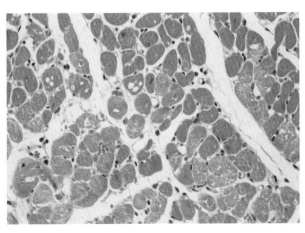

局部心肌细胞空泡变性或胞浆疏松淡染，间质水肿。（HE）

图 19-50　心脏病变

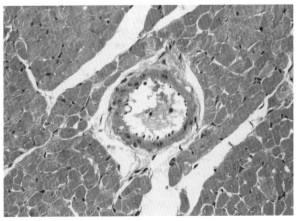

心壁内冠状血管分支，内皮细胞肿胀、空泡变性。（HE）

图 19-51　心脏血管病变

参考文献

［1］Kai M A, Xing Q S, Xing J L, et al. Experimental research of pulmonary arterial hypertension model induced by different dose of MCT in SD rats ［J］. Progress in Modern Biomedicine, 2013, 13（21）: 4005–4009.

［2］王俊东，杨达宽，李治纲，等 . 野百合碱诱导大鼠肺动脉高压模型的建立［J］. 中国组织工程研究与临床康复，2011, 15（28）: 5237–5240.

（常秀娟 苏 宁）

第二十章　消化系统疾病动物模型

临床上常见的消化系统疾病有胃炎、胃溃疡、胰腺炎、肝硬化等。这些疾病都可以在适宜的动物体内复制，例如用阿司匹林或水杨酸溶液灌胃可以诱发大鼠急性胃炎。去氧胆酸对胃黏膜进行较长时间的刺激，可以复制慢性萎缩性胃炎的动物模型。复制胃溃疡的动物模型方法也有数种。本章介绍实验研究中常用的几种动物模型，包括胃溃疡、结肠炎、胆囊炎，肝脂变、肝纤维化、大肠癌、肝癌等动物模型。

第一节　胃溃疡动物模型

一、急性胃溃疡模型：

（一）幽门结扎法

手术结扎胃幽门，使胃内容物不能进入十二指肠，造成胃内高酸度，潴留的胃酸、胃蛋白酶对胃黏膜侵蚀而形成溃疡。

【模型复制】

（1）取体重 180～200 g 的大鼠，雌雄各半，禁食不禁水 60 h。

（2）用 0.03 g/kg 体重戊巴比妥钠麻醉，将大鼠固定在固定板上，无菌条件下自胸骨剑突下沿腹中线切开腹壁皮肤、肌层，切口 2～3 cm。在左侧肋缘处用手指轻轻上推，暴露胃。

（3）在胃幽门与十二指肠连接处用手术缝线结扎幽门，手术结束后缝合腹壁切口，纱布包扎。假手术组只打开腹腔不结扎幽门，下面操作相同。

（4）置不锈钢饲养笼中，绝对禁食禁水。术后 15 h 后处死大鼠，打开腹腔，在膈肌处结扎食管，将胃取出。

（5）沿胃大弯剪开胃壁，洗净胃内容物，将胃壁展开，胃黏膜面向上用大头钉固定在蜡板上。

（6）用肉眼或放大镜观察胃黏膜面，记录每只动物产生的溃疡数目、程度及面积。

（7）解剖、检查结束后将全胃浸入 10% 福尔马林中固定，进行常规病理制片及光镜检查。

【病理变化】

这种方法复制的动物溃疡主要发生在皮胃，该处胃黏膜对胃液抵抗力较弱，肉眼观察胃壁有多发性暗红色的长短不一的条纹，无典型的圆形或椭圆形溃疡（图 20-1）。光学显微镜下胃壁充血、水肿，有炎细胞浸润，炎细胞类型主要为中性粒细胞、单核巨噬细胞。黏膜糜烂，严重者可导致从黏膜层起始的胃壁不同深度的坏死，坏死处一般不见肉芽组织增生，因而本法复制的模型最好称为"急性胃炎，伴糜烂和 / 或出血、坏死模型"（图 20-2 ～图 20-4）。

【模型评价与注意事项】

（1）该模型复制方法简单，溃疡发生快，发生率高达 97% 左右，但与人类典型溃疡及乙酸法复制的动物溃疡不同，因而适用于探索胃溃疡发病学及研究抗溃疡药物。

（2）关于大鼠禁食的时间，通常是 48 ～ 72 h，对于体重小于 180 g 的大鼠，禁食时间可以缩短为 24 ～ 48 h，对体重大于 180 g 的大鼠，禁食时间可延长至 48 ～ 72 h。

（3）在实验过程中，大鼠单笼饲养，笼底网眼应足以使粪便漏下，防止动物因自食粪便而影响溃疡形成。

（4）在幽门结扎时，勿损伤胃壁血管或胃壁，上述因素将影响溃疡的形成，干扰实验结果。

（5）该模型主要用于探索抗溃疡药物的研究，因而一般在幽门结扎前连续给药 5 ～ 7 d，每日 1 次。假手术大鼠蒸馏水灌胃，1 ml/100 g 体重，每日一次，连续灌胃 5 ～ 7 d。

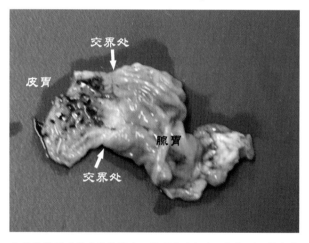

皮胃黏膜面可见多发性溃疡，外观呈暗红色、长短不一的条纹状。大体照片

图 20-1　幽门结扎法诱导大鼠胃溃疡模型大体解剖

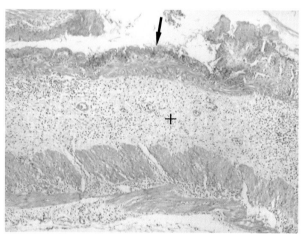

照片中央部皮胃黏膜上皮细胞变性、坏死（箭示），黏膜下层（"+"示）明显充血水肿，有多量炎细胞浸润。（HE）

图 20-2　幽门结扎法诱导大鼠胃溃疡模型

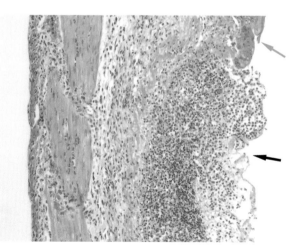

皮胃黏膜上皮细胞明显变性、坏死（黑箭示），表面有多量炎性渗出物，黏膜下层、肌层有多量中性粒细胞及单核巨噬细胞浸润。蓝箭示溃疡边缘皮胃的复层鳞状上皮，细胞变性。（HE）

图 20-3　幽门结扎法诱导大鼠胃溃疡模型

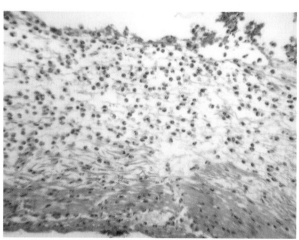

胃壁几乎全层坏死，原有结构消失殆尽，仅存薄层深肌层，坏死处高度水肿，有多量中性粒细胞浸润。（HE）

图 20-4　幽门结扎法诱导大鼠胃溃疡模型

（二）乙醇灌胃法

胃黏膜表面有一层由胃黏膜上皮细胞分泌的黏液和碳酸氢盐组成的屏障层，具有防止胃液消化胃黏膜的作用。正常情况下胃液的消化作用和黏膜抗消化的屏障作用处于动态平衡，在给胃内注入大量乙醇的情况下，这种平衡状态被打破，从而自身分泌的胃酸和蛋白酶得以接触胃黏膜，引起黏膜损伤而导致溃疡形成。

【模型复制】

（1）取体重180～200 g的雄性大鼠，禁食不禁水48 h，无水乙醇1 ml灌胃，1 h后颈椎脱臼处死动物。

（2）剖腹后，在胃贲门和幽门处用手术缝线结扎，向胃内灌注10%福尔马林10 ml，取下胃组织立即置于10%福尔马林内，固定胃的内外层，10min后测量溃疡。

（3）沿胃大弯将胃剪开，用自来水洗去胃内容物，将胃壁展开，用大头钉固定在蜡板上，胃黏膜面向上。

（4）用肉眼或放大镜观察胃黏膜面，记录每只动物产生的溃疡数目、程度及面积。

溃疡面积测量：通过溃疡中心量取最大长径（d_1）和横径（d_2）。

计算公式：

$$S = \pi \, (d_1/2)(d_2/2)$$

式中S为溃疡面积，π为圆周率。

（5）解剖、检查结束后将全胃浸入10%福尔马林中固定，进行常规病理制片及光镜检查。

【病理变化】

这种方法复制的动物溃疡主要发生在腺胃，肉眼观察胃壁有多发性、暗红色的长短不一的条纹（图20-5），无典型的圆形或椭圆形溃疡。

光学显微镜下胃壁充血、水肿，有炎细胞浸润，炎细胞类型主要为中性粒细胞、单核巨噬细胞和嗜酸性粒细胞。黏膜糜烂，严重者可导致从黏膜层起始的胃壁不同深度的坏死，坏死处一般不见肉芽组织增生，因而本法复制的模型最好称为"急性胃炎，伴糜烂和/或出血、坏死模型"（图20-6～图20-10）。

【模型评价与注意事项】

同幽门结扎法

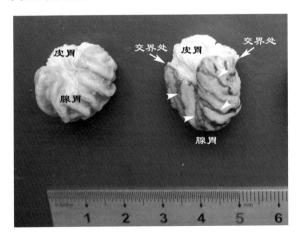

右图为模型组胃，腺胃黏膜面可见多发性"溃疡"，外观呈暗红色、长短不一的条纹状（白箭头示）。左图为正常对照胃黏膜面

图20-5　酒精性胃溃疡

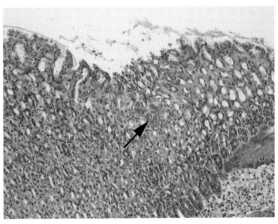

胃黏膜损伤早期，腺胃黏膜面可见多发性小出血点（箭示）。（HE）

图20-6　酒精性胃溃疡

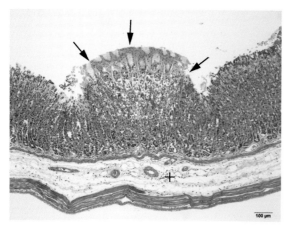

胃黏膜上皮细胞局部充血、水肿，有明显出血。病变区大于黏膜全层的2/3（箭示），黏膜下层充血、水肿（"+"示）。（HE）

图 20-7　酒精性胃溃疡

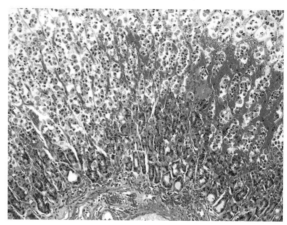

图 20-7 放大观，照片示胃黏膜腺上皮细胞坏死，局部明显出血，无明显炎细胞浸润。（HE）

图 20-8　酒精性胃溃疡

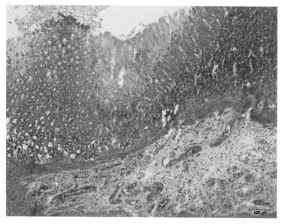

腺胃黏膜上皮细胞局部坏死、糜烂，黏膜下明显充血、水肿，有炎细胞浸润。（HE）

图 20-9　酒精性胃溃疡

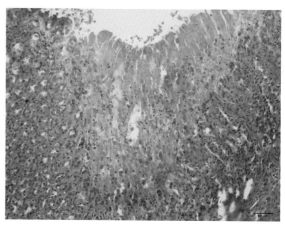

图 20-9 糜烂处放大观，正常黏膜结构消失，残存阴影。（HE）

图 20-10　酒精性胃溃疡

二、乙酸诱导慢性胃溃疡动物模型

在大鼠浆膜下注射或在胃浆膜面浸渍一定量的乙酸，乙酸的腐蚀作用使胃黏膜损伤而造成溃疡。

（一）乙酸注射法

【模型复制】

（1）体重180～200 g大鼠，雌雄各半。实验前大鼠禁食24 h，自由饮水，用0.6%戊巴比妥钠按0.5 ml/100 g体重麻醉，碘酒消毒后，沿腹中线于剑突下方打开腹腔，暴露胃。

（2）在胃前壁的窦体交界处，用小号注射针在浆膜下注入30%乙酸0.03 ml，然后旋转针头缓慢出针，用生理盐水清洗胃壁创面，将胃送回腹腔，缝合腹壁创口。

（3）手术后常规喂养，术后24 h按体重随机分组，进行治疗实验，每日给药1次，连续10 d，对照组蒸馏水灌胃。

（4）术后第 11 d 处死动物，剖腹，结扎幽门及贲门，胃内注入 10% 福尔马林 10 ml，将胃放入同一浓度福尔马林液中再固定 10 min，使胃的内外层固定以便测量溃疡。

（5）沿胃大弯将胃剪开，用自来水洗去胃内容物，将胃平铺于白纸上，观察并测量溃疡面积。

（6）溃疡面积测量：通过溃疡中心量取最大长径（d_1）和横径（d_2），用

$$公式：S = \pi（d_1/2）（d_2/2）$$

式中 S 为溃疡面积，π 为圆周率。

【病理变化】

溃疡的部位、形状及组织病理学改变与人类溃疡相似。肉眼观溃疡呈圆形或卵圆形，深度常可达肌层甚至浆膜层（图 20-11，图 20-12），浆膜下注射易造成穿透性溃疡。溃疡边缘较整齐，黏膜皱襞呈放射状，已愈合的溃疡，周围稍隆起，表面可见愈合的痕迹。光镜下溃疡面由浅及深可见四层结构：最浅表为渗出层，由纤维素及炎细胞组成，炎细胞主要为中性粒细胞。其下方为坏死组织层。再向深部为丰富的新生毛细血管及成纤维细胞组成的新鲜的肉芽组织层（图 20-13 ~ 图 20-16）。溃疡的最深部是肉芽组织机化形成的纤维瘢痕层。瘢痕层内见大量胶原纤维（图 20-17）。

乙酸诱发的胃溃疡一般术后第 3 ~ 5 d 即形成溃疡，在第 60 d 左右可以自行愈合，但病变有反复。

【模型评价与注意事项】

乙酸诱发的胃溃疡发生率高，几乎达 100%。它是一种慢性溃疡模型，溃疡的形状、部位、肉眼观及组织病理学与人类溃疡类似，因而是评价药物对溃疡治疗作用的较为理想的模型。

该溃疡的发生与乙酸注射量或接触量有密切关系，因而要严格注意勿使乙酸溢出、损伤周围组织，注射量要一致，量多将形成大的穿透性溃疡，愈合困难，影响对药物疗效的评价。

取出胃之前要结扎幽门及贲门，胃内注入 10% 福尔马林 10 ml，有利于对溃疡的观察，否则胃离体后组织收缩，会影响溃疡的观察及测量的准确性。

（二）乙酸浆膜面浸渍法

【模型复制】

（1）同乙酸注射法。

（2）将内径 5 mm，长约 30 mm 的塑料管垂直放于胃体浆膜面上，位置近幽门端，向管内加入乙酸 0.2 ml，1 min 后用棉球吸尽乙酸，将胃放回原处，缝合切口。术后连续 3 d 注射青霉素。以后操作方法同乙酸注射法。

【病理变化】

形态学表现同乙酸注射法模型，但通常溃疡深度较乙酸注射法模型浅，浆膜面反应略轻于乙酸注射法模型。

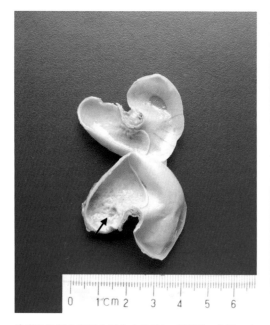

溃疡位于胃大弯近幽门处（箭示），类圆形，较深，边
缘尚整齐。大体图

图 20-11 乙酸诱导慢性胃溃疡大体观

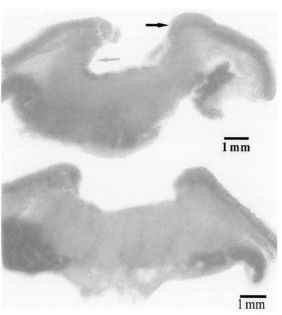

图示两个溃疡，与人溃疡肉眼观相似，上图溃疡贲门端呈潜
崛状（蓝箭示），幽门端呈斜坡状（黑箭示）。（HE 切片扫
描图）

图 20-12 乙酸诱导慢性胃溃疡切片观

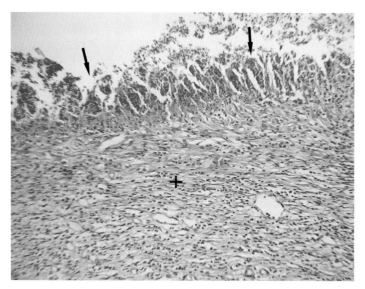

溃疡表面有厚层炎性渗出及坏死组织（箭示），其下为增生的炎性肉芽组织
（"+"示）。（HE）

图 20-13 乙酸诱导慢性胃溃疡底部

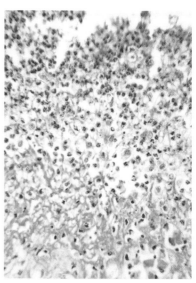

图 20-13 的放大观，照片示溃疡表面的炎
性渗出层、坏死组织层（照片上方）。此
层由大量的坏死组织、渗出的纤维素及中
性粒细胞组成。（HE）

图 20-14 乙酸诱导慢性胃溃疡底部

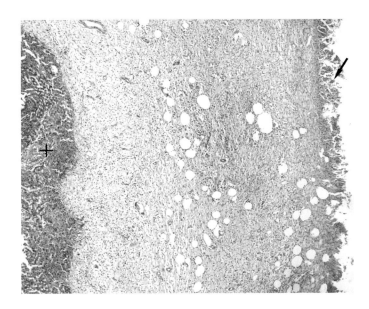

取自溃疡处胃壁全层。正常胃壁结构消失，表面为坏死组织和炎性渗出物（黑箭示），浆膜面为粘连的肝组织（"+"示），肉芽组织内散在的脂肪细胞为胃壁底部的网膜组织（蓝箭示）。（HE）

图 20-15　胃溃疡底部

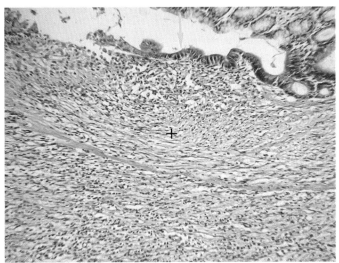

取自溃疡边缘处，再生的黏膜上皮在溃疡表面向中心点延伸（蓝箭示），其下为增生的炎性肉芽组织（"+"示）。（HE）

图 20-16　胃溃疡边缘

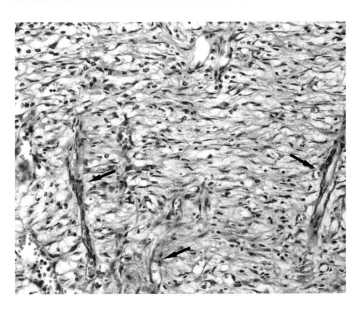

溃疡底部的成纤维细胞已产生胶原纤维，与表面平行排列，其内仍可见与表面呈垂直方向生长的血管（箭示）。（HE）

图 20-17　胃溃疡底部瘢痕组织

（苏　宁）

第二节　溃疡性结肠炎动物模型

溃疡性结肠炎（ulcerative colitis，UC）是原因不明的慢性非特异性炎症性疾病，可累及结肠各段，偶发生于回肠。临床上有腹痛、腹泻、血性黏液便等症状。病理特点是结肠黏膜广泛溃疡形成，镜下早期肠黏膜隐窝处有微小隐窝脓肿，黏膜和黏膜下层可见中性粒细胞、淋巴细胞、浆细胞、单核巨噬细胞和数量不等的嗜酸性粒细胞浸润，继而黏膜上皮坏死，形成广泛溃疡，溃疡底部有时可见急性血管炎，血管壁出现纤维素样坏死。有时腺管旁可见成堆的中性粒细胞聚积而形成隐窝旁脓肿。本病在欧美国家相当常见，国内年发病率不明，但有逐年上升趋势。

动物 UC 可分为自发性 UC 或人为复制的模型。自发性 UC 在马、猴、猪等动物中散发，病因不明，病情轻重不一，因而不能作为实验用动物模型。关于动物模型，国内外常用的动物有大鼠、豚鼠、家兔，常用的方法大致可以分为 3 类：药物学方法、免疫学方法和病症结合模型复合法。药物学方法有乙酸刺激法、过氧化亚硝酸钠诱导法、卡拉胶*诱导法、葡聚糖硫酸钠诱导法等。免疫学方法常用抗原或半抗原致敏实验动物，引起免疫反应，从而诱发 UC 的发生。同种异体或异种异体结肠黏膜组织都可以作为抗原致敏动物，种植胎鼠结肠、种植大鼠结肠细菌等也是采用的抗原。作为半抗原的化合物有二硝基氯苯（DNCB）、三硝基苯磺酸等。病症结合模型复合法需要引起动物脾虚症，再结合药物复制溃疡性结肠炎模型。

一、三硝基苯磺酸诱导小鼠溃疡性结肠炎模型

三硝基苯磺酸（2, 4, 6-trinitrobenzene sulfonic acid, TNBS）是一种化学半抗原，进入体内与结肠上皮细胞的组织蛋白相结合，形成全抗原，引起 T 细胞相关的免疫应答。在某些特定的模式动物中，炎症主要由经典的 Th1（胸腺辅助细胞）细胞引发，其攻击与半抗原结合的动物自身细胞，造成肠黏膜损伤。TNBS 代谢产生的活性氧自由基也可以损伤肠黏膜。此外，TNBS 的溶剂为乙醇，乙醇可以暂时破坏肠黏膜屏障，使肠黏膜对肠腔内 TNBS 的通透性增高，在复制模型中起协同作用。

【模型复制】

（1）体重 18 ~ 22 g 的 BALB/C 小鼠，雌雄各半。

（2）造模化学半抗原 TNBS 用含 50% 乙醇的 PBS 配制。

（3）动物禁食不禁水 24 h 后，乙醚麻醉下每只动物用柔软而有韧性的软管伸入肛门约 4 cm，快速灌注 100 μl（含 TNBS 2.5 mg ~ 125 mg/kg 体重，通常应用剂量为 100 ~ 150 mg/kg 体重）。

（4）灌注后 10 d 处死小鼠，肉眼观察，常规固定、石蜡包埋、HE 染色，进行光镜病理检查。

【病理变化】

大体检查：肛门灌注 TNBS 后 3 d，结肠病变处黏膜充血、水肿、糜烂，严重部位出现溃疡（图 20-18）。造模后 10 d 上述改变仍然存在。

显微镜检查：病变结肠黏膜充血、水肿，上皮变性、坏死、脱落，形成糜烂或溃疡。部分坏死区已由小血管及成纤维细胞组成的肉芽组织替代。病变通常局限于黏膜层，严重时黏膜下也有充血、水肿，中性粒细胞及单核巨噬细胞浸润（图 20-19，图 20-20）。

实验性动物结肠炎症和溃疡可以维持 7 ~ 8 周。其中第 1 至 3 周为急性炎症病变，以中性粒细胞浸润为主要特点。第 4 至 8 周为慢性炎症病变，以淋巴细胞、浆细胞浸润为主，肠壁增厚，有肉芽组织增生及不等量的纤维组织形成。

【模型评价与注意事项】

（1）该模型操作简便，造模所需时间短，易于重复。

（2）肛门灌注速度要快，避免药液漏出。灌注深浅要严格控制，避免过浅药液漏出，过深引起动物死亡或肠穿孔。

（3）TNBS可购自Sigma公司，国产的三硝基苯磺酸钠也可用于本实验。

（4）实验过程中动物有一定的死亡率，因而初始动物数要增加。

（5）进行药物治疗实验时需要于造模同时给药，每日一次，直至实验结束。

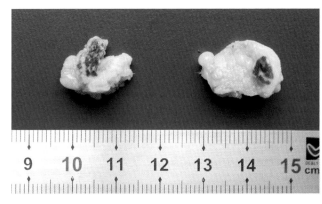

两小段结肠，局部黏膜上皮细胞坏死，有明显的出血，呈暗红色。

图 20-18　TNBS诱导小鼠溃疡性结肠炎大体观

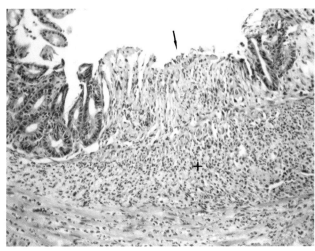

照片中央部正常黏膜上皮坏死，由增生的成纤维细胞及血管组成的肉芽组织替代（箭示），黏膜下层有大量的中性粒细胞及单核巨噬细胞浸润（"+"示），肌层也有少量同上类型的炎细胞浸润（"+"示）。（HE）

图 20-19　TNBS诱导小鼠溃疡性结肠炎

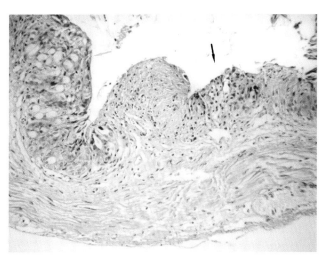

照片中大部分区域结肠黏膜上皮坏死消失、形成溃疡（黑箭示），底部纤维组织增生，有炎细胞浸润。照片左侧可见少量尚未坏死的肠黏膜（蓝箭示）。（HE）

图 20-20　TNBS诱导小鼠溃疡性结肠炎

二、葡聚糖硫酸钠诱导小鼠溃疡性结肠炎模型

葡聚糖硫酸钠（dextran sulfate sodium, DSS）引起 UC 的原因不明，有几种推测：其一为结肠局部的单核巨噬细胞吞噬 DSS 后被激活，胞浆内的溶酶体酶被释放，溶解、破坏肠黏膜；其二为 DSS 对肠黏膜的直接损伤作用，引发炎症；DSS 也可能通过改变肠道菌群引起肠炎。动物服用 DSS 可以引起急性或慢性肠炎，特别是慢性肠炎模型与人类溃疡性结肠炎相似，因而可用于研究人类溃疡性结肠炎发病机制、药物筛选。

【模型复制】

（1）体重 18～22 g 的 BALB/C 小鼠，雌雄各半。

（2）小鼠自由饮用 3% DSS 水溶液，给药后第 1 d 起观察实验鼠体重、大便质地及隐血或便血等特征。

（3）连续用药 10 d 后将动物处死，取整段结肠进行肉眼观察、病理学检查。

【病理变化】

与三硝基苯磺酸复制的 UC 基本相似，详见照片说明（图 20-21～图 20-24）。免疫组织化学显示，溃疡部位有淋巴细胞、中性粒细胞和单核巨噬细胞浸润（图 20-25）。细胞化学显示黏膜表面黏液层严重受损、厚薄不一，肠壁腺体破坏、杯状细胞数量少（图 20-26～图 20-29）。

病变评分标准详见文后参考文献。

【模型评价与注意事项】

（1）本模型造模简便易行，成模率高，病变部位以下段大肠为明显，与人的溃疡性结肠炎的病变部位及特点相似。

（2）造模使用的动物相比较，小鼠与大鼠出模率基本相似，但小鼠模型所需时间较大鼠短，费用较大鼠低。

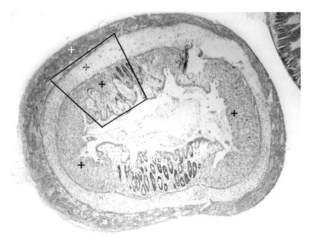

这是一例严重的 DSS 模型结肠横切面，肠壁的大部分黏膜层（黑"+"示）坏死，黏膜下层（蓝"+"示）水肿、增宽，有炎细胞浸润。（白"+"示肌层）。（10% 中性缓冲福尔马林固定，HE 染色）

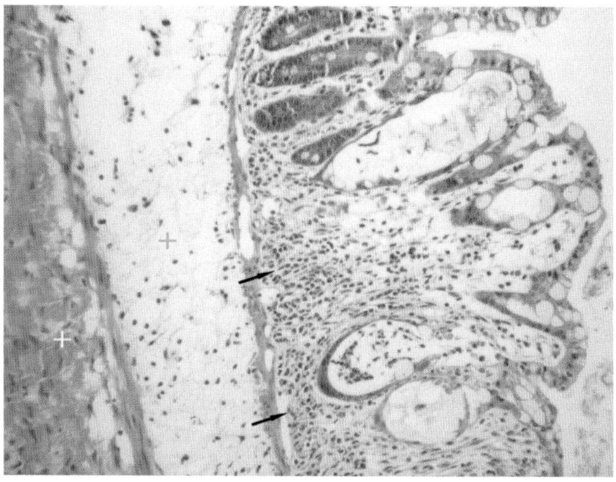

图 20-21 中黑框处组织放大观。坏死黏膜周围残存的腺体扩张，分泌增多（黑箭示），固有层有多量炎细胞浸润（黑箭示）。黏膜下层（蓝"+"示）充血、水肿，有炎细胞浸润。肌层病变不明显（白"+"示）。（10% 中性缓冲福尔马林固定，HE 染色）

图 20-21 DSS 诱导小鼠溃疡性结肠炎整体观

图 20-22 DSS 诱导小鼠溃疡性结肠炎

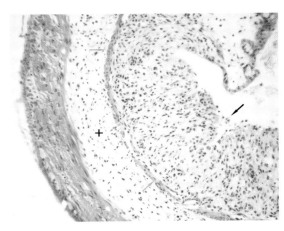

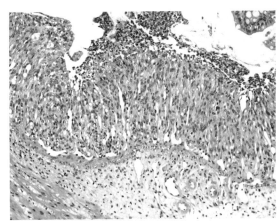

图 20-21 绿箭处组织放大观。该图中大部分黏膜上皮及固有层腺体坏死形成溃疡，黏膜肌层基本完整（蓝箭示）。溃疡处及黏膜下层（"+"示）充血、水肿，有炎细胞浸润。肌层病变不明显。（10% 中性缓冲福尔马林固定，HE）

溃疡表面有多量中性粒细胞浸润，炎细胞延伸入黏膜下层。（HE）

图 20-23　DSS 诱导小鼠溃疡性结肠炎

图 20-24　DSS 诱导小鼠溃疡性结肠炎急性期

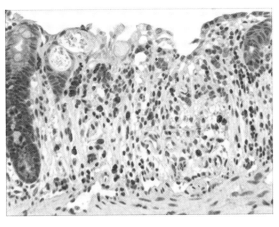

照片中大部分黏膜上皮及固有层腺体坏死，坏死处有单个核炎细胞浸润，部分细胞用抗巨噬细胞抗体染色，DAB 显色，查见胞浆呈棕色的细胞，为单核巨噬细胞。（10% 中性缓冲福尔马林固定）

（照片由中国药科大学杨勇教授馈赠）

图 20-25　DSS 诱导小鼠溃疡性结肠炎免疫组织化学染色
（抗巨噬细胞抗体 F480）

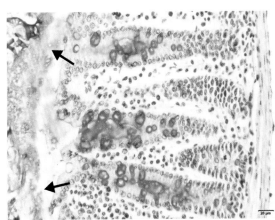

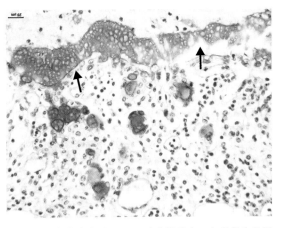

正常肠壁黏膜层表面有厚层 PAS 阳性的黏液层（箭示）。肠腺结构清楚、完整，腺上皮细胞间有多量 PAS 阳性的、紫红染的杯状细胞。（甲醇 Carnoy 固定液固定，PAS）
（照片由中国药科大学高兴华教授馈赠）

2.5% DSS 水溶液服用 7 d，远端结肠溃疡，表面黏液层严重受损，厚薄不一（箭示），肠壁腺体破坏，杯状细胞数量少。（甲醇 Carnoy 固定液固定，PAS）
（照片由中国药科大学高兴华教授馈赠）

图 20-26　DSS 诱导小鼠溃疡性结肠炎正常鼠肠壁细胞化学法

图 20-27　DSS 诱导小鼠溃疡性结肠炎模型鼠肠壁细胞化学法

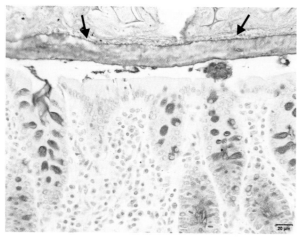
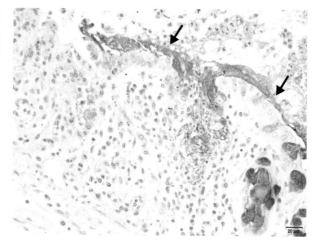

正常肠壁黏膜表面有厚层着蓝色的阿尔新蓝阳性的黏液层（箭示）。腺上皮细胞间有多量蓝染的杯状细胞。（甲醇 Carnoy 固定液固定，阿尔新蓝）

（照片由中国药科大学高兴华教授馈赠）

图 20-28　DSS 诱导小鼠溃疡性结肠炎对照鼠肠壁细胞化学法

2.5% DSS 水溶液服用 7 d，远端结肠溃疡，表面黏液层薄、厚薄不一或消失（箭示），肠壁腺体消失，溃疡边缘可见结构不完整的肠腺，杯状细胞蓝染。（甲醇 Carnoy 固定液固定，阿尔新蓝）

（照片由中国药科大学高兴华教授馈赠）

图 20-29　DSS 诱导小鼠溃疡性结肠炎肠壁细胞化学法

参考文献

[1] Maines L W, Fitzpatrick L R, French K J, et al. Suppression of ulcerative colitis in mice by orally-available inhibitors of sphingosine kinase [J]. Dig Dis Sci, 2008, 53 (4): 997-1012.

[2] Gao X H, Cao Q H, Cheng Y, et al. Chronic stress promotes colitis by disturbing the gut microbiota and triggering immune system response [J]. PNAS, 2018, 115 (13): E2960-E2969.

[3] Nunes N S, Chandran P, Sundby M, et al. Therapeutic ultrasound attenuates DSS-induced colitis through the cholinergic anti-inflammatory pathway [J]. EBioMedicine, 2019, 45: 495-510.

（苏　宁）

三、葡聚糖硫酸钠诱导小鼠慢性溃疡性结肠炎模型

通过给予小鼠连续循环饮用葡聚糖硫酸钠水溶液，诱导小鼠慢性溃疡性结肠炎模型。根据造模剂的浓度和饮用周期不同，可导致不同程度的结肠炎。该模型可广泛用于慢性结肠炎的研究。

【模型复制】

（1）硫酸葡聚糖（DSS）：MP Biomedicals 公司，相对分子质量：36 000～50 000。用生理盐水配制成 1%、2% 和 3% DSS 水溶液。

（2）实验动物：C57BL/6 小鼠，6～8 周龄，SPF 级别，雌雄兼用。

（3）模型 1 造模方法：小鼠给予 1% DSS 水溶液饮用一周，正常饮水一周，此两周为一个循环，共进行 6 个循环，随后 3% DSS 水溶液饮用一周，正常饮水一周，1% DSS 水溶液饮用一周，正常饮水一周。实验周期共 16 周。

（4）模型 2 造模方法：小鼠给予 2% DSS 水溶液饮用一周，正常饮水一周，3% DSS 水溶液饮用一周，正常饮水一周，3% DSS 水溶液饮用一周，正常饮水一周。实验周期共 6 周。

（5）病理解剖：实验结束，经麻醉后腹腔静脉抽取血液、计数血中白细胞数，随后处死动物，剖取大肠（自肛门处到回盲部）、脾脏，肉眼观察及称重组织，随后固定于 10% 福尔马林内，固定充分后将

大肠制成 Swiss 卷，常规脱水、浸蜡、包埋、切片，HE 染色和 Masson 染色，光学显微镜观察分析。

（6）临床分析：两种不同的造模法临床表现基本相似，外周血中性粒细胞和单核细胞数量增加，小鼠脾脏重量增加，单位长度结肠重量增加。雄性动物较雌性临床表现明显，模型 2 与模型 1 动物检测结果相似（详见图 20-30 ~ 图 20-35）。

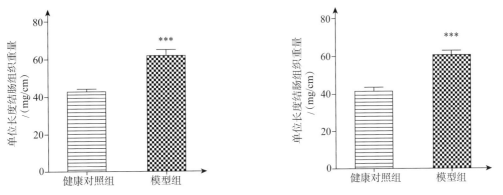

图 20-30　模型 1 的单位长度结肠重量结果（Mean ± SEM）　图 20-31　模型 2 的单位长度结肠重量结果（Mean ± SEM）

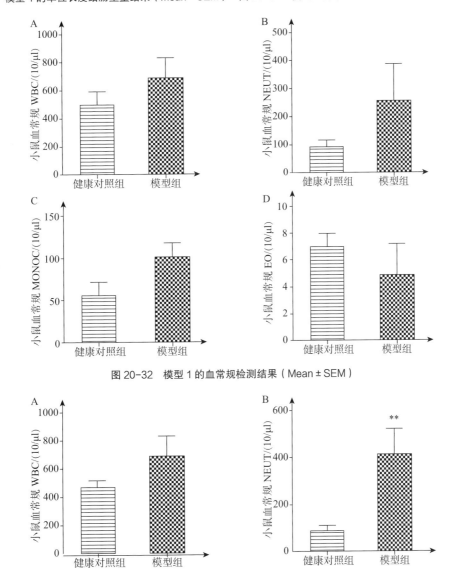

图 20-32　模型 1 的血常规检测结果（Mean ± SEM）

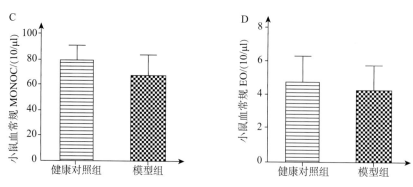

图 20-33　模型 2 的血常规检测结果（Mean ± SEM）

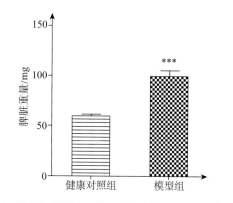

图 20-34　模型 1 脾脏重量结果（Mean ± SEM）

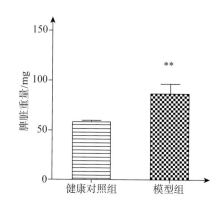

图 20-35　模型 2 脾脏重量结果（Mean ± SEM）

【病理变化】

（1）肉眼观察模型组的肠壁黏膜表面局部暗红色，有溃疡形成，肠壁厚薄不一，长度较健康对照鼠短、重量重（图 20-36，图 20-37）。

（2）HE 光镜下主要病变为肠壁出现多发性溃疡，大小不一、深浅不等、处于不同进展阶段，黏膜上皮及肠腺增生，肠壁不规则增厚。Masson 染色见肠壁纤维组织增生，胶原纤维沉积。

① 溃疡：模型组每只小鼠大肠内出现多发性、深浅不一、新旧程度不同的溃疡。有的溃疡形成不久，坏死组织多、炎细胞多，未见明显的肉芽组织增生；有的溃疡面洁净，出现多量肉芽组织和残存的少量炎细胞；有的溃疡已部分修复，表面有不完整或完整的再生上皮覆盖，深部为较成熟的肉芽组织和成纤维细胞，炎细胞数量明显减少；部分溃疡已完全修复，被纤维组织替代，表面上皮高柱状，并出现肠腺。

② 肠壁黏膜增生：主要为肠腺增生，肠腺数量增多，腺体增大，致局部肠壁增厚，腺上皮细胞无明显异型性。

③ 胶原纤维沉积：Masson 染色时可见溃疡底部、黏膜下层及肌层有蓝染的胶原纤维沉积，尤以溃疡底部和黏膜下层为明显（图 20-38 ～图 20-48）。

（3）病理评分标准

① HE 病理染色评分标准：黏膜上皮细胞及隐窝（肠腺）有无变性、坏死，溃疡形成；黏膜固有层、黏膜下层、肌层有无炎症（充血、水肿、炎细胞浸润）和纤维组织增生；溃疡部位有无上皮和腺体再生及再生状况；病变范围。具体分值详见参考文献 1。

② Masson 病理染色评分标准：光学显微镜观察溃疡部及其他部位胶原纤维增生状况。

【模型评价与注意事项】

（1）小鼠品系的选择：C57BL/6 的敏感性较其他组别更高，其中雄性比雌性更敏感。

（2）长时间给予低浓度的 DSS 水溶液饮用，可诱导类似慢性结肠炎的临床病理特征。

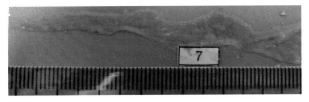

结肠壁薄，均匀一致。

图 20-36　正常结肠壁大体观察

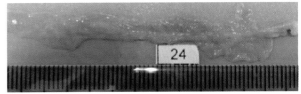
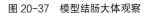

结肠长度缩短，厚薄不一，肠壁局部增厚、暗红色。

图 20-37　模型结肠大体观察

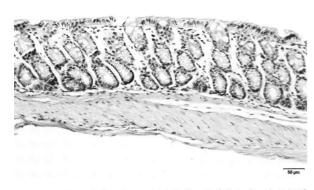

肠壁由黏膜层、黏膜下层、肌层和浆膜 4 层结构组成，各层间质无明显炎细胞浸润，无纤维组织增生。（HE）

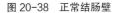

图 20-38　正常结肠壁

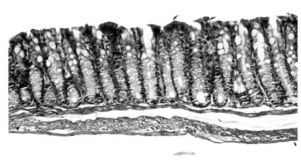

结肠壁黏膜固有层、黏膜下层、肌层未见蓝染的胶原纤维，黏膜基底膜可见薄层蓝染的胶原纤维，为正常的组织结构。（Masson）

图 20-39　正常结肠壁

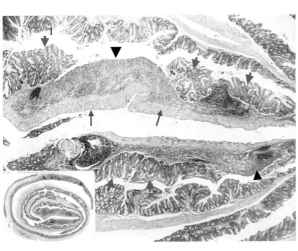

外周为近端结肠，肠壁厚度无明显改变。中心部为远端结肠，病变明显，肠壁厚薄不一，部分区域黏膜层增厚、上皮不规则增生（红箭示），部分黏膜层缺失，可见 2 个溃疡（黑三角示），肌层增厚（蓝箭示），厚薄不一。（HE）

图 20-40　模型 2 慢性 DSS 结肠炎，Swiss 卷肠组织

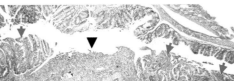
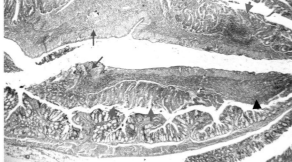

与图 20-40 同一组织切片 Masson 染色。肠组织，外周为近端结肠，中心部为远端结肠。远端病变较近端明显，可见慢性溃疡（黑三角示），肠壁厚薄不一，部分区域黏膜层增厚（红箭示），肠壁蓝绿色胶原增多（蓝箭示），溃疡底部尤为明显。（Masson）

图 20-41　模型 2 慢性 DSS 结肠炎

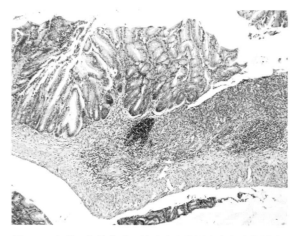

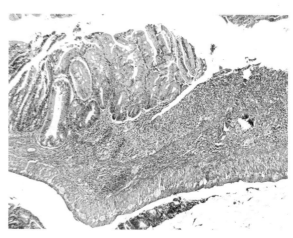

图 20-40 红箭 1 处放大观，见溃疡边缘肠上皮和腺体增生，肠壁明显增厚。溃疡部有大量炎细胞浸润。（HE）

图 20-41 红箭 1 处放大观，溃疡深部及其黏膜下层肠壁纤维组织增生，蓝染的胶原纤维沉积。（Masson）

图 20-42　模型 2 慢性 DSS 结肠炎

图 20-43　模型 2 慢性 DSS 结肠炎

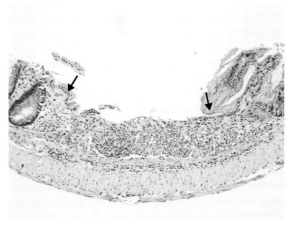

溃疡底部较洁净，有炎细胞浸润和成纤维细胞增生，表面上皮自溃疡边缘向溃疡中心点延伸（箭示）。（HE）

溃疡底部较洁净，有炎细胞浸润和成纤维细胞增生，表面上皮自溃疡边缘向溃疡中心点延伸。溃疡底部有蓝染的胶原纤维，仍可见炎细胞浸润。（Masson）

图 20-44　模型 1 慢性 DSS 结肠炎

图 20-45　模型 1 慢性 DSS 结肠炎

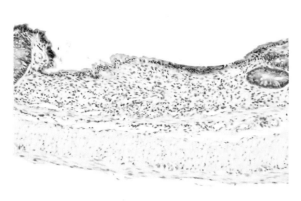

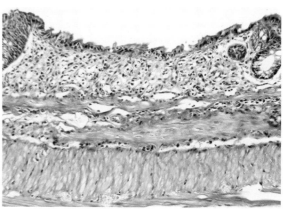

溃疡表面已被覆完整的低柱状上皮，溃疡缺损处已为成纤维细胞填充。（HE）

溃疡表面已被覆完整的低柱状上皮，溃疡缺损处已为纤细的蓝染的胶原纤维填补，黏膜下层胶原纤维沉积。（Masson）

图 20-46　模型 1 慢性 DSS 结肠炎

图 20-47　模型 1 慢性 DSS 结肠炎

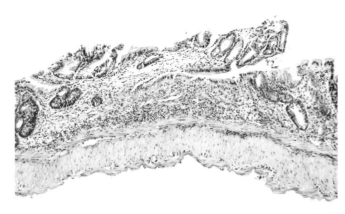

溃疡表面已被覆完整的低柱状上皮覆盖，左上方过度增生，向表面隆起。（HE）

图 20-48 模型 1 慢性 DSS 结肠炎

参考文献

［1］Dieleman L A, Palmen M J, Akol H, et al. Chronic experimental colitis induced by dextran sulphate sodium（DSS）is characterized by Th1 and Th2 cytokines［J］. Clin Exp Immunol, 1998, 114（3）: 385-391.

［2］Zenewicz L A, Yin X C, WANG G Y, et al. IL-22 deficiency alters colonic microbiota to be transmissible and colitogenic［J］. The Journal of Immunology, 2013, 190（10）: 5306-5312.

［3］Whittem C G, Williams A D, Williams C S, et al. Murine colitis modeling using dextran sulfate sodium（DSS）［J］. Journal of Visualized Experiments, 2010（35）: el652.

［4］Kojouharoff G, Hans W, Obermeier F, et al. Neutralization of tumour necrosis factor（TNF）but not of IL-1 reduces inflammation in chronic dextran sulphate sodium induced colitis in mice［J］. Clin Exp Immunol, 1997, 107（2）: 353-358.

（邹筱芳 苏 宁）

四、卡拉胶诱导豚鼠溃疡性结肠炎模型

卡拉胶 *（carageenan）是一种从红海藻（*Euchma spinosum*）中获得的聚半乳糖苷硫酸盐，经弱酸水解产生变质卡拉胶，其相对分子质量约 30 000，变质卡拉胶可引起豚鼠溃疡性结肠炎。

【模型复制】

成年豚鼠口服 2%～5% 的变质卡拉胶溶液，共 30 d，加入蔗糖 0.05 g/ml 以调节口味，并喂以维生素 C（50 mg/kg 体重）。喂变质卡拉胶 10 d 内，豚鼠粪便变得非常软和疏松，第 20～30 d 可见潜血或血粪。年轻动物喂食数日至 2 周内，体重减轻，生长曲线呈平坦型。

【病理变化】

所有动物均有肠道病变，肉眼见盲肠和结肠黏膜呈多发性点状溃疡和出血灶，浆膜层见大量大小不一的白点，黏膜下层淋巴组织增生。盲肠与结肠系膜淋巴结肿大。镜下显示结肠及盲肠黏膜有多发性隐窝脓肿，固有层有淋巴细胞、单核细胞与中性粒细胞浸润；并有火山口状溃疡，其黏膜及黏膜下层见肉芽组织，病变不累及肌层（图 20-49）。Waaij 曾报道系膜发生纤维化，受累的固有层、黏膜下层和肠系膜有泡沫细胞，有时形成肉芽肿。这些细胞含有变质的卡拉胶颗粒，如同细胞内包涵体，阿尔新蓝（alcian blue）染色为阳性。电镜见巨噬细胞含有大量空泡，覆以单层膜。

注：卡拉胶又称角叉菜胶，本书统称卡拉胶。

豚鼠在口服变质卡拉胶期间，粪便肠道菌浓度增加，提示消化道抗菌能力下降，故肠道菌可能直接或间接地通过免疫系统而对溃疡性结肠炎起着一定的致病作用。变质卡拉胶引起大肠溃疡性结肠炎的机理尚未阐明。

【模型评价与注意事项】

卡拉胶引起的豚鼠大肠病变与人类溃疡性结肠炎十分相似。但人类溃疡性结肠炎患者的结肠癌发生率显著增加，而应用变质卡拉胶处理的豚鼠观察结肠癌的发生，在持续 6 周实验中，没有发生新生物的报告。

豚鼠模型易于复制，可用于研究溃疡性结肠炎的发病机理、疾病对全身影响，以及研究治疗方法等。卡拉胶作为食品或药品用于人类时却无 UC 发生率增加或引起其他副作用的报道。

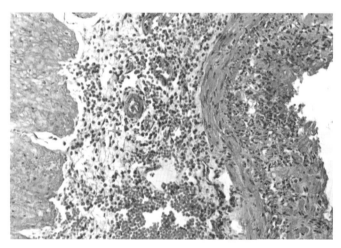

结肠黏膜局部溃疡，底部有渗出物和坏死组织，黏膜下层充血、出血，大量中性粒细胞浸润（"+"示）。（HE）

图 20-49　卡拉胶诱导豚鼠溃疡性结肠炎

（陈平圣）

第三节　豚鼠胆囊炎模型

胆道炎症有两种类型：主要累及胆管者称为胆管炎（cholangitis），主要累及胆囊者称为胆囊炎（cholecystitis）。胆道炎症主要由细菌引起，胆汁淤积是病变发生的基础。感染的细菌多为大肠杆菌、副大肠杆菌和葡萄球菌。

【模型复制】

（1）取体重 350～400 g 豚鼠，雌雄不拘，在乙醚麻醉下剖开腹腔，暴露胆囊。

（2）用 1 ml 注射器吸出胆汁后，注入 3×10^4 个大肠杆菌，立即结扎针眼，放少许消炎粉后，缝合腹壁。

（3）10 d 后处死动物，切取胆囊，10% 福尔马林固定，进行常规病理制片，光学显微镜观察。

【病理变化】

肉眼观：胆囊体积增大，表面粗糙、失去光泽。切面胆囊壁厚薄不一，炎症病变严重部位胆囊腔消失。

光镜下正常胆囊壁由黏膜层、肌层、外膜组成。黏膜层表被单层柱状上皮，形成小而少的皱襞，黏膜固有膜为薄层结缔组织。肌层较薄，肌纤维排列不甚规则。外膜游离面覆以浆膜（图20-50）。胆囊炎病变主要位于黏膜层，有三种不同的形态学改变：部分黏膜上皮增生，皱襞伸长、增宽，似绒毛，其间质疏松、淡染，呈水肿状；部分增生的黏膜皱襞相互粘连，病变严重区域胆囊腔被增生的黏膜皱褶充填致囊腔消失，间质纤维结缔组织增生；部分区域可见增生的黏膜上皮及腺体向肌层伸入，形成大小不等的腺腔样结构，称为假腺腔样增生（图20-51～图20-54）。黏膜固有层充血、水肿，炎细胞浸润，以淋巴细胞和单核巨噬细胞为主，并有少量纤维结缔组织增生。炎症病变主要位于黏膜层，但在严重的病例，黏膜下层、肌层也出现炎症反应。此外，在胆囊壁进针结扎处可查见由线头和多量异物巨细胞组成的异物肉芽肿样病变（图20-55）。

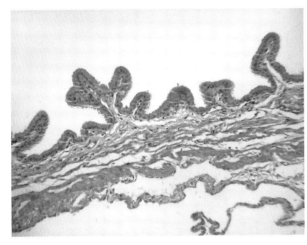

胆囊壁由黏膜层、肌层、外膜三层组成。黏膜层表被单层柱状上皮，形成小而少的皱襞。（HE）

图 20-50　正常豚鼠胆囊

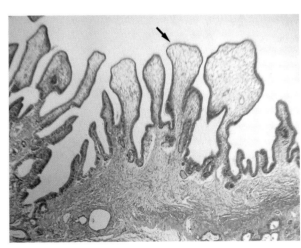

豚鼠胆囊黏膜层上皮增生，黏膜皱褶增多，伸长，叶片状或鼓槌状向腔内突起，间质疏松，高度水肿。（HE）

图 20-51　豚鼠胆囊炎模型

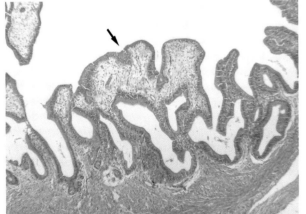

黏膜皱褶明显伸长、增宽，部分融合（箭示）呈拱桥状，间质疏松、水肿。（HE）

图 20-52　豚鼠胆囊炎模型

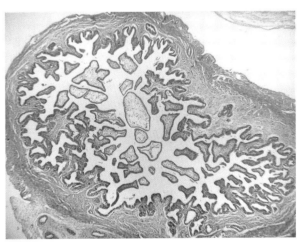

黏膜皱褶高度增生，相互粘连，胆囊腔几乎闭塞。（HE）

图 20-53　豚鼠胆囊炎模型

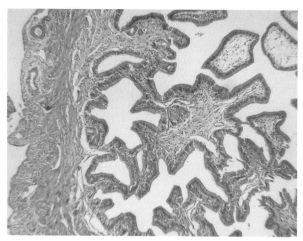

图 20-53 放大观，增生的黏膜皱襞相互粘连，间质纤维组织增生，有炎细胞浸润。部分皱襞间质水肿。（HE）

图 20-54　豚鼠胆囊炎模型

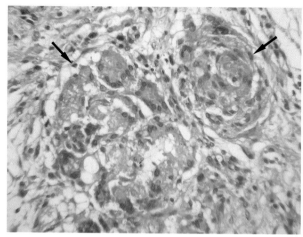

注射局部形成的异物肉芽肿。肉芽肿主要由上皮样细胞组成，尚有异物巨细胞。这是结扎部位、机体对结扎线的反应。（HE）

图 20-55　豚鼠胆囊炎模型

【组织病理学诊断指标及分级】

（1）胆囊黏膜皱褶程度（分为少、中、多3级）

少：黏膜皱褶数无明显增多，与正常组数目相似。中：黏膜皱褶数比正常组多 10%～30%。多：黏膜皱褶数比正常组多 30%～40%。

（2）胆囊黏膜皱褶宽度（分为窄、宽、较宽3级）

窄：与正常组黏膜皱褶宽度相似。宽：比正常组黏膜皱褶宽度增加 1/4～1/2，长度增加 1/4～1/2。较宽：比正常组黏膜皱褶宽度及长度增加超过 1/2 或互相连接成网状。

（3）固有膜炎症程度（分为无炎症、轻度、中度、重度4级）

无炎症：与正常组基本相似，无明显炎细胞浸润。轻度：炎细胞较少，分布稀疏或局部呈灶性浸润。中度：炎细胞较多，呈弥漫性浸润。重度：炎细胞很多，呈弥漫性密集浸润。

（4）固有层纤维组织增生程度（分为无、轻度、中度、重度4级）

无：与正常组基本相似，固有层薄，无明显纤维细胞及纤维组织增生。轻度：纤维细胞及纤维轻度增多，固有层轻度增厚。中度：纤维细胞及纤维中度增多，或固有层中度增厚。重度：纤维细胞及纤维高度增多，固有层高度增厚或随黏膜皱褶延长、互相连接成网状。

（引自郭青龙等，胆胰宁利胆抗炎作用的研究，中国药科大学学报，1995）

参考文献

郭青龙，厚德辉，刘景根.胆胰宁利胆抗炎作用的研究［J］.中国药科大学学报，1995，26（6）：365-367.

（苏　宁）

第四节　牛磺胆酸钠盐诱导大鼠急性胰腺炎模型

胰腺炎主要有急性胰腺炎（acute pancreatitis）和慢性胰腺炎（chronic pancreatitis）两大类。急性胰腺炎是临床常见的急腹症之一，病理上可分为两种类型，即急性水肿型和急性出血坏死型。急性水肿型胰腺炎病情轻，预后好；而急性出血坏死型胰腺炎则病情险恶，死亡率高。慢性胰腺炎是各种原因所致的胰腺实质和胰管的不可逆慢性炎症，其临床特点是反复发作性或持续性上腹部疼痛，伴不同程度的胰腺内、外分泌功能减退或丧失，晚期可发生胰腺纤维化。下面介绍牛磺胆酸钠胆胰管逆行注射法复制的急性胰腺炎模型。

大鼠无胆囊，自肝脏出来的胆管和胰管形成共同开口的管道，解剖上称为胆胰管。胰管是由来自胰腺实质的 6~8 支胰管的分支汇合而成。胰管和胆管汇合后共同进入十二指肠，因而胆汁易反流。牛磺胆酸钠盐（sodium taurocholate）逆行注入胰管引起胰腺炎的机制，早期可能是牛磺胆酸钠可直接导致胰腺腺泡细胞或小导管壁的细胞溶解，进一步的损害可能是胆盐激活胰酶，如胰蛋白酶、磷脂酶等，产生腺泡自体消化。本模型模拟人类胆源性胰腺炎的发病机制。在正常情况下，人类主胰管的压力高于胆总管，胆汁不会流入胰管。但当胆总管阻塞时，胆道内的胆汁可被压入主胰管，引起急性胰腺炎。

【模型复制】

（1）选体重 200~300 g 的 Wistar 或 SD 大鼠，实验前禁食不禁水 12 h，1% 戊巴比妥钠（0.3 ml/100 g 体重）腹腔注射麻醉。

（2）上腹正中切口进入腹腔，提起胃和十二指肠，显露出胰腺，找出胰管，于肝门处用微型无损伤动脉夹夹闭肝管，以防药液逆流进入肝脏。

（3）用 4 号钝针头朝胰腺方向、经胰管缓慢注入 0.2~0.3 ml 的 5% 牛磺胆酸钠溶液（用生理盐水配制），按 0.1 ml/100 g 体重，注射速度为 0.2 ml/min。

（4）注射完毕后继续按住穿刺处 60 s，略旋转拔出针头，检查无胆漏后关闭腹腔。

（5）假手术组同样正中切口进入腹腔，在翻动胰腺和十二指肠后关闭腹腔。

（6）术后 8 h 处死动物，解剖并肉眼观察胰腺变化。取胰腺等组织，10% 福尔马林固定，常规石蜡包埋、切片，在光镜下观察胰腺及肝脏等脏器的改变。取血测定血清淀粉酶水平。

【病理变化】

（1）术后 8 h 血清淀粉酶水平明显升高。

（2）肉眼观察，胰腺呈棕红色，水肿状，包膜紧张，并有不同程度的出血、坏死。腹腔内可见血性腹水，胰腺周围大网膜和肠系膜出现淡黄色的皂化斑。

（3）光镜检查，于术后 8 h 可见胰腺组织大片出血、凝固性坏死及脂肪坏死，坏死区之间组织明显水肿，有多量中性粒细胞和单核巨噬细胞浸润（图 20-56~图 20-59）。

（4）肝组织内可见灶性凝固性坏死（图 20-60、图 20-61）。

【模型评价与注意事项】

（1）本方法是目前被公认的、常用的复制急性胰腺炎的方法，在病因、发病机制及胰腺病变等方面与人类急性胰腺炎相似，适合于评价药物对急性胰腺炎的防治作用。

（2）本法操作简单，造模成功率较高，重复性较好，胰腺病变程度及动物死亡率与所用牛磺胆酸钠的浓度呈正相关。

（3）通过改变牛磺胆酸钠的浓度、剂量、注射速度、注射持续时间可控制胰腺病变的程度。

（4）除胰管逆行注射牛磺胆酸钠外，还可注射自体胆汁、胆汁酸、胰酶等诱发急性胰腺炎模型。

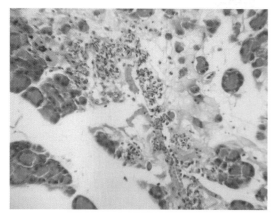

图中大部分区域胰腺上皮细胞变性、坏死，间质血管扩张、充血、水肿，有多量炎细胞浸润（"+"示）。（HE）

图 20-56　胰腺炎模型

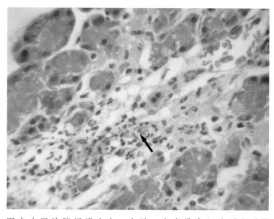

图中央区胰腺间质充血、水肿，有多量炎细胞浸润（箭示）。周围胰腺组织结构紊乱，上皮细胞空泡变性。（HE）

图 20-57　胰腺炎模型

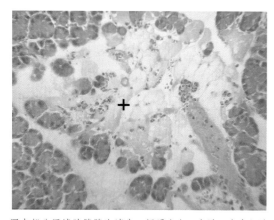

图中部分区域胰腺腺泡消失，间质充血、水肿，有炎细胞浸润（"+"示）。（HE）

图 20-58　胰腺炎模型

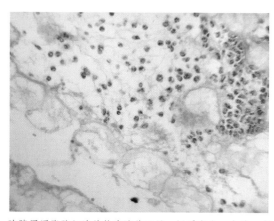

胰腺周围脂肪细胞的轮廓隐约可见，间质充血、水肿，有中性粒细胞浸润。（HE）

图 20-59　胰腺周边网膜脂肪组织坏死

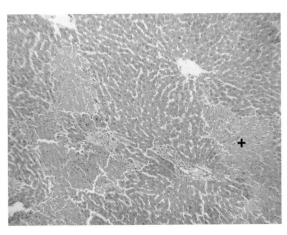

肝小叶大片坏死（"+"示），此乃牛磺胆酸钠药液逆流进入肝脏所致。（HE）

图 20-60　胰腺炎模型

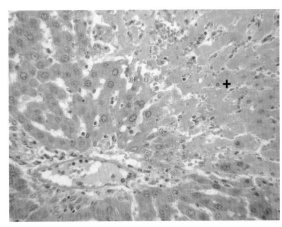

肝组织坏死处放大观，组织结构和肝细胞轮廓可见，为凝固性坏死（"+"示）。（HE）

图 20-61　胰腺炎模型

（苏　宁）

第五节　肝脏疾病动物模型

一、急性肝损伤模型

（一）四氯化碳诱导小鼠急性肝损伤模型

四氯化碳（carbon tetrachloride，CCl_4）是无色透明液体，脂溶性，沸点 76.8 ℃，易挥发。CCl_4 的毒性作用主要与其代谢产物——自由基有关。在肝细胞内质网中 CCl_4 经 NADPH 和肝微粒体细胞色素 P450 混合功能氧化酶的作用，生成活泼的三氯甲基自由基（$CCl_3\cdot$）和氯自由基（$Cl\cdot$）。这些自由基能与细胞内及细胞膜上的大分子发生共价结合，启动脂质过氧化作用，导致膜结构和功能完整性的破坏，胞浆 Ca^{2+} 浓度升高，从而引起肝细胞死亡。$CCl_3\cdot$ 还能与蛋白质形成共价键，损害线粒体，使还原型辅酶 I（NADH）及 ATP 在肝内生成减少，脂肪酸氧化受抑制，并使三酰甘油和脂肪酸在肝细胞内蓄积，造成脂肪变性。肝细胞损伤（变性或坏死）后，胞浆内转氨酶进入血液，从而血液中转氨酶浓度升高。

【模型复制】

（1）体重 18～22 g 的小鼠。

（2）用橄榄油将 CCl_4 稀释为 2% 浓度，一次性腹腔注射 10～20 ml/kg 体重。

（3）注射后，血清学指标 ALT、AST 升高。一般给予 CCl_4 3 h 后 ALT、AST 开始升高，12～13 h 后达到高峰，注射后 24 h 处死动物，解剖取出肝脏后，固定于 10% 福尔马林内，备做病理检查。

【病理变化】

肉眼观肝脏颜色变浅，局灶区域呈现为淡黄色（图 20-62）。光镜下主要病变为肝细胞水肿，炎症，有不同程度的坏死和脂肪变性。轻度病变仅表现为包膜下肝细胞水肿，有小灶性坏死，坏死处少量中性粒细胞聚集。由于病变严重程度不一，水肿的肝细胞可以单个散在分布，但不少区域表现为小灶性，或小丛状，气球样肝细胞在本模型易见、多见。胞浆疏松淡染的水肿肝细胞内常见脂滴空泡，或明显的脂变。肝细胞坏死主要位于肝小叶的中央带，即中央静脉周围，病变范围可以是单个肝细胞、或呈小点状、小灶性，病变严重时中央静脉周围肝细胞围管性坏死，更严重的坏死呈桥接状（图 20-63 ～图 20-67）。

【模型评价与注意事项】

（1）CCl₄ 是最常用的复制急性肝损伤模型的化学试剂，造模方法简单，成功率高，重复性好，价格低廉。

（2）CCl₄ 剂量不宜过大，以免造成动物中毒死亡。

（3）CCl₄ 是无色澄清的有毒液体，有特殊气味。液体和蒸气可经呼吸道、皮肤吸收，对人体有一定毒性，操作时应注意防护。

（4）CCl₄ 难溶于水，一般用花生油、橄榄油、豆油等植物油混合成所需浓度，有时也可与矿物油（如液体石蜡）混合。

（5）用 CCl₄ 复制肝损伤模型的主要缺点是，不同批次的动物或不同实验人员操作，动物肝损伤的程度不一，因而预实验很重要。

（6）根据所用 CCl₄ 剂量和时间的不同，肝脏的损伤程度不同，血清丙氨酸氨基转移酶（ALT）和天冬氨酸氨基转移酶（AST）两种酶活性升高程度能反映肝损伤的程度。但有实验认为小鼠接受 CCl₄ 后肝脏病理学改变与血清 ALT 等生化指标改变的相关性不如大鼠好。

（7）小鼠除腹腔注射 CCl₄ 外也可颈部皮下注射 1 次，或灌胃 3 次、其间间隔 3 d。大鼠或家兔也可以用 CCl₄ 皮下注射或灌胃造模，但剂量要加大。

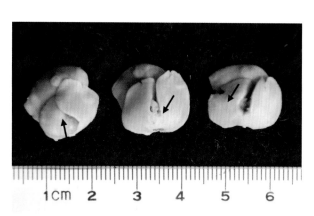

2% CCl₄ 按 10 ml/kg 体重腹腔注射后 24 h 处死动物，肝脏颜色变浅，局灶区域明显，呈现为淡黄色（左侧肝脏病变较重）。箭示病变区

图 20-62 小鼠 CCl₄ 腹腔注射后 24 h 肝脏大体观

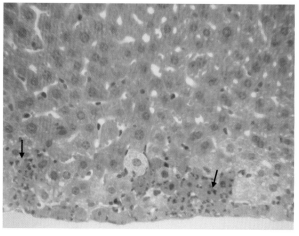

2% CCl₄ 按 10 ml/kg 体重腹腔注射后 24 h，肝包膜下局部肝细胞小灶性坏死，有中性粒细胞集聚（箭示）。HE

图 20-63 肝包膜下病变

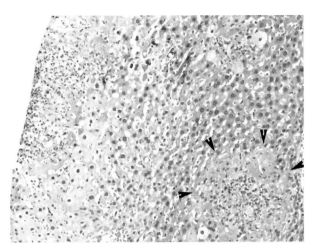

包膜下肝细胞坏死,有中性粒细胞浸润。肝实质内肝细胞灶性坏死(箭头示),中央见多量中性粒细胞集聚。照片中仅见个别气球样变的肝细胞。(HE)

图 20-64 CCl₄诱导小鼠急性肝损伤

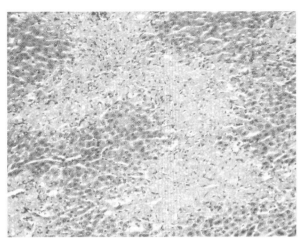

坏死严重区,坏死灶桥状连接。高倍镜下坏死处肝组织结构轮廓尚可见,部分肝窦和窦周细胞依然存在。(HE)

图 20-65 CCl₄诱导小鼠急性肝损伤

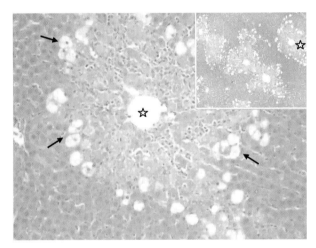

病灶围绕中央静脉(星示),周围可见散布的肝细胞坏死,周边肝细胞气球样变(箭示)。右上图显示多灶性病变,围绕在中央静脉周围。(HE)

图 20-66 CCl₄诱导小鼠急性肝损伤

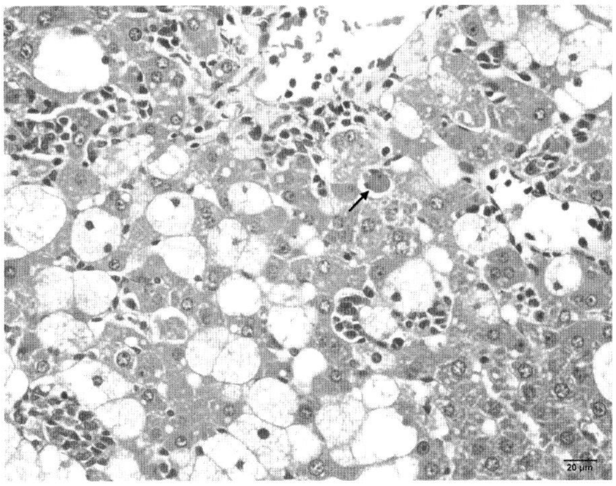

照片显示肝细胞气球样变和炎细胞浸润。水肿的肝细胞内可见大小不等、张力强的圆形空泡(脂滴)。此外尚见个别肝细胞嗜酸性坏死(箭示)。(HE)

图 20-67 CCl₄诱导小鼠急性肝损伤

(苏 宁)

(二)D-半乳糖胺诱导大鼠急性肝损伤模型

D-半乳糖胺(D-galactosamine,D-gal 或 D-Galn)属于间接肝毒剂,本身不直接损伤肝细胞。肝损伤的机制为,D-半乳糖胺在肝内的代谢及随后它与肝细胞内的三磷酸尿苷(UTP)的结合,形成二磷酸尿苷-半乳糖胺复合物(UDP-galactose,UDP-gal),致使磷酸脲苷耗竭,从而使依赖其生物合成的RNA、糖原、蛋白质等物质的合成受抑制,导致物质代谢严重障碍,引起肝细胞损伤。另外,D-半乳糖胺引起细胞膜损伤可能与细胞膜中糖成分的改变有关,即己糖代替了中性糖介入细胞膜,导致膜分子结构发生变化，钙离子内流增加，引起细胞内钙稳态破坏，从而进一步引起代谢紊乱，最终导致细胞死亡。此外，半乳糖胺可激活库普弗细胞释放肿瘤坏死因子而损伤肝细胞。

【模型复制】

（1）体重 180 ~ 220 g 的 SPF 级 SD 大鼠，性别不拘。

（2）D-半乳糖胺 (相对分子质量 179.17)，常用其盐酸盐，购自南京恩晶生物科技有限公司。将 D-半乳糖胺用生理盐水配成 10% 溶液，用 NaOH (1 mol/L) 调节 pH 至 7.0。按 500 ~ 850 mg/kg 体重，一次性腹腔注射，2 ~ 24 h 出现不同程度的肝损伤。

【病理变化】

肉眼观：肝脏颜色变浅，呈淡黄色，局部见暗红色斑点，病变严重时肝脏呈花纹状，似槟榔切面的外观（图 20-68）。镜检可见肝细胞变性，并呈弥漫性、多发性片状坏死，肝细胞索断裂（图 20-69 ~ 图 20-71）。脂肪变性不如 CCl₄ 诱导的肝损伤明显，细胞内有大量 PAS 染色阳性的毒性颗粒，嗜酸性小体较多见（图 20-72，图 20-73），与人类病毒性肝炎的肝损伤类似。组织化学显示肝细胞糖原和 RNA 减少，脂肪堆积。

【模型评价与注意事项】

（1）本方法简便，成功率高，重复性好，其病变仅限于肝脏，对实验人员安全。本模型是目前公认的研究病毒性肝炎发病机制和药物治疗效果较好的模型，与病毒性肝炎造成的肝损伤类似。

（2）D-半乳糖胺对肝细胞毒性作用较快，损伤作用随剂量的增加而加重，对其他脏器无明显的毒性作用。

（3）各种动物，如大鼠、小鼠、兔、豚鼠、猕猴等均对 D-半乳糖胺敏感。其中豚鼠特别敏感，小鼠不甚敏感。

（4）一般使用每次 500 ~ 850 mg/kg，推荐剂量 600 mg/kg，因为动物批次的差异，建议通过预实验确定最佳的造模剂量，剂量超过 1000 mg/kg 以上时，常引起广泛性肝坏死或动物中毒死亡。一般于注射 D-半乳糖胺后 24 ~ 36 h 血清 ALT、AST 活性升高，血清胆红素总量增加，血清总蛋白和白蛋白含量明显降低。

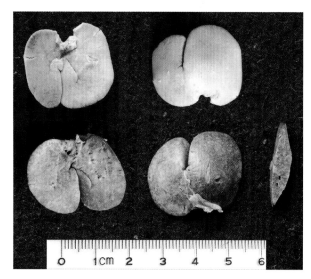

肝组织淡黄色，局部可见暗红色小斑点（上排肝脏），严重病例肝脏（下排）呈多灶性暗红色，与相对正常的或脂变的肝组织相间分布，功能类似于慢性肝淤血时槟榔样外观

图 20-68　D-GalN 诱导大鼠急性肝损伤大体观

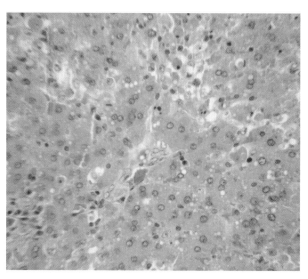

肝小叶内灶性区域肝窦扩张，肝细胞索断裂，局部肝细胞坏死。病灶区嗜酸性小体明显可见，此外尚可见少量、细小的脂滴空泡

图 20-69　D-GalN 诱导大鼠急性肝损伤模型

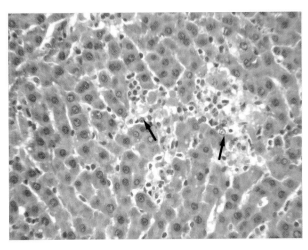

肝小叶内肝细胞索断裂处有炎细胞浸润（箭示），炎细胞主要类型为单核巨噬细胞。（HE）

图 20-70　D-Galn 诱导大鼠急性肝损伤模型

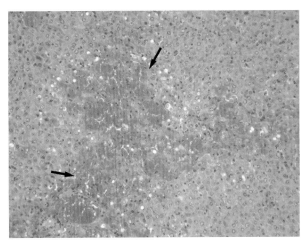

照片中局部肝窦明显扩张、充血、出血。（HE）

图 20-71　D-Galn 诱导大鼠急性肝损伤模型

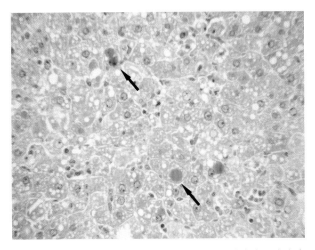

肝小叶内有嗜酸性小体形成（箭示），部分肝细胞内有小的脂滴空泡。（HE）

图 20-72　D-Galn 诱导大鼠急性肝损伤模型

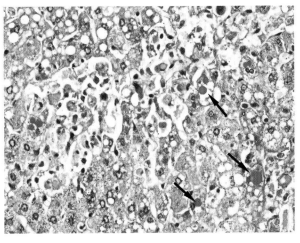

PAS 染色时嗜酸性小体呈紫红色（箭示）。照片中尚见肝窦扩张，肝细胞索断裂和肝细胞脂变、坏死。（PAS）

图 20-73　D-Galn 诱导大鼠急性肝损伤模型

（赵万洲　苏　宁）

（三）硫代乙酰胺诱导急性肝损伤模型

硫代乙酰胺（thioacetamide，TAA）可干扰 RNA 从细胞核到细胞质的转运过程，影响蛋白质的合成，也可能损害肝细胞膜，致使细胞的离子环境破坏，导致肝细胞坏死。

【模型复制】

（1）成年雄性 Wistar 大鼠或小鼠。

（2）硫代乙酰胺用生理盐水配制，腹腔注射，剂量为 50～200 mg/kg 体重（大鼠、小鼠相同），8～16 h 后取血，测定血清 ALT、AST 活性。小鼠腹腔注射 50 mg/kg 体重硫代乙酰胺 16 h 后，血清 ALT

活性显著升高，肝细胞中细胞色素 P450 和糖原明显降低。

（3）动物处死后肝组织常规固定，备做组织病理学检查。

【病理变化】

大鼠注射硫代乙酰胺后 6～8 h 肝小叶中央静脉和门管区周围肝细胞变性，注射后 16 h 后出现肝细胞坏死，范围渐行扩大，门管区周围肝细胞坏死形成碎片状坏死，注射后 24～30 h 最为严重（图 20-74～图 20-76），注射后 36 h 开始修复，坏死及炎细胞浸润程度减轻，成纤维细胞数量增多（图 20-77）。

【模型评价与注意事项】

（1）该模型可作为抗肝损伤药物的常规筛选模型，但目前其应用不如 CCl₄ 和 D- 半乳糖胺急性肝损伤模型普遍。

（2）雄性大鼠对硫代乙酰胺比雌性大鼠更敏感。

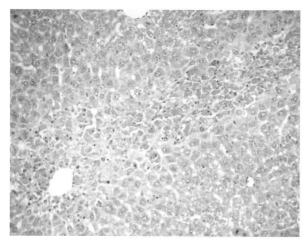

中央静脉周围肝细胞坏死，并向门管区延伸。（HE）

图 20-74　TAA 诱导小鼠肝损伤 24 h

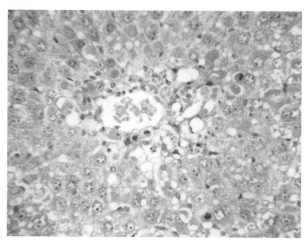

中央静脉周围少数肝细胞嗜酸性变，并见嗜酸性小体，部分肝细胞脂肪变性。（HE）

图 20-75　TAA 诱导小鼠肝损伤 24 h

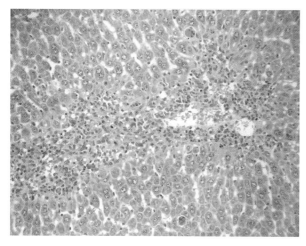

门管区周围肝细胞坏死，局部有多量炎细胞浸润，形成碎片状坏死。（HE）

图 20-76　TAA 诱导小鼠肝损伤 48 h

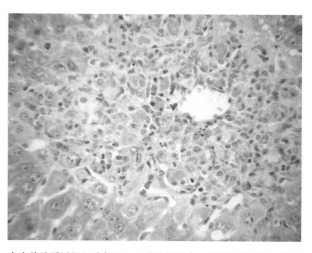

中央静脉周围肝细胞坏死，细胞轮廓存在，胞浆深伊红染，核消失。病灶内炎细胞数量减少，成纤维细胞数量增多。（HE）

图 20-77　TAA 诱导小鼠肝损伤 72 h

（四）刀豆蛋白 A 诱导小鼠急性免疫性肝损伤模型

刀豆蛋白 A（concanavalin A，ConA）是一种植物蛋白，是广泛应用的活化 T 淋巴细胞的丝裂原。它能激活 T 细胞分泌各种细胞因子，并引起 T 细胞增殖，大量淋巴细胞增殖、浸润引起特异性肝实质损伤。ConA 进入小鼠体内后，可引起与人类自身免疫性肝炎相似的肝损害，其原因与下列因素有关：① 活化 T 淋巴细胞、巨噬细胞，促进细胞因子释放。ConA 与肝窦有亲和性，使循环 T 淋巴细胞汇入肝窦并在局部增殖。肝窦内存在大量巨噬细胞，激活后产生的细胞因子可直接损伤肝细胞。大量活化的 T 淋巴细胞也存在于脾脏，并产生细胞因子，T 细胞与细胞因子随血流到达肝脏，直接与肝细胞接触或进一步激活巨噬细胞、破坏血管内皮细胞导致肝损伤。释放的细胞因子如肿瘤坏死因子、白细胞介素 –2（IL-2）、γ–干扰素（γ-INF）等与早期肝细胞损害关系密切。② 黏附分子、趋化因子、一氧化氮、肝细胞凋亡等也参与了 ConA 所致肝损伤的发病过程。

【模型复制】

成年昆明小鼠或 BALB/c 小鼠，雌雄兼用。

（1）小鼠尾静脉一次性注射无菌的 PBS 稀释的 ConA 溶液，剂量为 10 或 20 mg/kg 体重，0.3 ml/ 只。

（2）ConA 注射后不同时间（2 h、3 h 和 8 h），随机抽取少数小鼠采血，分离血浆，测定 ALT、AST 活性，注射 8 h 后血清 AST 明显升高。

（3）实验结束后，戊巴比妥钠麻醉小鼠，剖腹取肝右叶固定，用作病理制片和光镜检查。

【病理变化】

（1）当给予 ConA 剂量为 20 mg/kg 体重，2 h 后肉眼可见肝脏淤血、变暗，并逐渐加重，8 h 后逐渐减轻。

（2）光镜下可见肝内大量 T 淋巴细胞浸润，在门管区尤为明显，部分门管区淋巴细胞浸润呈袖套样改变（图 20–78、图 20–79），此外病变处尚有中性粒细胞、单核细胞浸润。肝窦内红细胞淤积。注射后 8 h 可见肝细胞核碎裂和凋亡小体等，肝内有点状、灶状肝细胞坏死（图 20–80、图 20–81）。注射 ConA 的小鼠心、脾、肺、肾等器官未发现病理损伤。

【模型评价与注意事项】

（1）本模型是由淋巴细胞介导的肝损害模型，很好地模拟了人类病毒性肝炎、自身免疫性肝病等疾病，是研究这些肝病发病机制和治疗药物的较理想模型。

（2）小鼠尾静脉注射 ConA 后 3 h，即见血浆 ALT、AST 开始升高，注射后 8 h 升高明显，升高的趋势和速度与 ConA 剂量呈正相关。

（3）ConA 所致肝损害，无须预先致敏，一次性尾静脉注射后 2 h 即可见肝细胞损害，注射后 8 h 肝损害达高峰，具有快速、简便的特点。

（4）ConA 致肝损害具有剂量依赖性，选用剂量 0.15 ～ 30 mg/kg 体重时，肝损害程度随药物剂量加大而加重，血浆 ALT、AST、乳酸脱氢酶（LDH）活性增高，肝病变加重。

（5）病变具有肝脏特异性，组织病理学检查未发现肺、肾、脾、心等肝外器官损伤。

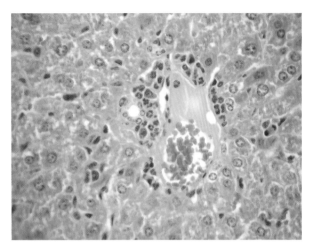

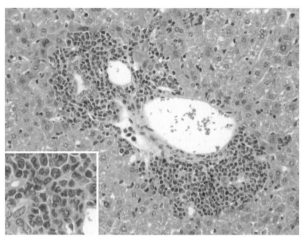

门管区炎细胞浸润，主要为中性粒细胞和单核巨噬细胞。（HE）

肝组织血管周围有大量炎细胞浸润，似袖套。左下图为放大观，显示多种类型的炎细胞，有中性粒细胞、单核巨噬细胞、淋巴细胞等。（HE）

图 20-78　ConA 诱导小鼠急性肝损伤模型

图 20-79　ConA 诱导小鼠急性肝损伤模型

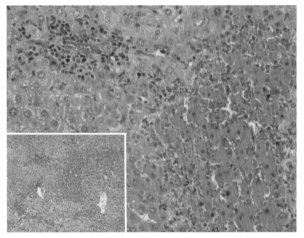

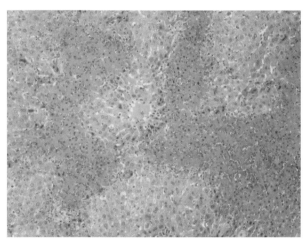

照片为左下图放大观。肝组织内有炎细胞围管性浸润和凝固性坏死。（HE）

病变严重区域，坏死组织相互连接，范围扩大。（HE）

图 20-80　ConA 诱导小鼠急性肝损伤模型

图 20-81　ConA 诱导小鼠急性肝损伤模型

二、肝纤维化和肝硬化动物模型

肝纤维化（hepatic fibrosis）及肝硬化（liver cirrhosis）是人类常见的慢性肝脏疾病，因而探讨肝纤维化、肝硬化的发病机制与防治措施一直是肝病学领域研究的热点。鉴于动物模型在肝纤维化发病机制、药效评价与药理机制等方面的重要作用，各种研究模型应运而生。笔者在动物病理工作中遇到较多的是四氯化碳（CCl_4）和硫代乙酰胺（thioacetamide，TAA）复制的大鼠、小鼠肝脏纤维化模型。理想的动物模型应当包括以下特点：① 基本病变特征与人类肝纤维化相似；② 病变分期明显，病程发展有阶段性演进过程；③ 成模率高，死亡率低，重复性好；④ 动物易获得，方法简便易行，经济实用。需要指出的是，肝纤维化和肝硬化是连续的发展过程，肝纤维化是肝硬化发展过程，肝硬化是肝纤维化的病理归宿。在动物实验中二者常难以截然分开，病理学上可以出现肝组织弥漫性结缔组织增生，但要出现有完整纤维组织包绕的肝细胞结节，即假小叶，才具备肝硬化的形态学特征。在动物中，由于研究的需要，模型很少进展为以肝硬化为主要形态特征的病变。除上述造模方法外，目前肝纤维化常见造模法尚有二甲基亚硝胺（dimethylnitrosamine，DMN）诱导、其他化学物质染毒、胆管结扎、异种血清注射、血吸虫感染等方法。不同方法诱导的模型各具特点，也存在不同的局限性，需根据不同的目的选择造模方法。

病理上肝纤维化程度分级标准有以下几种：

（1）肝纤维化分级标准（引自刘建文，药理实验方法学，2008）

0级：肝组织正常，无胶原纤维增生。

Ⅰ级：胶原纤维从汇管区或中央静脉周围轻度向外延伸。

Ⅱ级：胶原纤维延伸明显，但尚未互相联结包绕整个肝小叶。

Ⅲ级：胶原纤维延伸明显，互相联结，包绕整个肝小叶。

Ⅳ级：胶原纤维包绕分割肝小叶，致正常肝小叶结构破坏，假小叶形成，但以大方形假小叶为主。

Ⅴ级：肝小叶结构完全破坏，假小叶形成，大方形假小叶与小圆形假小叶各占50%。

Ⅵ级：肝内满布小圆形假小叶，假小叶内有粗大增生的胶原纤维。

（2）或者参考以下标准：

－：汇管区无明显纤维组织增生。

＋：汇管区有较多纤维组织增生，局限性。

＋＋：汇管区有大量纤维组织增生，呈窄带状，并向肝小叶周围伸展。

＋＋＋：汇管区有大量纤维组织增生，呈宽带状，并伸展包绕肝小叶，可见中央静脉偏位。

（3）临床SSC标准和METAVIR评分系统。

（4）本文综合上述方法，结合多年阅片实践中所见病变，采用简便、直观、有效的评分法，具体如下：

0分：无纤维组织增生。

1分：少量纤维组织增生，门管区呈星状扩大，或中央静脉壁增厚，或肝小叶内出现少量成纤维细胞增生。

2分：增生的纤维组织从门管区或中央静脉向外延伸，形成少量纤维隔。

3分：纤维组织明显增多，纤维隔延伸，部分互相连接，但尚未完成分割，无假小叶形成。

4分：增生的纤维组织完全包绕、分隔肝组织或再生的结节，形成假小叶。

参考文献

［1］刘建文.药理实验方法学：新技术与新方法［M］.北京：化学工业出版社，2008：116-117.

［2］王泰龄，刘霞，周元平，等.慢性肝炎炎症活动度及纤维化程度计分方案［J］.中华肝脏病杂志，1998，6（4）：195-197.

［3］Ishak K, Baptista A, Bianchi L, et al. Histological grading and staging of chronic hepatitis［J］. J Hepatol, 1995, 22（6）：696-699.

［4］The French METAVIR Cooperative Study Group. Interobserver and intraobserver variations in liver biopsy interpretation in patients with chronic hepatitis C［J］. Hepatology, 1994, 20（1）：15-20.

（苏 宁）

（一）硫代乙酰胺诱导大鼠肝纤维化模型

硫代乙酰胺（thioacetamide，TAA）是一种肝细胞毒性物质，进入肝脏后延长肝细胞有丝分裂过程，并阻碍 RNA 从细胞核到细胞质的转移，进而影响依赖酶的代谢过程，引起肝细胞坏死，诱发间质内结缔组织生成增多，沉积于局部。也有人认为，硫代乙酰胺在肝内代谢为硫氢化物，与肝内大分子物质结合，同时还激活磷脂酶 A2，引起肝细胞膜损伤，导致实验动物肝脏特异性、弥漫性损害。此外 TAA 还能损伤肠黏膜的屏障功能，使肠内的内毒素被大量吸收入门静脉，在肝内库普弗细胞功能严重受障的情况下，进入肝脏的内毒性不能有效地被清除，从而形成肠源性内毒素血症，肝脏功能进一步恶化。

【模型复制】

（1）雄性 Wistar 大鼠，体重 130 g 左右。

（2）硫代乙酰胺用生理盐水配制。大鼠用硫代乙酰胺按 10 mg/100 g 体重腹腔注射，首剂加倍，以后隔日腹腔注射一次，共注射 13 周。

【病理变化】

硫代乙酰胺腹腔注射第 3 周，肝小叶中带出现大片肝细胞变性、坏死和炎细胞浸润（图 20-82 ～图 20-84），严重程度明显超过猪血清模型。6 周后出现增生的纤维束（图 20-85 ～图 20-87），纤维增生发生时间和程度明显晚于和轻于猪血清诱发的肝纤维化。

【模型评价与注意事项】

（1）方法简便，造模成功率高，是研究肝纤维化、肝硬化的较好模型。

（2）经消化道给予硫代乙酰胺，动物死亡率较低；经腹腔注射给予，动物死亡率较高。

（3）有人在大鼠饮用水中加入 0.03% 硫代乙酰胺，结果饮用 3 个月后 100% 动物发生肝硬化，死亡率为 20%。也有人以 0.03% 作为大鼠饮用水中硫代乙酰胺的初始浓度，以后根据动物体重变化调整饮用水中硫代乙酰胺含量，动物肝硬化形成率为 90%，死亡率为 0%。

（4）TAA 是一种弱致癌物，有可能引发肿瘤，在实验过程中有时可见局部少量肝细胞出现一定的异型性，因而此模型也用于慢性肝病向肝癌进展过程中肝纤维化形成机制的研究。

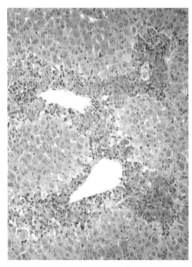

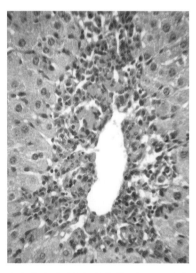

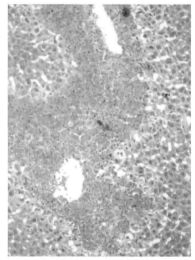

造模后 24 h，中心带肝细胞出现灶性变性、坏死和炎细胞浸润。（HE）

中央静脉周围肝细胞变性、坏死，有多量炎细胞浸润。（HE）

灶状坏死，围绕在中央静脉周围。（HE）

图 20-82　硫代乙酰胺诱导大鼠肝纤维化模型早期

图 20-83　硫代乙酰胺诱导大鼠肝纤维化模型早期

图 20-84　硫代乙酰胺诱导大鼠肝纤维化模型早期

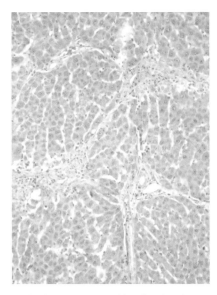 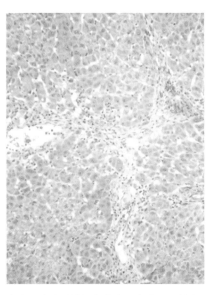 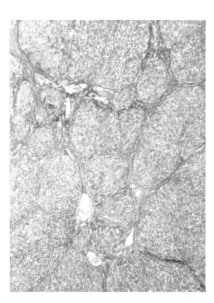

门管区扩大，纤维组织增生并向外延伸。门管区小胆管数目较正常增多。（HE）

硫代乙酰胺诱导肝纤维化，纤维组织增生，形成纤维隔，但尚无假小叶形成。（HE）

硫代乙酰胺诱导肝纤维化，肝小叶结构紊乱，部分区域增生的结缔组织包绕肝细胞结节，形成假小叶，肝内门静脉分支血管扩张、充血。（Masson）

图 20-85　硫代乙酰胺诱导大鼠肝纤维化模型进展期

图 20-86　硫代乙酰胺诱导大鼠肝纤维化模型进展期

图 20-87　硫代乙酰胺诱导大鼠肝纤维化模型晚期

（苏　宁）

（二）酒精诱导大鼠肝纤维化模型

酗酒和酒精依赖是当今世界范围内一个重要的公共卫生问题。近年来，我国嗜酒人数呈上升的趋势，酒精性肝病的发病率已仅次于病毒性肝炎而居第 2 位，其危害日益受到医学界的重视。酒精性肝病包括三种独立的或连续发展的肝脏损伤，即脂肪肝、酒精性肝炎、酒精性肝纤维化。酒精性肝纤维化是肝硬化的前期阶段，具有可逆转性，因此成为医学研究的热点。乙醇是酒的主要成分，肝脏则是乙醇的主要代谢场所，乙醇及其代谢产物乙醛可通过多种途径损害肝脏的结构和功能，导致持续性炎症反应，同时可增加肝脏氧的消耗，引起肝细胞坏死，而炎症和坏死是促发胶原纤维形成的重要因素。肝组织病变依次表现为酒精性脂肪肝、肝炎、肝纤维化。已有的研究表明，酒精性肝纤维化的主要病理过程为肝血窦周围胶原过度沉积、肝窦毛细血管化、肝细胞变性和坏死。虽然此造模方法需时较长，操作技术要求较高，但是酒精灌胃导致的肝纤维化与人类因饮酒而导致的肝硬化较相似，具有一定的参考价值。

【模型复制】

（1）体重 150～200 g 的雄性 SD 大鼠。

（2）大鼠每日灌服白酒、玉米油和吡唑混合液。吡唑是酒精脱氢酶抑制剂，玉米油提供高脂肪。剂量分别为白酒 8 g/kg 体重·d、玉米油 2 g/kg 体重·d、吡唑 24 mg/kg 体重·d，连续灌胃 8 周。

（3）随后造模动物分组，同时继续给予酒精刺激，间断给予高脂饲料，其中酒的摄入量为 4 g/kg 体重·d，玉米油的摄入量为 1 g/kg 体重·d，吡唑的摄入量为 12 mg/kg 体重·d，共给予 6 周。6 周后处死动物，取部分肝脏于福尔马林中固定，用于病理检查。

（4）模型组大鼠于实验开始 2 周，每次灌胃给予上述混合液后，起初表现兴奋，然后逐渐步态不稳，四肢瘫软，酣睡。随造模时间的延长，灌胃后动物兴奋表现不明显，灌混合液后动物很快酣睡，酣睡时间逐渐延长，醒后精神不振。

（5）模型组大鼠血清 ALT、AST、碱性磷酸酶（alkaline phosphatase，ALP）、LDH 活性较对照组升高。

【病理变化】

肝脏体积增大，色泽暗淡，质地偏硬，光镜下早期肝细胞肿胀、胞质疏松、出现程度不等的水样变性和气球样变性，肝细胞索排列紊乱，上述病变以肝包膜下肝细胞为明显。随病变进展，肝细胞脂变程度增加，胞质内可见大小不一、数量不等的脂肪空泡，呈小泡型、大泡型或混合型。肝小叶内出现多个点状或灶状坏死，门管区有较多炎细胞浸润。可见到不典型的 Mallory 小体。病变严重时脂变的肝细胞融合成体积大的脂肪囊状结构，继而局部纤维组织增生，肝脏纤维化（图 20-88 ~ 图 20-90）。

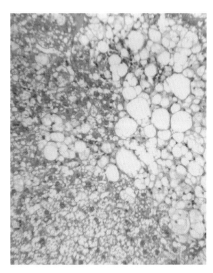 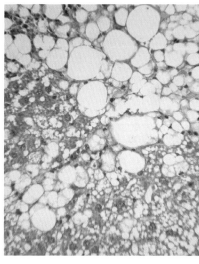 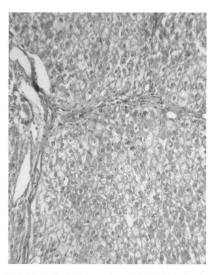

照片中空泡大小不一，多数空泡体积较大，为大泡型脂变。部分空泡细小，为小泡型脂变。此外尚可见炎细胞浸润。（HE）

多数肝细胞浆内出现脂滴空泡，空泡体积大，为小空泡融合所致，大者似脂囊。（HE）

肝细胞弥漫性脂变，有少量纤维组织增生。（HE）

图 20-88　酒精复合性肝损伤模型　　　　图 20-89　酒精复合性肝损伤模型　　　　图 20-90　酒精复合性肝损伤模型

（陈　真　苏　宁）

（三）胆管结扎诱导小鼠肝纤维化模型

通过结扎胆管或者注入硬化剂等方法人为地造成肝外胆道梗阻，引起梗阻部位以上胆管扩张、胆汁淤积和炎症。胆道梗阻引起胆道内压力增高，扩张胆管压迫肝内血管且胆汁外渗，使肝细胞发生缺血和坏死，上述原因导致门静脉周围的强烈的纤维化反应，造成肝纤维化。由于造成的是完全性梗阻，所以建立模型的时间相对较短，胆管阻塞后 3 周即可出现肝纤维化。该模型在三十多年前已被提出和应用，它在啮齿动物中引发阻塞性胆汁淤积，是探究肝纤维化分子机制最常用的一种模型。

【模型复制】

（1）体重约为 18 ~ 20 g 的雄性 C57BL/6 野生型小鼠用于实验。

（2）小鼠放在温度为 37 ℃的温热板上，鼻孔置入 Fluovac 麻醉系统的面罩中，丝状条带固定。

（3）吸入含异氟烷体积分数 1.5% ~ 3% 的氧气（1 L/min 的流速）维持小鼠麻醉，通过腹腔注射丁丙诺啡溶液（0.1 mg/kg 体重溶于 0.9%NaCl 溶液）诱导手术前的镇痛。

（4）沿腹正中线切开，暴露胆总管，使用微锯齿镊将胆管从侧腹门静脉和肝动脉分离出来，并进行双结扎，但不切断双结间的胆管。

（5）术后小鼠在由红外灯加热的笼中恢复，直到小鼠完全清醒，呈现活跃状态。

（6）按照国内动物护理和使用委员会的建议，定期监测动物并进行适当的术后的镇痛治疗（如丁丙诺啡溶液）。

（7）4周后处死动物，收集血液用于临床化学参数（AST，ALT，胆红素等）的测定，剖取肝组织，部分常规固定，制片，HE染色，光镜观察。

【临床表现】

（1）胆管结扎（BDL）手术的小鼠在前3天活动减少。BDL手术后1 d或2 d，所有BDL组小鼠均出现了明显的皮肤黄疸。

（2）丙氨酸氨基转移酶（ALT）和天冬氨酸氨基转移酶（AST）的指标在BDL术后第7 d开始快速增加，第20 d到达顶峰，ALT和AST指标稳定下降直至第30 d，并保持稳定至术后第60 d。

【病理变化】

肉眼检查时可见肝脏表面淡绿色（图20-91）。胆管结扎后3 d的汇管区、小叶周边可见到新生小胆管样上皮细胞，1～2周时胆管上皮细胞增生明显（图20-92）。3周时增生的胆管上皮细胞可分化成小胆管，增生的小胆管和成纤维细胞、胶原纤维形成间隔，分割、改建原有的肝小叶，使残存肝细胞形成大小不一的岛状结构。4～5周时肝内细胞呈花环样，多数有管腔，少数为无管腔的细胞团，胆管上皮细胞周围胶原沉积，已有肝硬化病理改变，此时肝脏内仍可见肝细胞灶性坏死的改变（图20-93～图20-97）。

【模型评价与注意事项】

（1）主要用于胆管阻塞性肝纤维化及肝纤维化血流动力学研究。

（2）该方法肝纤维化模型形成快，肝细胞坏死不明显，炎症反应轻，相对稳定。

（3）手术中既要保证胆管完全阻塞，成功复制肝纤维化模型；又要预防因结扎不全引发胆汁泄漏导致急性腹膜炎等严重的并发症。

（4）造模的过程中动物死亡率较高，故手术要仔细，尽量减少手术创伤对动物的影响。

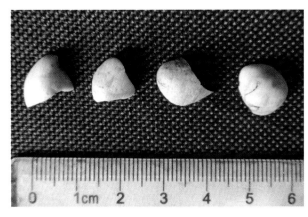

大体。左侧3叶取自结扎胆管的动物肝脏，表面散布淡绿色的斑块或条纹。右侧1叶样本为正常肝脏

图20-91 胆管结扎早期动物肝脏

胆管结扎后2周，增生的胆管上皮细胞已分化成小胆管，可见管腔，与残存的岛状肝细胞交织存在。胆管上皮细胞立方形，胞浆淡染，核淡染、空泡状。（HE）

图20-92 胆管结扎诱导肝纤维化模型

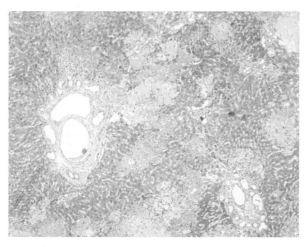

肝细胞多灶性坏死，门管区胆管扩张，小胆管增生。（HE）

图 20-93 胆管结扎诱导肝纤维化模型

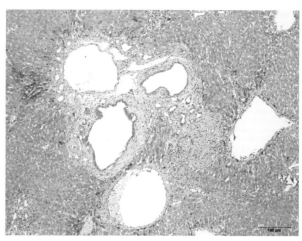

小胆管增生，数量增多，胆管扩张，门管区纤维组织增多。（HE）

图 20-94 胆管结扎诱导肝纤维化模型

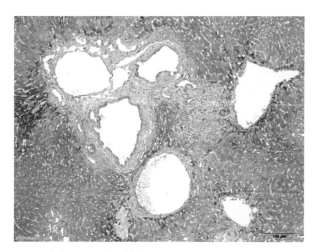

Masson 染色显示门管区增多的纤维组织，呈蓝绿色染色反应。（masson）

图 20-95 胆管结扎诱导肝纤维化模型

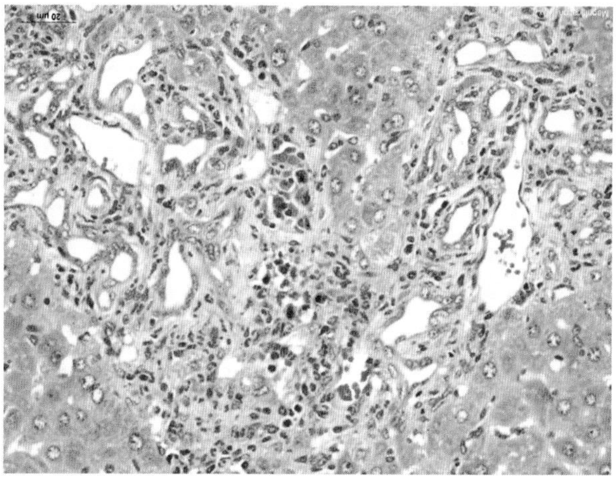

胆管结扎后 4 周，可见大量再生的小胆管，周围有明显的成纤维细胞增生。（HE）

图 20-96 胆管结扎诱导肝纤维化模型

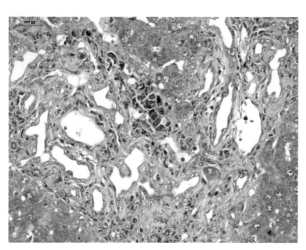

图 20-96 同一区域 Masson 染色，显示再生小胆管周围增生的纤维组织。（Masson）

图 20-97 胆管结扎诱导肝纤维化模型

参考文献

［1］Miyoshi H, Rust C, Roberts P J, et al. Hepatocyte apoptosis after bile duct ligation in the mouse involves Fas［J］. Gastroenterology, 1999, 117（3）：669-677.

［2］Liu Y Q, Wang Z, Kwong S Q, et al. Inhibition of PDGF, TGF-β, and Abl signaling and reduction of liver fibrosis by the small molecule Bcr-Abl tyrosine kinase antagonist Nilotinib［J］. Journal of Hepatology, 2011, 55（3）：612-625.

（钱 程 苏 宁）

（四）CCl₄诱导大鼠肝纤维化模型

【模型复制】

（1）选用 Wistar 雄性大鼠，体重 160 g 左右，自由摄取标准大鼠饲料，自由饮水，室温控制在（25±3）℃，保证通风。

（2）首次以 75% CCl₄油溶液皮下注射，0.3 ml/100 g 体重，以后均以 50% CCl₄油溶液皮下注射，每周 2 次，共注射 8 周，注射之前称量体重。动物处死后取肝脏，经 10% 福尔马林固定，常规取材，制作石蜡切片（厚度 4 μm），HE 染色。

【病理变化】

肉眼观：肝脏颜色变浅，或呈暗红色，表面粗糙、有小结节，质地较韧，体积缩小。

显微镜下可见纤维组织大量增生，汇管区变宽，肝小叶结构紊乱，纤维间隔内可见多量淋巴细胞浸润，散在分布少量脂肪变性肝细胞和坏死肝细胞（图 20-98～图 20-104）。

【模型评价与注意事项】

（1）本模型的建立耗时较长，开始以肝脂变为主，第 4 周出现细纤维间隔，第 8 周纤维间隔变得很宽，第 12 周出现假小叶，部分动物可有腹水。

（2）该模型是目前研究肝纤维化最常用的模型。

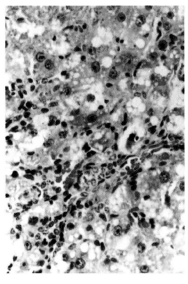 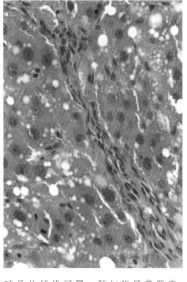 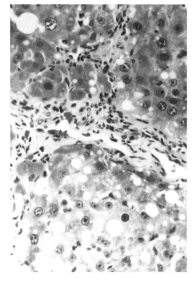

可见细纤维间隔交错分布，肝细胞重度脂变。（HE）	可见长纤维间隔，肝细胞轻度脂变。（HE）	可见粗纤维间隔，肝细胞中度脂变。（HE）
图 20-98　鼠肝纤维化 CCl₄诱导（8 周）	图 20-99　大鼠肝纤维化 CCl₄诱导（12 周）	图 20-100　大鼠肝纤维化 CCl₄诱导（12 周）

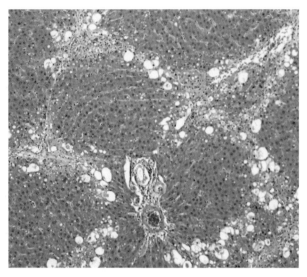

肝细胞变性，气球样变，局部肝细胞坏死，有炎细胞浸润和成纤维细胞增生。（HE）

图 20-101　CCl₄ 诱导肝纤维化 8 周

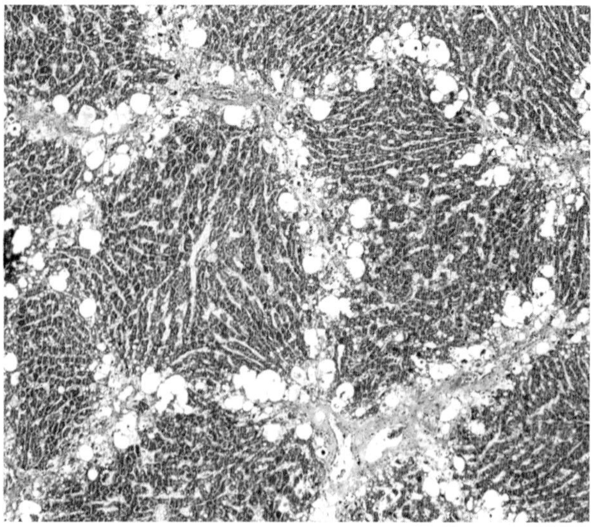

肝细胞变性坏死，炎细胞和成纤维细胞增生，有少量胶原沉积，Masson 染色时显不连续的蓝绿色染色反应。（Masson）

图 20-102　CCl₄ 诱导肝纤维化 8 周

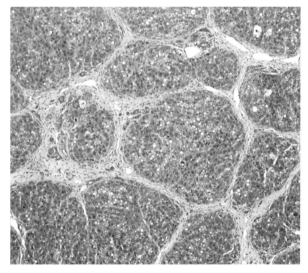
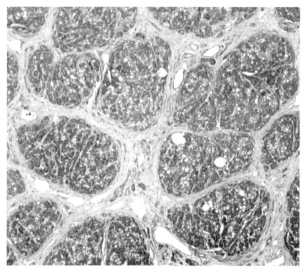

假小叶形成，周围有完整的纤维组织包绕，形成肝硬化。（HE）

图 20-103　CCl₄ 诱导肝纤维化 12 周

肝硬化时再生的肝细胞结节周围有完整的纤维组织包绕，Masson 染色时显连续的蓝绿色染色反应，厚薄不一。（Masson）

图 20-104　CCl₄ 诱导肝纤维化 12 周

（陈平圣　苏　宁）

（五）猪血清诱导大鼠肝纤维化模型

【模型复制】

（1）选用 Wistar 雄性大鼠，体重 160 g 左右，自由摄取标准大鼠饲料，自由饮水，室温控制在（25±3）℃，保证通风。

（2）实验动物每周两次腹腔注射猪血清（swine serum）（新鲜猪血静置 15 min 后离心，取上清经

0.45 μm 滤膜除菌）0.5 ml（0.3 ml/kg 体重），共 12 周。

【病理变化】

各期肝细胞基本正常，在实验最初两周，肝组织无显著变化，第 4 周始有细纤维间隔由汇管区伸向肝小叶，第 8 周细纤维间隔即包绕分割肝小叶，12 周末纤维间隔较宽，门管区及间隔内有较多嗜酸性粒细胞浸润（图 20-105，图 20-106）。

【模型评价】

该模型适合于研究血吸虫病性肝纤维化以及其他原因引起的免疫性肝纤维化。

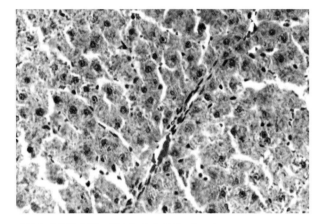

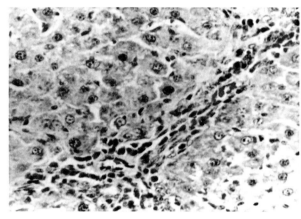

可见细长纤维间隔，肝细胞基本正常。（HE）

图 20-105　大鼠肝纤维化，由猪血清诱导（12 周，雄性大鼠）

可见细长纤维间隔呈"Y"形，间隔内有嗜酸性粒细胞浸润，肝细胞基本正常。（HE）

图 20-106　大鼠肝纤维化，由猪血清诱导（12 周，雄性大鼠）

（陈平圣）

第六节　消化道肿瘤模型

一、小鼠结肠炎致结肠癌模型

氧化偶氮甲烷（azoxymethane, AOM）为化学致癌剂，其可使得鸟嘌呤发生甲基化从而诱发 DNA 突变，反复多次注射可诱导癌症的发生，但需较长的时间。葡聚糖硫酸钠（dextran sulfate sodium, DSS）小鼠口服后可直接破坏肠道上皮细胞，损坏肠黏膜屏障，触发免疫反应，从而导致肠炎的发生。二者的共同作用可大大加速小鼠原位结肠癌的发生和进展。该模型目前多用于结肠炎致结肠癌的机制研究。

【模型复制】

C57BL/6 小鼠在第 1 d 腹腔注射 7.5 mg/kg 体重氧化偶氮甲烷 AOM（Sigma，美国），5 d 以后于饮用水中给予 2.5% DSS（MP Biomedicals，美国，相对分子质量 36～50 kD），连续饮用 5 d 以后换成清水饮用 15 d，如此进行三个循环。第三个循环结束后，留部分动物继续观察，实验结束时（第 80 d）动物全部处死。

【病理变化】

可以分为以下几个阶段（图 20-107～ 图 20-113）。

第一循环主要为炎症：HE 染色结果显示，第一个 DSS 循环结束，即造模 25 d 时主要表现为炎症的状态，黏膜上皮细胞变性、坏死，脱落形成糜烂和／或溃疡，黏膜固有层和黏膜下层可见炎症细胞浸润（主要为中性粒细胞、单核巨噬细胞和淋巴细胞）。

第二循环细胞异型增生：第二个循环结束，也就是造模第 45 d 时，可见肠上皮细胞坏死、脱落后形成的糜烂和／或溃疡灶仍然存留，并见大量炎症细胞浸润。同时出现黏膜上皮细胞异常增生，如腺体排列不规则，腺上皮细胞增生活跃、层次增多，细胞大小形态不一，细胞核增大、深染等异型性，肠腺内杯状细胞数目减少。上述病变仅限于黏膜内，故无肉眼可见的新生物。

第三循环肿瘤形成：造模第 65 d 时出现肉眼可见的肿瘤生成，HE 染色，光镜下细胞和组织结构的异型性非常明显。增生腺体大小形态不一，可见背靠背、共壁、筛孔状等形态学改变。肿瘤性上皮细胞大小不一，细胞核增大、深染，核质比增大，核分裂象多见，杯状细胞消失。但肿瘤组织位于黏膜上皮内，未突破黏膜肌层，未侵入黏膜下层；此外各层均可见炎细胞浸润。

第四阶段肿瘤浸润性生长：至实验结束时，也就是造模第 80 d，肿瘤组织结构和细胞的异型性已非常明显，部分区域肿瘤已突破黏膜肌层，侵及黏膜下和局部肌层，甚至达浆膜层。

【模型评价及注意事项】

（1）DSS 诱导结肠炎会导致小鼠体重发生明显下降，故需选用重量为 20 g 左右的小鼠，保证小鼠存活率比较高。

（2）DSS 应选用相对分子质量范围 36～50 kD 的，否则有可能造模失败。

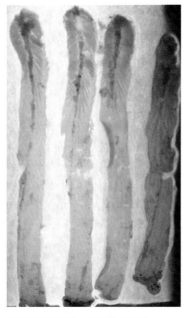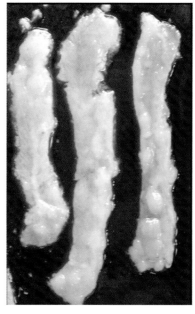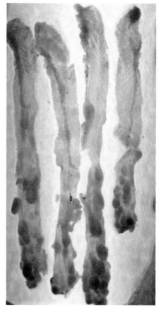

肠壁已纵行剖开，下部近肛门端。
左图（正常小鼠）结肠黏膜面光滑，平坦；中图（造模第 65 d）近肛门端肠壁黏膜面多部位隆起；右图（造模第 80 d）近肛门端肠壁黏膜面息肉状隆起，表面颜色加深。（HE）

图 20-107 AOM＋DSS 诱导小鼠结肠癌发生大体图

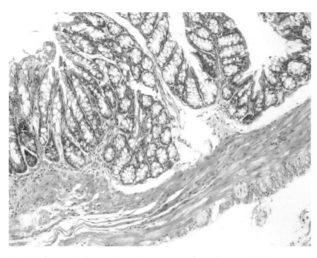

黏膜上皮细胞高柱状，核杆状、规则，染色质细腻，核仁不明显，腺体内有多量杯状细胞。黏膜肌薄，黏膜下为疏松结缔组织，在外为厚层肌组织。（HE）

图 20-108　正常直肠

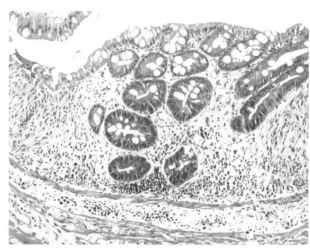

图中肠壁主要病变为肠炎，肠黏膜固有层多灶性腺体坏死、消失，间质有多量炎细胞浸润，表面及肠腺上皮细胞无明显异型性，上皮细胞间见多量杯状细胞。本例炎症已累及黏膜下层和肌层。（HE）

图 20-109　直肠炎

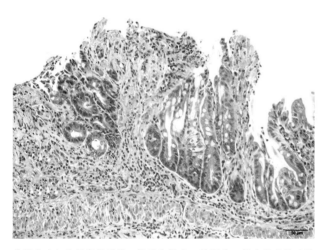

黏膜上皮细胞轻度异型性，核质比增大，核深染、核分裂象较正常增多，腺体尚规则，位于黏膜内。腺体内杯状细胞数量减少或消失，间质炎症明显（低级别上皮内瘤变）。见于 AOM+DSS 造模的第 45 d。（HE）

图 20-110　黏膜上皮细胞不典型增生

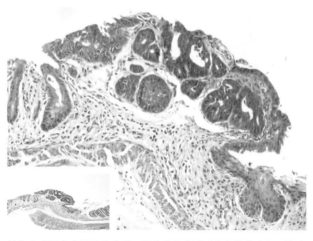

图为左下图中央区域放大观。肠壁中央黏膜形成斑块状隆起，腺腔不规则，上皮细胞异型性明显。左下图显示不典型增生区域双侧肠壁有明显的坏死和炎细胞浸润等肠炎病变。见于 AOM+DSS 造模的第 45 d（高级别上皮内瘤变）。（HE）

图 20-111　黏膜上皮细胞高度不典型增生

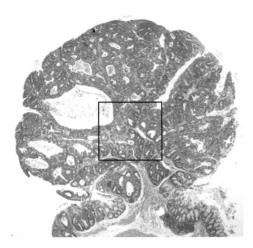

腺癌低倍观。黏膜上皮及腺体增生，向表面突起形成肿瘤结节，肿瘤内腺体大小不一，形状不规则。（HE）

图 20-112　腺癌

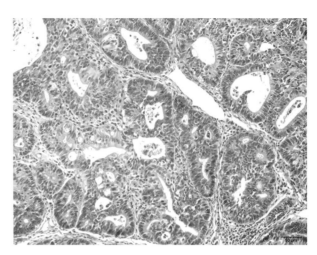

图 20-112 黑框内放大观。黏膜腺体增生，大小不一、形状不规则，出现共壁或筛状结构，腺腔内可见脱落的变性的坏死细胞。腺上皮细胞有异形性、核质比增大，排列紧密、单层或复层。见于 AOM+DSS 造模的第 60 d。（HE）

图 20-113　腺癌高倍观

（郭文洁　苏　宁）

二、小鼠原发性肝癌模型

应用化学致癌物质作用于小鼠而引发肝癌。单剂量注射致癌剂二乙基亚硝胺（diethylnitrosamine, DEN）到年幼小鼠体内，DEN 会引起小鼠肝细胞 DNA 损伤而导致肝癌发生，这种模型能较好地模拟人类肝癌的自然病理过程。

【模型复制】

（1）动物及造模药物：C57BL/6 小鼠，2 周龄，按照 25 mg/kg 体重，DEN 单剂量腹腔注射给药。

（2）腹腔注射：左手捏小鼠，用拇指、食指捏住小鼠颈背部，无名指及小指固定其尾巴和后肢，腹部向上，头呈低位；在下腹部离腹白线约 0.5 cm 处将注射针刺入皮下，沿皮下向前推进 3～5 mm，然后使针头与小鼠腹部约成 45° 角刺入腹腔；注射完毕后，轻轻将针头旋转一定角度，缓慢拔出针头，防止药液外漏。

【病理变化】

肉眼观：PBS 和 DEN 腹腔注射 8 个月后小鼠肝脏变形，表面不平，出现大小不等的结节（图 20-114）。

光镜下可见不同的组织结构，包括不同类型的变异细胞灶、分化高低程度不等的肝癌。

变异细胞灶形态表现不一，如胞浆含有糖原的透明细胞灶，胞浆含有脂质空泡的细胞灶，胞浆呈嗜酸性染的嗜酸性细胞灶，或嗜碱性增强、细胞体积小的嗜碱性细胞灶。这些变异细胞灶内细胞多少不等，灶与周围组织分界清，但无包膜，灶内肝组织结构犹存，可见中央静脉和门管区等组织结构（图 20-115～图 20-118）。

本实验中出现的肿瘤主要为肝细胞癌。高分化的肝细胞癌，癌细胞胞体大，胞浆丰富，但有一定的异型性，细胞核分裂象少；癌细胞形成双排肝板样结构，其间可见肿瘤性血窦，类似于正常肝组织的血窦；肿瘤无包膜，周围肝组织受不同程度的挤压。随癌细胞分化程度降低，癌细胞异型性增大，肝板中癌细胞层次渐增多，血窦毛细血管化，管壁增厚，形成基底膜样结构。低分化的肝细胞癌，癌细胞异型性高，弥散分布，细胞核分裂象多。癌细胞间可见分布紊乱、大小不一的血管（图 20-119，图 20-120）。

【模型评价与注意事项】

（1）一定要选约 2 周龄的小鼠，周龄较大动物难以成模。

（2）腹腔注射致癌剂时，小鼠头部一定呈低位，尾部稍稍提起，使内脏前移。

（3）该模型适用于模拟人类原发性肝癌的治疗研究。

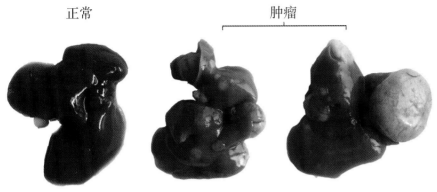

正常　　　　　　　　肿瘤

PBS 和 DEN 腹腔注射 8 个月后小鼠
肝脏整体形态

图 20-114　肿瘤大体观

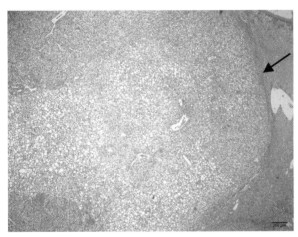

致癌剂用后 8 个月肝组织内出现变异细胞灶。（HE）

图 20-115　变异细胞灶

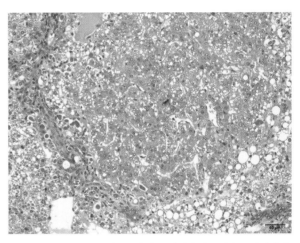

图 20-115 黑箭处局部放大，变异细胞灶内的细胞主要为胞浆含脂质空泡的肝细胞。（HE）

图 20-116　变异细胞灶

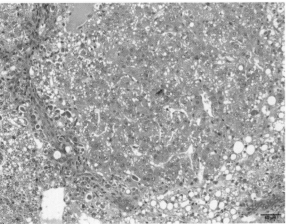

致癌剂用后 8 个月肝组织内出现嗜碱性变异细胞灶。（HE）

图 20-117　变异细胞灶

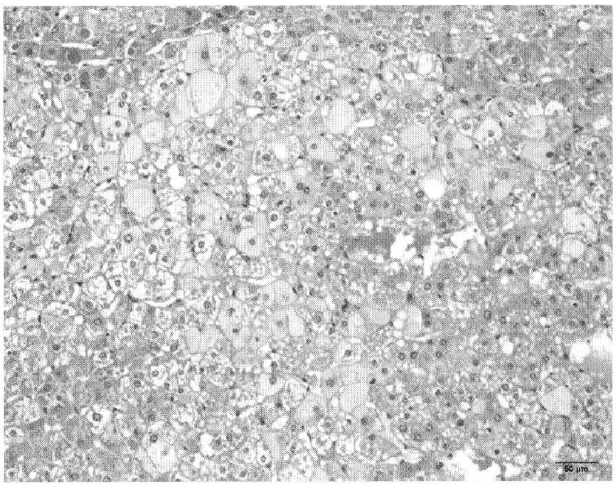

毛玻璃样肝细胞。（HE）

图 20-118　变异细胞灶

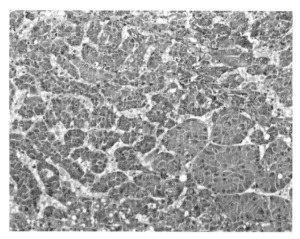 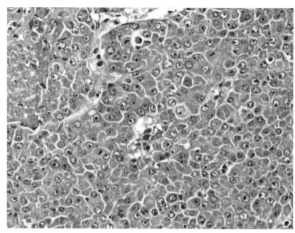

癌细胞排列呈宽窄不一的条索状，癌细胞索由两层以上的细胞组成，索间为肿瘤性血窦。（HE）

图 20-119　高分化肝细胞肝癌

癌细胞紧密排列，无梁状结构，其间无明显肝窦样结构。癌细胞异型性明显，细胞核分裂象易见。（HE）

图 20-120　低分化肝细胞癌

【肝脏变异细胞灶】

变异细胞灶（foci of altered hepatocytes）的同义词很多，如增生灶（hyperplastic foci）、表型变异灶（phenotypically altered foci）、酶变异灶（enzyme altered foci）、肿瘤前灶（preneoplastic foci）等，这些同义词的出现，说明迄今为止该细胞灶的性质未阐明。变异细胞内成分主要涉及糖原、内浆网、核糖体、过氧化物酶小体和线粒体。

大体观：肉眼观通常看不到（异型肝细胞灶），偶尔在肝脏表面显现为小的白色点状病灶。

光镜下：通常在肝细胞腺瘤和肝癌形成前，可以看到由不同表型细胞组成的不同形态的异型细胞灶，因而认为它是对致癌因子发生的早期反应，可用于评估致癌剂的生物活性。根据细胞灶内肝细胞浆内糖原、线粒体、内质网、核糖体和过氧化物酶小体等大分子成分和细胞器不同，可将变异细胞灶分为不同类型。

表 20-1　变异细胞灶类型及与细胞形态和细胞化学的关系

细胞灶类型	糖原	嗜酸性	嗜碱性
透明细胞灶	+++	0	0
嗜酸性细胞灶	++	+++	0
双嗜性细胞灶	−	+++	+
中间型细胞灶	++	0/++	0/++
虎皮样嗜碱性细胞灶	−/0	0/+	++/+++
混合型细胞灶	+++ → −	+++ → −	0 → +++
空泡细胞灶	++ → −	丰富的脂肪	0 → ++
均质性嗜碱性细胞灶	−	−	++/+++

（引自：J R Glaister. Principles of Toxicological Pathology. London and Philadelphia Press, 1986）

常见的变异细胞灶如下（表20-1）：

（1）透明细胞区（clear cell areas），病灶范围为一个肝小叶或略大于一个肝小叶，主要位于肝小叶的外周区和中间区。透明细胞较正常肝细胞体积大、边界不清，糖原储存较多，经PAS染色可以证实。组织化学法证实细胞内与碳水化合物代谢有关的酶类，如糖原合成酶、糖原磷酸化酶、葡萄糖-6-磷酸脱氢酶等没有明显的变化。

（2）透明和嗜酸性细胞灶（clear and acidophilic cell foci）病变范围小，和周围肝细胞的分界清楚。有时异形的细胞在透明肝细胞区内。用显微解剖和微量分析法证实病变区的透明细胞内含糖原量较正常肝细多100%。该类型的细胞体积大，为多边形，在常规的HE染色中胞浆空，粗面内浆网被推向细胞周边或细胞核周围，表现为嗜碱性小体，该细胞核小而致密，核仁明显。PAS染色呈强阳性。

除透明细胞以外，糖原蓄积灶内多含有嗜酸性细胞，以嗜酸性细胞为主要成分的变异细胞灶称为嗜酸性变异细胞灶。由透明细胞和嗜酸细胞联合组成的糖原蓄积灶归类于透明和嗜酸性细胞联合灶，而不是混合细胞灶。嗜酸细胞质出现典型的毛玻璃样特征与胞浆内滑面内质网增生、肥大有关，常与糖原密切相关。典型的嗜酸细胞核大，与透明细胞的结构基本相同。两种细胞核分裂象均少罕见，在^{3}H掺入实验中，变异细胞灶核内的^{3}H含量略高于正常肝细胞。PAS染色呈弱阳性或阴性。

（3）双嗜性细胞灶（amphophilic cell foci）病灶由体积较大的细胞组成，具有均质的颗粒状嗜酸性胞浆，此外胞浆内有粗面型内质网堆积和小池，形成HE淡染的随机散布的嗜碱性颗粒，此型细胞缺失糖原。有丰富的线粒体和过氧化氢酶小体，因而线粒体酶、琥珀酸脱氢酶、过氧化氢酶活性增强，可由冰冻切片组织化学法证实。其他酶如葡萄糖-6-磷酸脱氢酶、甘油醛-3-磷酸脱氢酶、酸性磷酸酶活性也增强，葡萄糖-6-磷酸酯酶活性可能增强，也可能降低。然而双嗜性细胞灶缺乏y-谷氨酰转移酶，并且不与GST-P抗体发生反应。

4. 空泡细胞灶（vacuolated cell foci）又叫作脂肪存储灶。用HE染色，空泡细胞灶可能被误认为透明细胞灶.胞浆空泡为圆形或卵圆形，主要蓄积脂肪。除脂肪外也可以有糖原，在肝脏致癌实验中脂肪的出现常迟于糖原。形态学证据显示脂肪蓄积灶可来自糖原灶，以后进展为混合型细胞灶和肿瘤性病变。本灶酶组织化学图像与混合型细胞灶及腺瘤的酶化学极类似，这些类型的病灶内除了其他细胞类型外，也常含有蓄有脂肪的空泡细胞。

5. 中间型细胞灶（intermediate cell foci）此型细胞灶内，部分细胞质透明或空泡状（含有糖原、脂滴），部分细胞糖原少，胞浆嗜碱性（富有游离核糖体）。嗜碱性物质与嗜酸性物质的混合可以表现为均质状或条纹状（虎皮样）。此型细胞浆类似于透明细胞，但透明的胞浆略带疏松的网状结构，主要由嗜酸性斑点组成，也有些嗜碱性斑点，类似于粗面内浆网的折叠。中间型细胞糖原少、富有核糖体，许多中间型细胞含有脂质，不仅形成脂滴，而且也存于内质网嵴上。^{3}H掺入实验中，该细胞的增生活性与透明细胞和嗜酸性细胞相似，与混合型或嗜碱性细胞灶内的细胞不同。

6. 混合型细胞灶（mixed cell foci）细胞异质性大，但有二种独特的细胞可以识别，第一种细胞体积相对小，胞浆透明或空泡样，中性或强嗜碱性。第二种细胞体积大，胞浆可为嗜酸性、中性、空泡样或弱嗜碱性Goodman et al.（1994）。上述两种细胞不同比例的组合。嗜碱性细胞的出现提示为肿瘤发展的进展阶段。^{3}H掺入实验掺入量增加，细胞核分裂象也是高的。酶组化图像与透明细胞灶不同，此型细胞灶葡萄糖-6-磷酸酶活性明显增强，在许多混合细胞灶内甘油醛-3-磷酸脱氢酶，活性也是高的。

7. 均质性嗜碱性细胞灶即嗜碱性细胞灶，是肝癌发展的前期。由均质的，胞浆嗜碱性程度不同的细胞组成，有时排列呈不规则的肝板样结构。通常细胞增大、核增大、空泡状、核仁明显，偶尔可见多形性细胞，核异型性明显，核分裂象易见。胞浆糖原、脂肪和滑面内浆网少或无，嗜碱性，部分细胞胞浆强嗜碱性，称为"hyperbasophilia"，与RNA增加有关。过氧化物酶体变化不一，游离的和结合的核糖体多，因而胞浆嗜碱性强。多数弥散性的嗜碱性细胞灶中含γ-谷氨酰转移酶，并与GST-P抗体反应。

8. 虎皮样嗜碱性细胞灶（tigroid basophilic cell foci）由类似于嗜碱性细胞的独特细胞群组成，与均质性嗜碱性细胞灶明显不同的是在透明或嗜酸性背景上出现丰富的嗜碱性小体（basophilic bodies）。这些嗜碱性小体常在核旁或胞浆周边部排列呈条索状或条纹状，类似虎斑样（tigroid）结构。此种细胞灶内细胞与混合细胞灶内出现的细胞有某些程度的相似性，但细胞较混合细胞型细胞灶中的细胞小，细胞核小，致密，但常大而清澈。电镜显示，粗面内浆网增多，糖原减少。组织化学上与其他细胞类型明显不同，葡萄糖-6-磷酸酯酶、腺苷三磷酸酶的活性常正常或轻微降低，γ-谷氨酰转移酶和胎盘型谷胱甘肽S-转移酶缺乏。因而许多作为癌前病变指标的酶在此灶内为阴性。虎皮样嗜碱性细胞灶的周围可以看到腺瘤。此灶主要见于低剂量肝脏致癌因子处理后。

上述变异细胞灶多数持续存在，直至最后进展为肿瘤。变异细胞灶是在给予大鼠各种肝细胞致癌剂或放射后出现的，反映了肿瘤发生的早期变化，是基因发生改变的结果，也见于老年大鼠，特别是F344，但它肝肿瘤的发生率并不高。这些灶通常位于肝小叶周边区或中间区，但在持续服用低剂量致癌剂情况下，上述改变也可能起始于小叶中央区域。

参考文献

［1］赵卫东，管生，李卉，等. 二乙基亚硝胺诱导大鼠肝细胞癌系列病理改变及其磁共振成像［J］. 山西医药杂志，2005，34（3）：182-185.

［2］Becker F F. Morphological classification of mouse liver tumors based on biological characteristics［J］. Cancer Res 1982，42（10）：3918-3923.

［3］Rinde E, Hill R, Chiu A, Haberman B. Proliferativehepatocellular lesions of the rat: review and future use inrisk assessment［S］. Washinghton DC：US Environmental Protection Agency,1986：1-22.

［4］Bannasch P, Enzmann H, Klimek F, Weber E, ZerbanH Significance of sequential cellular changes insideand outside foci of altered hepatocytes during hepatocarcinogenesis［J］. ToxicolPathol, 1989, 17：617-628.

［5］Ito N, Shirai T, Hasegawa RMedium-term bioassays forcarcinogens//Vainio H, Magee PN, McGregor DB, et al（eds）. Mechanisms of carcinogenesis in riskidentification. IARC scientific publications［M］. International Agency for Research on Cancer, Lyon, 1992：353-388.

［6］Peter Bannasch, Heide Zerban, Hans JHacker. Foci of Altered Hepatocytes, Rat//Jones JA, PoppUMohr（Eds.）. Digestive System, Monographs on pathology of laboratory animalsTC［M］. 2nd ed. Berlin:Springer-Verlag, 1997：3-38.

第二十一章 肾脏疾病动物模型

外源生物、化学毒物、药物等可以通过毒性作用或免疫学反应等方式，损伤肾脏的实质或间质，引起形态结构和代谢功能的改变，严重的损伤可以导致临床上出现急性肾衰竭、慢性肾衰竭、肾病综合征。这些疾病可以在适宜的动物中用相关的试剂复制，从而为人类同类疾病的预防和治疗提供实验依据。

第一节 肾病动物模型

肾病（nephropathy，nephrosis）是指细胞增生和渗出不明显的肾小球肾病，如微小病变性肾小球肾病、膜性肾病等。临床以出现肾病综合征（nephritic syndrome）为主要表现。肾病综合征是由多种病因引起的一组临床症状，主要表现为低蛋白血症、大量蛋白尿（尿蛋白定量 > 3.5 g/d）、水肿和高脂血症，如病变未得到及时而合理的治疗，最后将进展为肾衰竭。此种肾病在儿童中发病率较高，是严重危害儿童健康的疾病。肾病动物模型可以由多种方式引发，现在常用的有阿霉素、腺嘌呤及藏红花等诱导的大鼠或家兔肾病实验模型。

一、阿霉素诱导大鼠肾病模型

阿霉素（adriamycin，ADR）为含醌的蒽环抗生素，在肾脏内药物代谢酶的作用下，还原为半醌型自由基，后者与氧反应产生活性氧，使生物膜发生脂质过氧化。阿霉素对肾小球和肾小管上皮细胞还具有直接毒性作用，破坏肾小球毛细血管壁滤过膜的结构引起蛋白尿。阿霉素还能激活多种细胞因子及炎性介质，促进系膜细胞增殖和系膜基质形成，缓慢发展形成肾小球硬化。实验研究显示阿霉素诱发的肾病模型，其肾损害程度随用药剂量、给药途径及观察时间而有所差别。

【模型复制】

（1）选用体重 170～200 g 雄性大鼠。

（2）阿霉素用生理盐水溶解，给大鼠分二次尾静脉注射，第一次剂量为 4.0 mg/kg 体重，第二次为 3.5 mg/kg 体重，中间间隔一周（也可注射一次，剂量为 5.5～7.5 mg/kg 体重）。

（3）动物在阿霉素注射后第二周食欲下降，第三周出现轻度水肿，以足、腹部、睾丸等部位明显，以后各部位水肿渐加重，可能出现腹水。化验检查尿蛋白水平升高，血清总蛋白、白蛋白明显下降，胆固醇水平升高。

【病理变化】

大体观 ADR 造模肾脏体积肿大，颜色苍白变淡。光镜下肾小球上皮细胞肿胀，其中含有大量空泡，肾小球毛细血管充血，有核红细胞增多，球囊腔变窄。肾小管上皮细胞空泡样变，管腔内有蛋白管型。肾间质细胞也有不同程度肿胀。电镜下主要为肾小球上皮细胞足突融合、消失。

【模型评价与注意事项】

（1）该模型的急性期或早期（造模后 3~6 周）出现大量蛋白尿等肾病综合征表现，类似人类微小病变性肾病，慢性期（造模后 6~9 个月）出现细胞外基质集聚，导致肾小球硬化，间质纤维化，类似人类的局灶性节段性肾小球硬化病变。ADR 诱导的肾病模型已得到国内外学者的公认，适用于进行防治此类肾小球疾病的药物筛选。

（2）多数动物于注射阿霉素后第 8 d 排出大量蛋白尿，尿蛋白含量在 60 d 内进行性升高，可持续数月。肾小球滤过率和血清肌酐清除率均较用药前降低。

（3）阿霉素诱导肾病模型具有制备简单、方便、模型持续时间长、模型鼠间差异小、重复性好以及病变稳定等优点。

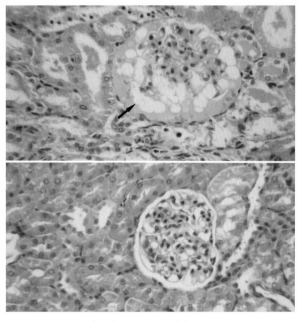 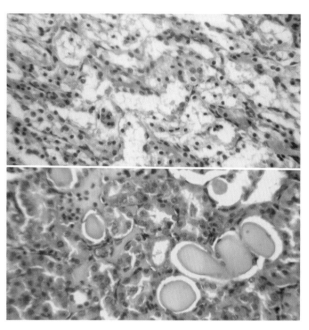

上图主要显示肾小球病变，部分肾小球含有大量空泡（黑箭示），上皮细胞明显肿胀，球囊腔消失，有均质红染的渗出物（绿箭示）。下图为相对正常的肾小球，肾小球毛细血管腔清晰，球囊腔无渗出物，球囊上皮细胞无增生。（HE）

上图主要显示肾小管上皮细胞空泡样变，胞浆疏松、淡染。下图肾小管管腔内有蛋白管型，肾间质充血。（HE）

图 21-1　阿霉素诱导大鼠肾病模型　　　　　图 21-2　阿霉素诱导大鼠肾病模型

参考文献

［1］鲁斌，李新民，马融，等．对改造的阿霉素肾病模型的评价［J］．实验动物科学与管理，1999，16（3）：5-8.

［2］Bertani T, Poggi A, Pozzoni R, et al. Adriamycin-inducednephrotic syndrome in rats: sequence of pathologic events

［J］. Laboratory Investigation, 1982, 46（1）: 16-23.

　　［3］王宇翎，李卫平，张艳，等.益肾复方对大鼠阿霉素肾病的作用［J］.安徽医科大学学报，2007，42（1）：51－53.

　　［4］王友兰，张凤翔，吴荣祖，等.中药复方对阿霉素肾病大鼠的治疗作用研究［J］.云南中医中药杂志，2005，26（2）：51－52.

（苏　宁）

二、大鼠尿酸性肾病模型

　　尿酸性肾病是由于嘌呤代谢紊乱，尿酸产生过多或排泄减少形成高尿酸血症，这些尿酸约有 2/3 经肾脏随尿液排出，因而尿酸沉积于肾脏，引起肾脏病变。

【模型复制】

（1）雄性 Wistar 大鼠，体重（250±10）g。

（2）腺嘌呤溶于 0.5% 羧甲基纤维素钠（CMC-Na）溶液中。

（3）以 100 mg/kg 体重·d 的剂量给大鼠灌胃，连续 18 d。

（4）实验结束后处死动物取其肾脏，10% 福尔马林液固定。石蜡包埋切片，常规方法制片，HE 染色。

【病理变化】

　　光镜下肾脏病变呈多发性，病变处肾小管黏膜上皮明显坏死，许多肾小管高度扩张，管周间质有多量炎细胞浸润，纤维结缔组织增生。肾小管腔内及间质可见大小不等的棕黄色尿酸盐颗粒沉积，个别肾小管管腔可见蛋白管型（图 21-3，图 21-4）。个别严重者，病变处部分肾小球萎缩。偏振光下可见肾小管管腔及间质可见大小不等的银白色折光性颗粒沉积（图 21-5）。

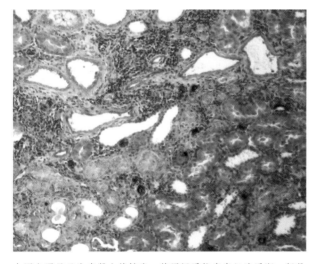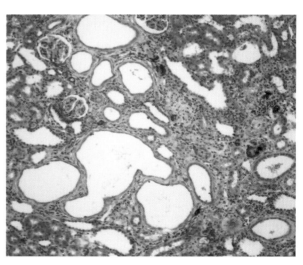

上图主要显示许多肾小管扩张，管周间质较多炎细胞浸润，纤维结缔组织增生明显，肾小管管腔及间质可见大小不等的棕黄色尿酸。（HE）

病变基本同图 21-3，但照片显示许多肾小管高度扩张，管腔及间质可见大小不等的团块状棕黄色颗粒沉积。管周间质有较多的炎细胞浸润和纤维结缔组织增生。（HE）

图 21-3　大鼠尿酸性肾病模型　　　　　　　图 21-4　尿酸性肾病

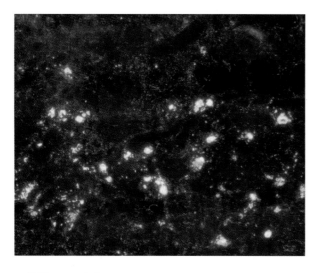

上图为偏振光下显示银白色折光性颗粒，散在或聚集成小团块状，沉积于肾小管管腔及间质。（偏振光）

图 21-5　大鼠尿酸性肾病模型

【模型评价】

（1）动物模型操作简单，成本低，成功率高。

（2）适用于观察药物治疗尿酸性肾病的疗效研究。

参考文献

林风平，任开明，宋恩峰，等.威灵仙对尿酸性肾病大鼠肾小管间质病变的保护作用［J］. 实用医学杂志，2006（22）：18－21.

（张爱凤）

第二节　急性肾衰竭动物模型

急性肾衰竭（acute renal failure, ARF）是指由各种原因引起的急性少尿（每日尿量少于 400 ml）或无尿（每日尿量少于 100 ml），肾功能在数小时到几天内急剧变化，含氮的代谢废物排出急剧减少，迅速出现氮质血症以及水、电解质平衡紊乱，并由此产生一系列循环、呼吸、神经、消化、内分泌、代谢等功能变化的临床综合征。

急性肾衰竭是临床危重病，一旦形成，病死率高，近年来统计平均病死率在 40% ~ 60%，缺血及肾毒物是最常见的死亡原因。有关的实验模型有犬肾动脉夹闭模型，去甲肾上腺素犬模型，甘油、汞、庆大霉素等诱发的大鼠、家兔实验模型。

一、甘油诱导大鼠急性肾衰竭模型

甘油为高渗性物质，50% 甘油溶液的渗透浓度可达 7 692 mmol/L。皮下或肌内注射甘油，一方面能引起局部肌肉溶解和溶血，释放大量的肌红蛋白、血红蛋白等肾毒物质，使肾血管收缩，肾组织缺血、缺氧、肾小体滤过率降低，并因此引起物质代谢障碍。另一方面大量的肌红蛋白、血红蛋白在肾小管内聚集形成管型，堵塞肾小管，加重肾脏损伤。在甘油致家兔急性肾衰竭（ARF）时还发现动物的血浆黏度增大，纤维蛋白原含量显著增高，从而增大肾小球前阻力，影响肾小球毛细血管床的微循环状态，加重肾缺血，促使 ARF 发生。甘油引起的 ARF 与人类 ARF 表现的症状相似。

【模型复制】

（1）雄性 SD 大鼠，体重 180~220 g。

（2）用三蒸水将甘油配成 50%（v/v）浓度备用。

（3）大鼠禁水 15~24 h 后，后肢肌内一次性注射 50% 甘油，剂量为 1 ml/100 g 体重，注射后自由进食及饮水。

（4）48 h 后处死动物，进行常规病理制片，光学显微镜观察。

【病理变化】

肉眼观：肾体积增大，颜色苍白，切面肾皮质增厚、充血。

光镜下见损伤部位在肾小管，主要是近曲小管，病变随时间的推移而加重。肾小体病变不明显。

一般注射甘油后 12 h，可见肾小管细胞轻度水肿，肾小管腔内少量透明管型，间质轻度充血、水肿；注射甘油后 24 h，肾小管中度变性，管腔内透明管型增多，还可出现红细胞管型，间质充血、水肿加重。注射甘油后 48 h 病变最严重，形成稳定模型，近曲小管除发生变性外还出现细胞坏死，管腔内有多量管型，以透明管型为主。肾间质有明显的充血、水肿和炎细胞浸润，主要为中性粒细胞及淋巴细胞。有的肾脏内有钙盐沉积（图 21-6~图 21-9）。

【模型评价及注意事项】

（1）一般于注射甘油 2 h 后，出现葡萄酒色的血红蛋白尿（变性血红蛋白），48 h 后形成稳定模型，注射后 2~5 d 内可进行药物实验。

（2）注射甘油 24~48 h 后，尿素氮比正常值升高 5~17 倍，多数动物少尿或无尿，尿渗透浓度降低。

（3）个别大鼠由于病变过重而死亡。

（4）禁水 24 h 后体重明显减轻、脱水严重的大鼠造模效果较好，为首选动物。

（5）本模型也可选用兔、小鼠制作。

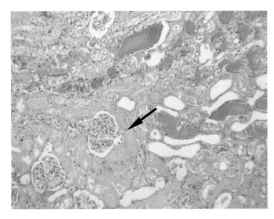 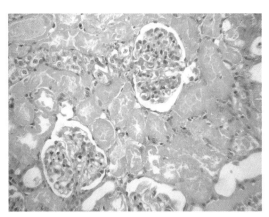

肾小球周围近曲小管上皮细胞结构不清（箭示）。右上方肾小管上皮细胞变性，无明显坏死，管腔内有均质红染的透明管型。（HE）

左图左下 1/4 区域放大观，肾小球周围近曲小管凝固性坏死，表现为肾小管轮廓可见，但上皮细胞胞界不清，细胞核消失，胞浆崩解、嗜酸性增强。肾小体无明显病变。（HE）

图 21-6 甘油诱导急性肾衰竭模型　　　　　图 21-7 甘油诱导急性肾衰竭模型

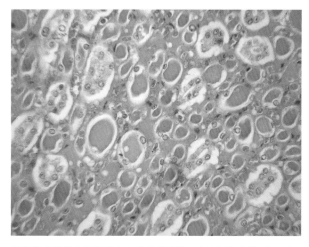

髓质部多数肾小管管腔内出现透明管型，上皮细胞变性。（HE）

图 21-8　甘油诱导急性肾衰竭模型

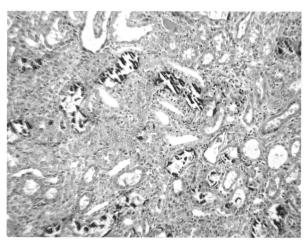

肾小管及肾间质内有多灶性钙盐沉积（深紫蓝色），沉积处肾小管上皮细胞变性、坏死。（HE）

图 21-9　甘油诱导急性肾衰竭模型

参考文献

赵自刚，牛春雨，侯亚利，等．甘油致家兔急性肾功能衰竭血黏度及凝血功能的变化，中国微循环，2004，8（3）：146-148.

（苏　宁）

二、氯化汞诱导小鼠急性肾衰竭模型

氯化汞又称二氯化汞（$HgCl_2$），是剧毒品，大鼠经口给予 LD_{50} 是 1 mg/kg 体重，对犬的致死量经口给予为 10～15 mg/kg 体重，静脉注射为 4～5 mg/kg 体重。汞离子经肾小球滤过后被肾小管上皮细胞重吸收，并在细胞内积聚，与细胞膜和细胞内蛋白质中带巯基（–SH）的氧化物质具有特异的亲和力，当汞进入体内与细胞表面接触时，先与细胞膜的巯基结合，形成稳定的硫醇盐，抑制细胞表面的酶系统，阻碍葡萄糖进入细胞。进而，汞离子还可进入细胞内部，抑制细胞中的呼吸酶，阻碍细胞呼吸，细胞变性、坏死，部分脱落于管腔内而堵塞肾小管，使原尿通过受阻。受损的肾小管通透性增高，原尿漏出并返回肾血管，因而少尿、无尿。原尿漏至肾间质，引起间质水肿，压迫肾小管。氯化汞中毒还能引起肾血流重新分布、肾皮质缺血、肾髓质淤血、肾小管滤过减少，也是导致急性肾功能衰竭的机制之一。

【模型复制】

（1）小鼠，体重 22 g 左右，雌雄不拘。

（2）用生理盐水或蒸馏水配制成适当浓度，按 6 mg/kg 体重（即氯化汞溶液 0.2 ml/kg 体重）一次性腹腔注射。

（3）测定实验前 3 d 及处死前小鼠血、尿中尿素氮及肌酐含量，并进行尿常规检查。

（4）造模 24 h 后解剖小鼠，肾组织经 10% 福尔马林固定后进行常规病理制片。

【病理变化】

肉眼观察可见肾脏体积明显肿大，切面皮质苍白，髓质充血。光镜下可见氯化汞对肾脏近曲小管和

肾小球有严重的损伤作用，特别是近曲小管，轻者肾小管上皮细胞变性，严重的肾小管出现坏死带。坏死性肾病往往见于中毒后 4 ~ 10 d，严重病例 24 ~ 48 h 内即可出现症状。坏死的肾小管上皮细胞可在 1 ~ 2 周后再生，肾脏功能逐渐恢复。$HgCl_2$ 初期病变的超微结构为上皮细胞膜刷状缘缺失、核糖体脱落、胞质空泡变性。病变后期细胞器膜断裂、崩解，线粒体肿胀、破裂。

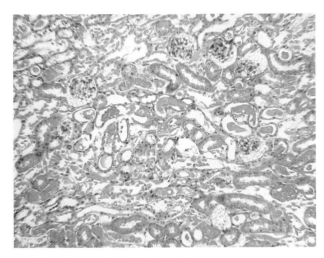

低倍镜下肾小球和肾小管均有病变。（HE）

图 21-10　氯化汞诱导急性肾衰竭模型

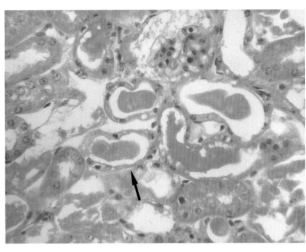

图 21-10 放大观，肾小球毛细血管数目较正常减少，球囊腔扩张、充有泡沫样液体（绿箭示）。肾小管上皮细胞变性坏死（黑箭示），腔内有透明管型。（HE）

图 21-11　氯化汞诱导急性肾衰竭模型

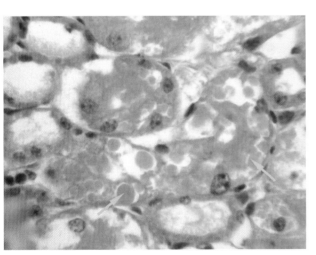

高倍镜下肾见小管上皮细胞胞界不清，胞质凝聚成大小不等的颗粒状结构或透明小滴（箭示）。（HE）

图 21-12　氯化汞诱导急性肾衰竭模型

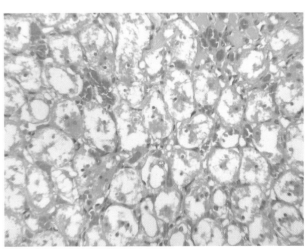

照片示髓质部肾小管，多数上皮细胞坏死，胞界不清，胞浆崩解，核固缩或消失。（HE）

图 21-13　氯化汞诱导急性肾衰竭模型

【模型评价与注意事项】

（1）本模型的优点是造模方法简便，成模率高，周期短。缺点是动物死亡率较高。

（2）除小鼠外也可用其他动物复制此模型：

① 大鼠：体重 180 ~ 250 g 大鼠，实验前 48 h 皮下注射 0.1% 氯化汞溶液，剂量为 5 ml/kg 体重。

② 犬：实验前给犬制备输尿管瘘，用 2% 氯化汞按 20 mg/kg 体重的剂量肌内、皮下或腹腔注射

1 次。注射氯化汞 1~2 h 后尿量急剧增多，为原来的 5~10 倍，但数小时后尿量开始减少，次日发展为少尿或无尿。

③ 家兔：实验前 2 d，每日于后肢肌内注射 0.1% 氯化汞溶液，剂量为 10 ml/kg 体重。

三、庆大霉素诱导大鼠急性肾衰竭模型

临床上许多抗菌药物及其代谢产物由肾脏排出，因而抗生素引起的肾损害是一组较常见的药源性疾病。抗生素对肾脏的损害主要表现为急性过敏性间质性肾炎和急性肾小管坏死两大类，重者可引起急性肾衰竭。氨基糖苷类共分为 3 个族：卡那霉素族、庆大霉素族及新霉素族，据报道 6%~18% 急性肾衰竭是由庆大霉素（gentamycin）所引起，庆大霉素肾病的发病机制尚不明了，主要与下列因素有关：

① 庆大霉素口服完全不吸收，在体内大多呈游离态，该药 98%~99% 从肾小球滤过，并以原形从尿中排出，小部分被近端肾小管重吸收，导致药物在肾小管蓄积，损伤肾小管。② 注射用药者，注射后药物在肾皮质中的浓度高于血浆浓度，皮质中的浓度为血浓度的 10~20 倍，故易引起肾病。③ 庆大霉素带有强阳离子，与近端肾小管上皮细胞刷状缘上带阴离子的酸性磷脂有强的亲和力，能通过胞饮作用进入细胞内与初级溶酶体结合，使之变为次级溶酶体。④ 庆大霉素可抑制溶酶体的作用致使磷脂蓄积，形成髓样小体，导致继发性溶酶体贮积症。⑤ 庆大霉素能破坏溶酶体，释放出溶酶体酶，并能抑制线粒体功能和破坏线粒体，使细胞自溶、坏死、甚至导致细胞死亡。⑥ 庆大霉素能产生对细胞有毒性的 $O_2^-\cdot$、H_2O_2 及 $OH\cdot$ 等氧自由基，并使细胞 RNA 合成、转运和转录发生异常，结果造成细胞死亡。目前，溶酶体酶学说为多数人所接受。氨基糖苷在肾小管上皮细胞溶酶体内的浓度远远高于其在其他细胞器内或血浆内的浓度，甚至高达其细胞外液浓度 10~200 倍。庆大霉素引起的直接肾毒性作用为肾小管坏死。

【模型复制】

（1）Wistar 雄性大鼠，体重 250~300 g。

（2）大鼠每日腹腔注射庆大霉素 140 mg/kg 体重，共 7 d。

（3）实验结束后肾组织 10% 福尔马林固定，常规取材制片，HE 染色，光镜检查。

【病理变化】

病变主要发生在肾小管。

大鼠肾脏体积明显增大，外观呈浅黄白色。光镜观察可见病变主要位于近皮质部近曲肾小管，注射庆大霉素 7 d 后，肾小管上皮细胞变性、坏死、脱落，管腔内有多量的管型，以透明管型为主，并有少量颗粒管型。间质有炎性细胞浸润及灶性纤维化。肾小球一般无明显改变（图 24-14~图 24-17）。

【模型评价与注意事项】

（1）注射庆大霉素第 4 d 即出现尿酶升高（包括溶菌酶、γ- 谷胺酰转肽酶等），第 5~6 d 可出现血尿、白细胞尿、蛋白尿、糖尿，细胞管型，提示肾小管有严重损伤，第 7 d 后血尿素氮、肌酐均明显升高。该模型是研究氨基糖苷类药物引起人类肾衰竭及其对肾毒性的理想动物模型，也是筛选抗菌药效高、毒性反应小的抗菌药物的良好实验系统。

（2）本模型的优点是造模方法简便，成模率高，周期短。缺点是动物死亡率较高。

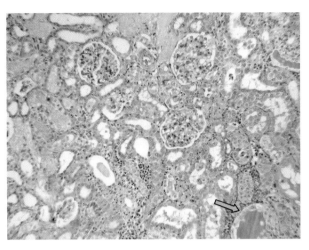

图中肾小管上皮细胞变性、坏死，脱落，多数管腔内充有管型，个别为透明管型（右下角）。肾小球及球囊腔无明显病变。（HE）

图 21-14　庆大霉素诱导大鼠急性肾衰竭模型

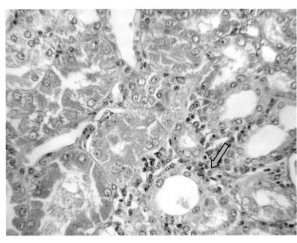

图中左上部肾近曲小管上皮细胞变性、坏死，间质可见少量炎细胞浸润（箭示）。（HE）

图 21-15　庆大霉素诱导大鼠急性肾衰竭模型

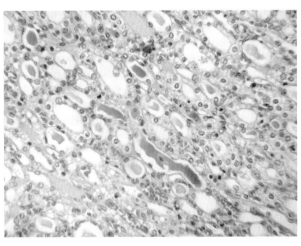

髓质部多数肾小管管腔内有均质、红染的透明管型，间质充血。（HE）

图 21-16　庆大霉素诱导大鼠急性肾衰竭模型

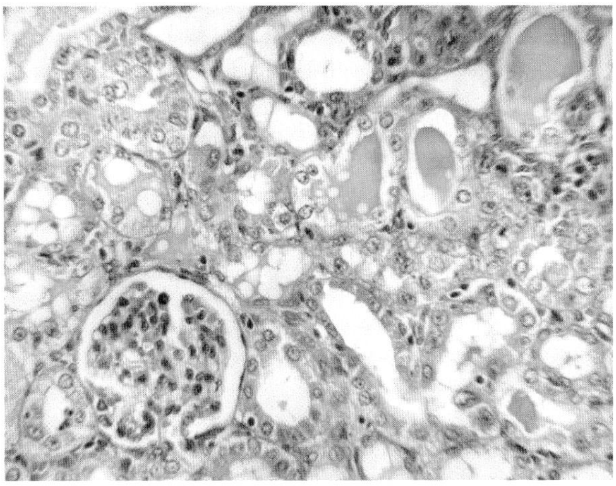

部分肾小管管腔内有透明管型，上皮细胞无明显变性坏死。肾小球及球囊无明显病变。（HE）

图 21-17　庆大霉素诱导大鼠急性肾衰竭模型

参考文献

李才.人类疾病动物模型的复制［M］.北京：人民卫生出版社，2008.

（苏　宁）

第三节　慢性肾衰竭动物模型

　　慢性肾功能不全（chronic renal insufficiency, CRI）或慢性肾衰竭（chronic renal failure, CRF）是在多种肾脏疾病的基础上，由肾实质损害引起的缓慢进行性肾功能减退，使体内氮及其代谢产物潴留，电解质和酸碱平衡紊乱。通常在相当长时间内肾小球滤过率已明显下降，临床表现为贫血、夜尿，血清肌酐、血尿素氮、血磷升高，血钙下降和双侧肾体积缩小等。肾小球硬化几乎是所有肾脏疾病进展到终末期肾衰的共同通路，及早阻止或逆转肾小球硬化对防治终末期肾衰竭有重大意义，已成为医学界面临的重大课题。

　　目前制作慢性肾衰竭动物模型的方法有多种，主要有冷冻肾脏、5/6 肾切除、电烧灼肾脏等，其他模型包括用腺嘌呤、柔红霉素、阿霉素、嘌呤霉素等诱发慢性肾衰竭模型。近年腺嘌呤诱导大鼠慢性肾衰竭模型应用较多。

一、腺嘌呤诱导大鼠慢性肾衰竭模型

　　腺嘌呤（purine）是含氮杂环嘌呤类化合物，高浓度腺嘌呤（purine）通过黄嘌呤氧化酶的作用，生成极难溶于水的 2，8- 二羟基腺嘌呤，最终经代谢生成高浓度尿酸，沉积在各级肾小管，引发肾小管阻塞、扩张、萎缩，间质炎症，甚至纤维化及坏死。肾小管病变影响氮化合物的排泄，导致氮质血症、毒素蓄积以及电解质和氨基酸代谢紊乱，亦加重了肾组织的损伤，最终引起肾衰竭。在人类体内，尿酸是细胞代谢及饮食中细胞内核糖核酸嘌呤代谢的终末产物。人体内有尿酸分解酶，能把尿酸转化为无活性的尿囊素，其水溶性好，不会在组织内沉积造成损害，但在嘌呤合成代谢增高和 / 或尿酸排泄减少时，形成高尿酸血症，尿酸在关节软骨、骨骺、滑膜、肌腱、血管较稀少的胶原纤维组织以及肾脏等部位沉积，引起相应的病变。

【模型复制】

　　（1）选体重 180～200 g 雄性大鼠，腺嘌呤用生理盐水配制（15 mg/ml），置 4 ℃ 冰箱备用，混匀后使用。

　　（2）按 150 mg/kg 体重灌胃，连续 21 d。

　　（3）用药后大鼠逐渐消瘦，精神萎靡，多饮、多尿，被毛干枯脱落，尾部及耳廓苍白。血生化检查：血清尿酸、肌酐、尿素氮水平升高，并出现高磷、高钾、低钠、低钙等电解质代谢紊乱，红细胞、血红蛋白和血细胞比容降低。

【病理变化】

　　肉眼观，肾脏体积明显增大，外观呈乳白色，表面不光滑，仔细观察表面可见灰黄色颗粒状小病灶。肾包膜不易剥离，切面皮质、髓质分界不清（图 21-18）。光镜下病变主要为肾小管—间质炎性反应，肾小球一般无明显变化。肾小管及间质内可见大量腺嘌呤代谢物结晶及引起的肉芽肿反应。结晶呈棕褐色或黄绿色，周围可见异物巨细胞，由于上述病变致大部分肾小管被破坏或萎缩消失，部分肾小管代偿性扩张，其内可见蛋白及颗粒管型，肾小管扩张严重处，肾组织似蜂窝状。此外间质尚可见炎细胞浸润及灶性纤维组织增生，炎细胞类型主要为淋巴细胞、单核巨噬细胞、浆细胞，增生纤维组织致肾脏纤维化。肾小球一般无明显改变，但在病变严重区域，肾小球数目减少或萎缩（图 21-19～图 21-23）。

【模型评价与注意事项】

（1）腺嘌呤诱导的大鼠肾衰竭模型是研究人类尿酸性肾衰竭疾病的较为理想的动物模型。在形态上以肾小管破坏为主要特点，可以利用此模型对肾小管、间质的损伤程度进行评价，并可以用于研究恢复肾小管功能药物的筛选。

（2）造模方法简便可控，可通过调节腺嘌呤剂量和喂养时间来复制不同严重程度的肾衰竭模型，是慢性肾衰竭重要模型之一。

（3）该模型的优点是造模周期短，成模率高，病变稳定。缺点是动物死亡率较高，有报道高达35%。为减少差异，最好用雄性动物。

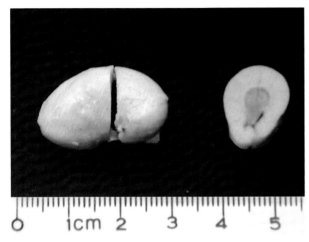

大鼠肾脏，体积明显增大，色淡黄，表面不光滑，可见灰黄色颗粒状。肾包膜不易剥离，切面皮质、髓质分界不清

图 21-18　腺嘌呤诱导大鼠慢性肾衰竭模型肉眼观

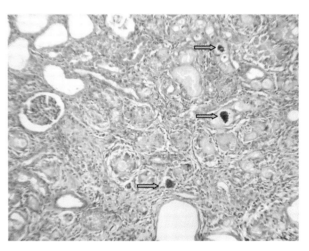
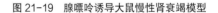

局部大部分肾小管破坏，萎缩消失，肾小管及间质内可见大量尿酸盐结晶及肉芽肿样反应（箭示）。部分肾小管扩张，肾单位数量较正常减少。（HE）

图 21-19　腺嘌呤诱导大鼠慢性肾衰竭模型

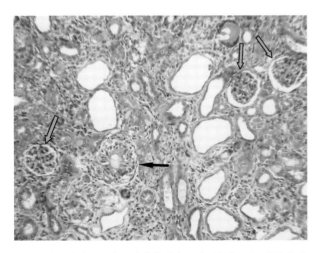

肾单位数量减少，但肾小球结构基本正常（绿箭示）。肾小管萎缩消失或扩张，间质有多个肉芽肿样病变（黑箭示），并见炎细胞浸润及纤维组织增生。（HE）

图 21-20　腺嘌呤诱导大鼠慢性肾衰竭模型

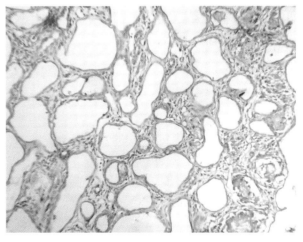

肾小管高度扩张呈网状，上皮细胞单层扁平状。肾单位数量明显减少，局部未见肾小球。（HE）

图 21-21　腺嘌呤诱导大鼠慢性肾衰竭模型

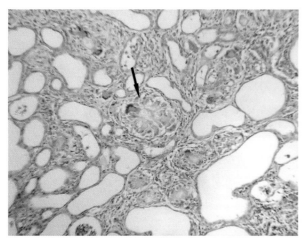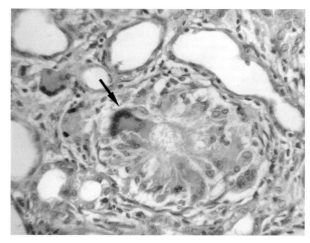

局部肾单位数量明显减少，肾小管管腔扩张，间质有炎细胞浸润和肉芽肿，异物巨细胞数量多（箭示），并见纤维组织增生。（HE）

左图中央肉芽肿放大观。病变由上皮样细胞组成，可见多核异物巨细胞（箭示），结节外围少量成纤维细胞。（HE）

图 21-22　腺嘌呤诱导大鼠慢性肾衰竭模型

图 21-23　腺嘌呤诱导大鼠慢性肾衰竭模型

参考文献

［1］郑平东，朱燕俐，丁名城，等.用腺嘌呤制作慢性肾功能衰竭动物模型［J］.中华肾脏病杂志，1989，5（6）：342-344.

［2］王学美，富宏，刘庚信，等.健脾排毒丸治疗腺嘌呤诱导大鼠慢性肾功能衰竭的实验研究［J］.中国实验方剂学杂志，2005，11（6）：36-38.

［3］陈文照，徐红，谷焕鹏，等.尿酸利仙冲剂治疗痛风性肾病的实验研究［J］.中国中西医结合肾病杂志，2002，3（7）：422-424.

［4］Yokozawa T, Zheng P D, Oura H, et al. Animal model of adenine-induced chronic renal failure in rats［J］. Nephron, 1986, 44（3）：230-234.

二、大鼠 5/6 肾切除慢性肾衰竭模型

5/6 肾切除后明显减少了肾单位数量，残存的肾单位中血流动力学发生明显改变，引起高滤过、高灌注、高压力等"三高"结果，导致残存肾组织发生以肾小球硬化为主要特点的慢性肾衰竭。5/6 肾切除模型由 Chanutin 等于 1932 年首先报道，是公认的肾小球硬化模型，肾小球硬化是指肾小球全部或部分被纤维组织替代的总称，最终发展为肾纤维化及肾衰竭。

【模型复制】

（1）体重 200 g 左右的雄性大鼠，术前测定无蛋白尿。

（2）3% 戊巴比妥钠（30 mg/kg 体重）腹腔内注射麻醉大鼠。

（3）将大鼠取俯卧位，四肢固定于鼠板上，以脊胁角为标志局部剪毛，常规消毒。无菌操作下，在大鼠左背部中 1/3、脊柱旁开 1.5 cm 处行纵切口 2 cm，暴露左侧肾脏，剥离肾包膜。

（4）将脂肪组织及肾脏一起拉至切口外，用无损伤血管钳钳夹肾蒂，切除左肾的上下极（约占左肾的 2/3），立即以明胶海绵压迫止血。

（5）去除肾蒂夹，还纳残余的 1/3 肾脏于原位，逐层缝合腹壁。

（6）1周后行右肾切除术，麻醉同上，开腹暴露右肾，结扎肾门，切除右肾（注意保留肾上腺），逐层缝合。

（7）所有动物均采用标准颗粒饲料喂养，自由进食、饮水。两次手术共切除肾脏约5/6。

（8）5/6肾切除后生化改变主要表现为尿蛋白排泄率、血肌酐和尿素氮水平明显升高。

【病理变化】

光镜组织学：在造模后4 d内，残余肾小球体积增大（肥大），未出现明显的肾小球硬化病变，基底膜未见明显增厚，有轻度的系膜细胞增生，基质增宽不明显，偶见肾球囊粘连和间质炎细胞浸润。肾小管正常或轻度变性。电镜超微结构观察偶见肾小球上皮细胞足突局灶融合，细胞核固缩，核膜间隙扩大，染色质皱缩，颜色变深。局灶性细胞水肿，内质网扩张，线粒体弯曲，排列不齐；近曲小管细胞膜内褶扩张。

造模后8周末，残余肾组织肾小球肥大较4 d内明显，毛细血管襻扩张或塌陷，系膜细胞增生，细胞外基质增多，出现不同程度局灶节段肾小球硬化。肾球囊壁层和脏层粘连。

造模后12周末，光镜下肾小球毛细血管及球囊腔的病变较8周末明显加重。系膜细胞增生，细胞外基质增多的程度也较8周末明显。以上病变使大部分肾小球呈局灶节段性硬化，小部分肾小球呈代偿性肥大。肾小管多灶状萎缩，部分肾小管腔内见蛋白管型。肾间质多灶状或弥漫单个核细胞浸润和间质纤维化。在此阶段大鼠出现明显的肾小球硬化和肾间质纤维化（图21-24～图21-26）。电镜观察肾小球基底膜不均匀增厚，肾小球系膜细胞和系膜基质增生，增生的系膜细胞胞浆插入基底膜外。

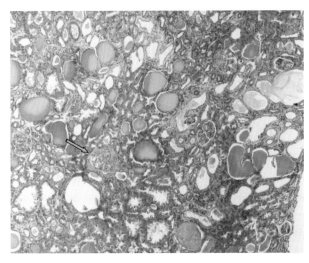

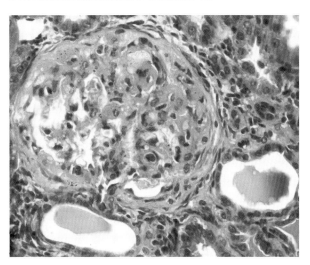

残余肾小球体积增大，出现肾小球硬化病变（箭示）。肾小管管腔大小不一，部分管腔扩张，腔内无管型，部分小管内有均质、红染的透明管型。（HE）

图21-24 箭示处放大观，见残余肾小球体积增大，肾小球血管腔狭窄或闭塞，系膜细胞增生，细胞外基质增多。肾球囊纤维组织增生，壁层和脏层粘连，囊腔消失。肾小管管腔扩张，腔内有管型。肾间质单个核炎细胞浸润、纤维组织增生。（HE）

图 21-24　5/6肾切除后残余肾组织光镜观

图 21-25　5/6肾切除后残余肾小球硬化

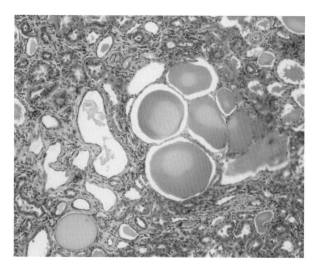

肾小管上皮细胞萎缩，由单层低柱状或立方形变为单层扁平状。部分肾小管腔内见均质、红染的蛋白管型。肾间质弥漫性单个核炎细胞浸润，纤维结缔组织增生。（HE）

图21-26　5/6肾切除后残余肾小管病变

【模型评价与注意事项】

（1）5/6肾切除后肾单位病变进展过程中，引起的临床症状与人慢性肾衰的病理生理过程相似，肾小球损伤病变与人的局灶节段性肾小球透明变性和硬化相似。

（2）制备肾切除模型能否成功，关键在于手术切除肾组织的多少。若切除过多，受试动物大多处于急性肾衰竭期；切除过少，模型制备周期较长。故切除量要适当。

（3）切肾时，只切除靠近上下极的部分，保留肾门部分，以免影响肾组织血液供给。

（4）5/6肾切除造出的模型稳定性好，应用最广泛。

【肾小球及肾小管病变半定量】

（1）肾小球硬化程度评估：肾小球硬化程度采用Raij等半定量方法评估，计算肾小球硬化指数（glomerular sclerosis index，GSI）。

① 肾小球硬化灶分级。每张切片至少观察40个肾小球，根据肾小球硬化灶所占肾小球比例分为5个等级。0级为基本正常；1级为肾小球硬化面积1%～25%；2级为硬化面积26%～50%；3级为硬化面积51%～75%；4级为硬化面积达到76%～100%。

② GSI计算公式为：

$$\mathrm{GSI}=[(1\times N_1+2\times N_2+3\times N_3+4\times N_4)]/肾小球总数$$

式中N_1代表1级损害肾小球个数，N_1、N_2、N_3、N_4为4个不同级别损害的肾小球个数。

（2）肾小管间质损伤评估：肾小管间质损伤采用Radford等半定量方法评估肾小管间质损伤指数（tubule interstitial score，TIS）。

① 皮质区肾间质纤维化程度、炎性细胞浸润程度、肾小管扩张或萎缩程度分为6级。0级为正常；1级为病变范围<10%；2级为病变范围10%～24%；3级为病变范围25%～50%；4级为病变范围51%～75%；5级为病变范围>75%。

② TIS计算公式为$[(1\times N_1+2\times N_2+3\times N_3+4\times N_4+5\times N_5)]/$观察的皮质区视野数。式中$N_1$为1级病变皮质区视野数，$N_5$为5级病变皮质区视野数。每张切片至少观察40个皮质区视野，计算TIS。

参考文献

［1］Raij L, Azar S, Keane W. Mesangial immune injury, hypertension, and progressive glomerular damage in Dahl rats ［J］. Kidney Int, 1984, 26（2）：137-143.

［2］Radford M G, Jr Donadio J V, Jr Bergstralh E J, et al. Predicting renal outcome in IgA nephropathy ［J］. J Am Soc Nephrol, 1997, 8（2）：199-207.

［3］包玉生，毕增祺.慢性肾功能衰竭动物模型［J］.国外医学·泌尿系分册,1994,14（2）:66-69.

［4］吕永曼，王丹，刘晓城.羟苯磺酸钙对5/6肾切除大鼠模型血液流变学的影响［J］.中国药师，2005，8（2）：100-103.

［5］Griffinn K A, Pichen M M, Churchill M, et al. Functional and structural correlates of glomerulosclerosis after renal mass reduction in the rat ［J］. J Am Soc Nephrol, 2000, 11（3）：497-506.

（苏　宁）

第二十二章　雌性生殖系统疾病动物模型

第一节　脂多糖诱导小鼠子宫内膜炎模型

子宫内膜炎（endometritis）一般是病原微生物上行感染子宫导致。革兰阴性菌是子宫内优势菌，脂多糖（lipopolysaccharide, LPS）作为其主要毒性和活性成分，能够诱导子宫内膜细胞发生炎症反应。因此可通过子宫内灌注 LPS 方法建立小鼠子宫内膜炎模型。该模型可广泛应用于子宫内膜炎机制研究。

【模型复制】

（1）动物及麻醉：雌性 ICR 小鼠，体重 30～35 g。腹腔注射 4% 水合氯醛（1 ml/kg 体重）麻醉。

（2）LPS 配制：称取 5 mg LPS，于 2 ml 生理盐水中充分振荡至完全溶解，即得 2.5 μg/μl LPS 溶液（避光保存）。

（3）ICR 小鼠用 4% 水合氯醛（1 ml/kg 体重）麻醉，仰卧位固定于实验台上，消毒后打开腹腔，立即分离一侧子宫，用 0.3 ml 注射器刺入子宫内，并用注射器针头机械损伤子宫内膜组织制造病灶，然后注入 2.5 μg/μl LPS 溶液 25 μl（对照组注入等量生理盐水）。

（4）操作完成后将子宫还纳腹腔，立即消毒缝合切口。

（5）注射 LPS 后 24 h 脱颈椎处死小鼠，立即打开腹腔，摘取左侧子宫。

【病理变化】

（1）肉眼观察：子宫略增粗，颜色较正常红，质实。

（2）光镜下：LPS 引起的子宫内膜炎为急性炎症，以急性炎细胞渗出和浸润为主要特征。

在 LPS 灌注后炎症反应逐渐出现和加重，24 h 后中性粒细胞渗出达高峰，此后单核巨噬细胞也开始出现于子宫壁。中性粒细胞可见于黏膜的固有层、肌层和黏膜上皮内，数量由少及多，取决于炎症的严重程度，有时也出现于腺腔内，形成腺腔积脓。充血、水肿常见于黏膜的固有层（图 22-1～图 22-4），表现为固有层间质血管扩张、红细胞数量多，固有层间质疏松，呈均质淡伊红染（水肿）。病变严重时子宫内膜上皮细胞变性、坏死，脱落后形成糜烂，更甚者部分宫壁组织坏死（图 22-5）。

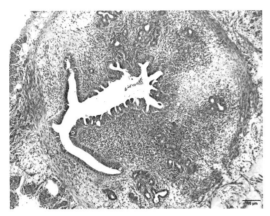

低倍镜下子宫腔偏位，内膜层厚薄不一，固有层腺体减少，间质水肿，有多量炎细胞浸润。（HE）

图 22-1　急性子宫内膜炎

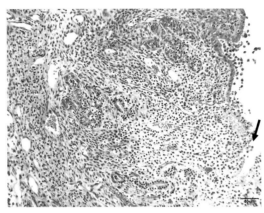

子宫壁急性炎症，内膜上皮细胞变性坏死，部分脱落（箭示）。固有层腺体不同程度破坏、数量减少，间质充血、水肿，有多量中性粒细胞浸润。（HE）

图 22-2　急性子宫内膜炎

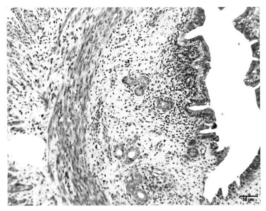

固有层间质疏松水肿，呈均质、淡伊红染，间质炎细胞数量增多。固有层内腺体数量减少。腺上皮细胞和内膜上皮细胞变性、坏死。（HE）

图 22-3　子宫固有层水肿

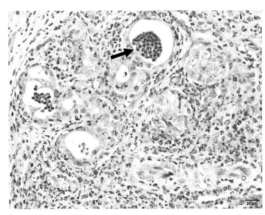

子宫壁固有层部分腺腔内有变性、坏死的中性粒细胞积聚（箭示），腺上皮细胞变性、坏死，间质有大量中性粒细胞浸润。（HE）

图 22-4　腺腔积脓

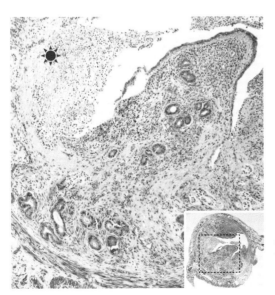

图示严重病例，局部子宫黏膜层、固有层坏死（红星示），其他部位充血、水肿，炎细胞浸润。主图为右下图子宫横切面黑框处放大观。（HE）

图 22-5　固有层坏死

【模型评价及注意事项】

（1）本实验选用小鼠，有大小适中、易于操作、成本较低等优点。

（2）腹腔注射水合氯醛麻醉时，要注意剂量的选用，剂量过大容易导致小鼠大量死亡。

（3）机械损伤子宫内膜组织有助于提高模型复制成功率，但要避免刺破子宫将 LPS 溶液注入腹腔，导致模型复制失败。

参考文献

Li W S, Fu K Q, L v X P, et al. Lactoferrin suppresses lipopolysaccharide-induced endometritis in mice via down-regulation of the NF-κB pathway［J］. International Immunopharmacology, 2015, 28：695-699.

（宗绍波　苏　宁）

第二节　大鼠盆腔炎模型

慢性盆腔炎（chronic pelvic inflammatory disease, CPID）是指女性内生殖器官及其周围的结缔组织、盆腔腹膜发生炎症的一类疾病，包括子宫内膜炎、子宫体炎、输卵管炎、卵巢炎、盆腔蜂窝织炎、盆腔腹膜炎等。该病多为急性盆腔炎未及时治疗或未持续性治疗，或患者体质较差、病程迁延所致。临床症状有白带异常、月经不调、腰痛、下腹疼痛坠胀、盆腔组织增厚、粘连、包块形成，严重者导致输卵管阻塞。该病易反复发作、迁延不愈，是妇科的一种常见病和多发病，也是异位妊娠和不孕的重要原因，因而严重影响女性身心健康。盆腔炎常见病因为感染，致病因子为细菌（包括需氧菌和厌氧菌），以及病毒、真菌、支原体。

慢性盆腔炎的动物模型复制方法有多种，如：① 苯酚糊剂化学损伤法；② 异物刺激性致炎法；③ 生物性因子致炎法，目前所选用的致病因子多为需氧菌，主要有链球菌和大肠杆菌。第三种造模方法，感染因素、感染途径、病变特点等都与人类盆腔炎比较相近，动物模型与临床病症的相符性高，更能较客观地评价出药物的疗效。

【模型复制】

动物：选用体重为 180～220 g 的雌性 SD 大鼠（也可用体重为 200～220 g 的雌性 Wistar 大鼠）。

麻醉：雌性大鼠用 10% 水合氯醛（350 mg/kg 体重）腹腔注射麻醉，腹部分别用碘伏和 75% 酒精消毒，下腹部正中切口长约 2 cm，暴露子宫，找出右侧子宫。此后根据造模方法不同，操作不一样。

（1）化学性盆腔炎模型 1

用 4 号头皮针头在右侧子宫中段处小心进针，向卵巢方向缓慢注入 25% 苯酚胶浆 0.04 ml。注射完毕后，分层关腹，消毒术区，28 d 后实验结束（图 22-6～图 22-9）。

25% 苯酚胶浆配制法：液化苯酚 5 ml，西黄芪胶 1 g，甘油 4 ml，制成混合液后加蒸馏水定容至 20 ml。

（2）化学性盆腔炎模型2

下腹部正中切口约2 cm，暴露子宫，由左侧子宫向卵巢方向缓慢注入15%苯酚胶浆0.1 ml，注毕，分层关腹，消毒术区，正常饲养15 d。

15%苯酚胶浆配制法：将苯酚置于水浴锅中加热液化后，取液化苯酚5 ml、西黄芪胶1 g、甘油2 ml制成混合液，加蒸馏水定容至33.3 ml，即得15%的苯酚胶浆。

模型制备成功可见子宫内充满脓性液体，以两侧子宫重量差异计算子宫肿胀度，进行初步评价。

（3）细菌性盆腔炎模型

用4号针在子宫中段进针，向卵巢方向缓慢注入0.1 ml混合菌液，注入前先用1 ml注射针头划伤子宫内膜。注射完毕，分层关腹，消毒术区，28 d后实验结束。

制备混合菌悬液：将大肠杆菌、金黄色葡萄球菌分别用营养肉汤在37 ℃、130 r/min培养箱中振荡培养18 h，用酶标仪在600 nm测量吸光度，根据公式：菌液浓度 = 吸光度（A）×6×10^9×稀释倍数。调整每种菌液的浓度至1×10^{9}个/ml，将两种菌液以1：1混合成总浓度2×10^{9}个/ml的混合菌液。混合菌液在接种前新鲜配制（图22-10～图22-13）。

【病理变化】

（1）大体观察：行假手术大鼠的子宫大小、形态、颜色、硬度正常，浆膜面未见明显肿胀、充血。CPID模型大鼠的部分子宫管腔扩张迂曲，末端膨大，管壁变薄；管腔内可见黄色脓液或清亮液体；浆膜面明显肿胀、充血、颜色暗红，盆腔脏器粘连、充血。称重时子宫脏器系数（子宫重量与体重之比）增加。

（2）光镜观察：光镜下可以观察到如下病变：

① 子宫腔粘连、闭塞或扩张，致宫腔不规则缩小、扩大或偏位。② 黏膜层被覆上皮细胞有不同程度的变性、坏死。黏膜固有层间质充血、水肿、有炎细胞浸润，腺体数量减少，严重时消失。③ 腔壁结构紊乱，肌层与黏膜层分界不清，有时肌层出现炎细胞浸润。④ 浆膜层充血、水肿，有不同程度的炎细胞浸润。上述各层浸润的炎细胞以嗜酸性粒细胞为主。具体病理改变、观察指标及评分标准见"病理观察指标及评分标准"。

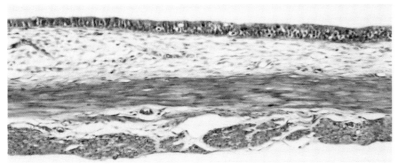

子宫腔高度扩张，宫壁薄，固有层腺体消失，上皮细胞变性。（HE）

图22-6　苯酚胶浆诱导大鼠盆腔炎模型

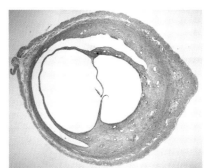

宫腔扩张，形态不规则，宫内膜粘连、形成多房。固有层厚薄不一，腺体数量明显减少，部分区域消失。（HE）

图22-7　苯酚胶浆诱导大鼠盆腔炎模型

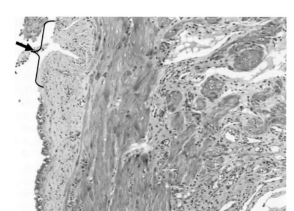

照片左侧上部区域子宫内膜上皮细胞变性、坏死、脱落消失（箭示），固有层薄，腺体消失。肌层细胞排列紊乱，间质有炎细胞浸润。（HE）

图 22-8　苯酚胶浆诱导大鼠盆腔炎模型

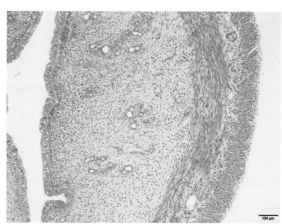

子宫内膜上皮细胞明显变性，固有层腺体萎缩、数量少，炎细胞数量增多，肌层疏松，肌纤维排列紊乱。（HE）

图 22-9　苯酚胶浆诱导大鼠盆腔炎模型

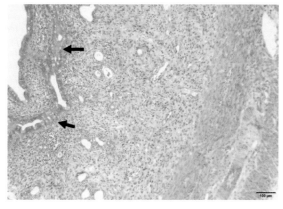

宫腔粘连（箭示），腔内有浆液性液体积聚，宫壁固有层腺体数量减少，存留的腺体萎缩，间质有多量炎细胞浸润。（HE）

图 22-10　混合菌诱导大鼠盆腔炎模型

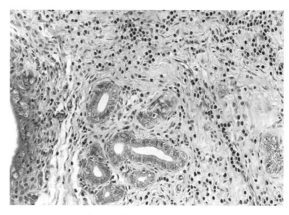

子宫内膜固有层有多量炎细胞浸润，主要为嗜酸性粒细胞。照片左方可见少量子宫内膜，上皮细胞变性。（HE）

图 22-11　混合菌诱导大鼠盆腔炎模型

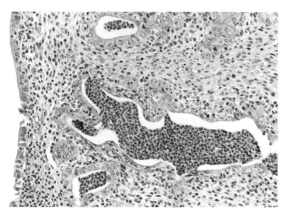

子宫内膜固有层有多量嗜酸性粒细胞浸润，腺体大小不一，部分扩张，内有多量炎细胞，腺腔积脓。（HE）

图 22-12　混合菌诱导大鼠盆腔炎模型

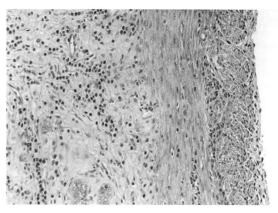

子宫内膜固有层有多量嗜酸性粒细胞浸润，并累及肌层。（HE）

图 22-13　混合菌诱导大鼠盆腔炎模型

【模型评价与注意事项】

（1）大鼠大小适中，易于操作，成本较低。

（2）造模成功率高，死亡率低。

（3）在模型制作过程中要注意避免感染，观察时间也不宜过长，以避免发生无菌性子宫炎，术后要护理。

（4）苯酚胶浆制备过程中要始终保持在水浴锅中进行操作，保持水温，避免苯酚重新固化。

（5）苯酚胶浆对大鼠刺激性较大，有死亡现象，因此要增加每组实验动物数量。

（6）机械损伤子宫内膜组织有助于提高模型复制成功率，但要避免刺破子宫将苯酚胶浆溶液注入腹腔，导致模型复制失败。注射的细菌量也在模型的复制中起重要作用，应严格掌握。

（7）在感染性致病因子中，目前常采用需氧菌（大肠杆菌、金黄色葡萄球菌、链球菌）复制慢性盆腔炎模型，而较少对其他生物因子如厌氧菌（消化链球菌、脆弱类杆菌、产气荚膜梭状芽孢杆菌）、淋球菌、沙眼衣原体、支原体、病毒等致病因子开展模型学研究。今后应加强这方面的工作，使动物模型更符合临床的病理状态，从而促进药物疗效的评估和药物机理的探讨。

【病理观察指标与评分标准】

大鼠子宫内膜炎基本可以反映盆腔炎的状况。苯酚胶浆是化学性腐蚀烧伤剂，尽管它的致炎原理与生物因子（细菌、病毒、支原体）引起盆腔炎不同，但病理改变（炎性反应和炎性粘连）有一致之处。

常规石蜡包埋，HE染色切片，光学显微镜下病理学观察5个指标，并按病变由轻到重的严重程度分为轻微、轻度、中度、重度四级，依次采用"±""+""++""+++"表示，分别记0.5分、1分、2分、3分。无明显病变的为正常，用"–"表示，计0分。

病理观察指标及计分标准如下：

（1）宫腔粘连、闭塞或扩张："–"，无病变，计0分；"+"，<1/3病变，计1分；"++"，1/3～2/3病变，计2分；"+++"，2/3以上病变，计3分。

（2）腔壁结构病变："–"，各层结构正常，计0分；"+"，黏膜固有层腺体结构消失，计1分；"++"，肌层与黏膜层分界不清，计2分；"+++"，分层结构不清，计3分。

（3）上皮细胞变性坏死："–"，单层柱状上皮，计0分；"+"，上皮细胞扁平或脱落<1/3，计1分；"++"，上皮细胞扁平或脱落1/3～2/3，计2分；"+++"，全层上皮细胞变性坏死，计3分。

（4）慢性炎细胞浸润："–"，无慢性炎细胞浸润，计0分；"+"，少数散在或灶性且仅在黏膜固有层内，计1分；"++"，散在或灶性但深入肌层，计2分；"+++"，多数散在或层状浸润并累及全层，计3分。

（5）内膜充血水肿："–"，无内膜充血水肿，计0分；"+"，黏膜固有层轻微充血水肿，计1分；"++"，明显充血水肿，计2分；"+++"，全层充血水肿，计3分。

（引自刘国生，中国实验方剂学杂志,2004）

【造模子宫肿胀率测定】

末次给药24 h后，将动物用戊巴比妥钠（30 mg/kg体重）腹腔注射麻醉，剖腹，摘取双侧子宫，除去表面的脂肪组织后用电子天平称重，子宫左右两侧的重量差即为炎症肿胀程度。求出肿胀率和抑制率，进行组间比较。

肿胀率 =（致炎侧子宫重量 – 未致炎侧子宫重量）/ 未致炎侧子宫重量 ×100%

抑制率 =（模型组子宫平均肿胀率 – 给药组子宫平均肿胀率）/ 模型组子宫平均肿胀率 ×100%

参考文献

［1］陈颖昇，何晓文，肖振宇.舒康汤对慢性盆腔炎大鼠血液流变学影响的实验研究［J］.中国中医药科技，2003，10（2）：128-130.

［2］王志国.当归芍药散对慢性盆腔炎模型大鼠的TNF-α、IL-2影响［J］.中国药学报，2005，33（5）：35-36.

［3］唐伟琼，杨日普，翟桂悦，等.盆腔炎动物模型的建立［J］.中国比较医学杂志，2005，15（5）：305-307.

［4］柴昕，王建六.盆腔炎动物模型建立及应用进展［J］.国际妇产科学杂志，2011，38（6）：487-489.

［5］闻莉，张三元，李莉，等.大鼠慢性盆腔炎模型的技术要求及模型特点［J］.浙江中西医结合杂志，2001：11（8）：484-486.

［6］Song L Y, Tian L W, M Y, et al. Protection of flavonoids from *Smilax china* L. rhizome on phenol mucilage-induced pelvic inflammation in rats by attenuating inflammation and fibrosis［J］. Journal of Functional Foods, 2017, 28: 194-204.

［7］刘国生，王桐生，龙子江，等.盆腔炎冲剂对大鼠慢性盆腔炎模型的影响［J］.中国实验方剂学杂志，2004，10（3）：24-27.

（许惠琴　孙　兰　宗绍波　苏　宁）

第三节　大鼠乳腺增生模型

乳腺增生症（cyclomastopathy）是以乳腺腺泡和导管的上皮细胞及间质结缔组织增生为主要病理变化的一类疾病的总称，人类乳腺增生症可分为乳腺纤维囊性变和硬化性腺病。它既非炎症，又非肿瘤，但是增生性纤维囊性变，囊肿伴有上皮增生，尤其是伴有上皮非典型增生时，则有演变为乳腺癌的可能，被视为癌前病变。

乳腺增生症在临床是育龄期女性最常见的疾患，绝经后一般不再进展，确切的发病机制不明，现代医学认为可能是各种原因引起下丘脑-垂体-卵巢的内分泌功能紊乱，导致卵巢内分泌失调的结果，也可能与周期性分泌的雌激素水平增高或活性增强、孕激素水平相对过低，或与雌激素、孕激素之间的比例失调有关。乳腺组织局部对雌激素、孕激素的敏感性异常也是发病因素之一。上述原因造成月经周期中乳腺组织的增生和复旧过程受到影响，久而久之便可引发本病。临床病人有乳房疼痛，检查时可发现界限不清的硬块或囊肿，在月经前加重，经后缓减，因此，本病的治疗对保障女性身心健康和预防乳腺癌有着重要的意义。

实验性乳腺增生症就是根据上述原理，在一定时间内使实验动物血中雌二醇浓度持续维持在较高水平，造成血中雌、孕激素的比例失调，引起乳腺组织不同程度增生。

【模型复制】

（1）大鼠乳腺增生模型：选用雌性未孕SD大鼠，肌内注射苯甲酸雌二醇（0.5 mg/kg体重，1次/日，连续25 d，继而肌注黄体酮（0.5～0.8 mg/kg体重），1次/d，连续5 d。

（2）小鼠乳腺增生模型：选用雌性未孕小鼠，腹腔注射苯甲酸雌二醇（用甘油稀释），隔日1次，每次0.5 mg/kg体重，共15次。

（3）大耳白兔乳腺增生模型：肌肉注射雌二醇，每次0.2 mg/kg体重，每日1次，共30次。

（4）豚鼠乳腺增生模型：肌肉注射雌二醇，每次 0.5 mg/kg 体重，每日 1 次，连续 50 次。继而肌注黄体酮 3 mg/kg 体重，1 次 /d，连续 10 d。

（5）造模一定时间后用精密游标卡尺测量第三对乳头直径。

（6）收集血液，测定血清中雌激素和孕激素的水平。血清中雌二醇（E2）含量增高，卵泡刺激素（FSH）降低。

【病理变化】

（1）大体观察：大鼠、豚鼠于停药后第 15 d 乳腺体积明显增大，隆起于皮肤表面，触之乳腺稍厚，但无局部包块形成。乳头直径增大。兔于实验第 38 周，动物乳房增大率 100%，以红肿增大者居多，此现象可以持续 72 d。

（2）光镜观察：光镜下病变主要为乳腺小叶体积增大，腺泡数量增多、分泌旺盛，导管上皮增生。根据每小叶内腺泡平均数量、腺泡分泌现象、腺泡和导管上皮的增生程度进行观察和计数，从而将乳腺增生分为 I ~ IV 级，即轻度、中度、重度和极重度增生（图 22-14 ~ 图 22-17）。

正常性成熟的大鼠每小叶内腺泡平均少于 5 个，乳腺增生的大鼠腺泡明显增多，严重时多于 16 个。腺泡腔明显扩张，腔内和各级导管内可见多量伊红染的分泌物，有的分泌物位于腺泡细胞内，致腺泡细胞呈空泡状。导管上皮增生，层次增多，增生明显时，增生的细胞排列成结节状，但细胞无异型性（表22-1）。

表 22-1 乳腺增生程度的病理分级

分级	正常	轻度	中度	重度	极重度
	–	+	++	+++	++++
每小叶内腺泡平均数量（个）	< 5	5 ~ 8	9 ~ 12	13 ~ 16	> 16
腺泡上皮增生程度	与腺泡数量同级，若上皮增生成团，在原级别基础上再升 1 级				
腺泡分泌现象（以小叶为单位）	所有小叶均无分泌	< 1/4	1/4 ~ 1/2	1/2 ~ 3/4	> 3/4
导管（大、中导管）上皮增生程度	细胞核单层（不包括肌上皮）	局部双层（≤ 5）	多处双层（> 5）	局部乳头状增生（≤ 5）	多处乳头状增生（> 5）

（引自傅西林 . 乳腺肿瘤病理诊断图谱 . 吉林科学技术文献出版社，2003）

根据乳腺增生的形态学表现可以将其分为四种类型：腺泡型、导管型、囊性型和混合型。也有学者将其分为以分泌现象为主或以腺泡增生为主的两种类型。

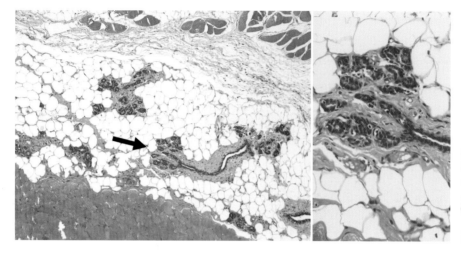

左图示正常乳腺组织、乳腺腺泡和导管，每个小叶腺泡数量少，导管上皮无增生，处于静止期状态。右图为左图箭示区域放大观。（HE）

图 22-14 大鼠正常乳腺组织

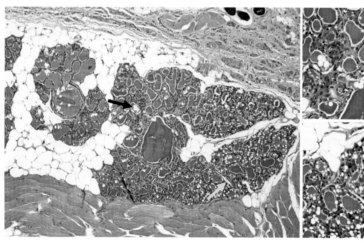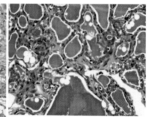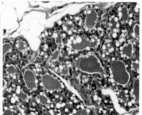

左图示乳腺小叶体积明显增大，腺泡数量增多，导管腔扩张、增大，腔内有多量分泌物。右上图为左图黑箭所示区域放大观，以腺泡、导管扩张为主，大量分泌物积聚于腺泡或导管内。右下图为左图黄箭所示区域放大观，部分腺泡细胞内出现脂滴空泡，呈空泡状。（HE）

图 22-15 大鼠乳腺增生模型

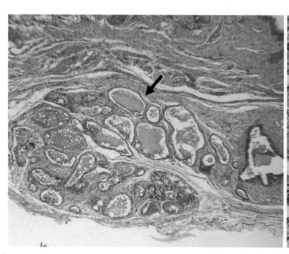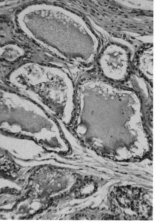

左图示乳腺小叶体积增大，腺泡数量增多，腺泡、导管腔扩张呈囊状，腔内可见多量分泌物。右图为左图黑箭所示区域放大观，扩张的腺泡、导管衬覆单层扁平上皮，腔内有多量分泌物积聚。（HE）

图 22-16 大鼠乳腺增生模型

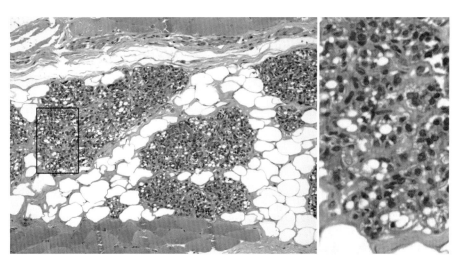

乳腺小叶体积增大，腺泡数量增多，以小腺泡为主，并见大量的脂质空泡。右图为左图黑框处放大观，腺泡小，腺腔不明显，多数细胞内有脂滴空泡。（HE）

图 22-17　大鼠乳腺增生模型

【模型评价及注意事项】

（1）雌、孕激素联合应用造模法简单易行，成功率 100%。

（2）应注意动物乳腺增生与人类乳腺增生在组织病理学上存在差异。动物的乳腺增生为弥漫性，局部无肿块；人类乳腺增生常为局限性，增生的乳腺在局部形成包块。这种形态学上的差异可能与乳腺内雌激素（E2）受体的分布和对 E2 受体的敏感性不同有关，动物的 E2 受体弥漫性分布，因而局部不形成可触及的肿块。

参考文献

［1］阚秀.乳腺癌临床病理学［M］.北京：北京医科大学，中国协和医科大学联合出版社，1993：166.

［2］傅西林.乳腺肿瘤病理诊断图谱［M］.北京：科学技术文献出版社，2003：250，255.

［3］饶金才，李兰珍，陈云生，等.乳腺增生病动物模型的复制及病理类型［J］.中国病理生理杂志，1992，8（6）：671-672.

［4］陈雪琴，王晓稼，马胜林.乳腺增生病实验及临床研究进展［J］.医学综述，2005，11（7）：624.

（苏　宁）

第四节　大鼠子宫肌瘤模型

子宫平滑肌瘤（leiomyoma of uterus）是女性生殖系统最常见的良性肿瘤，多发生于生育年龄的妇女，30岁以上妇女多见，常是引起子宫功能性出血、下腹不适的原因，甚至可以造成不育。肿瘤的发生与激素水平有关，雌激素可以促进肿瘤生长，绝经期后由于雌激素水平下降，肿瘤逐渐萎缩。

通过肌内注射苯甲酸雌二醇结合黄体酮可诱发子宫肌瘤，这与肿瘤发生的激素理论相一直，现代研究认为雌激素和孕激素是肿瘤生长的主要促进因素，能够通过自分泌和旁分泌互相调节，其联合作用使细胞DNA合成和有丝分裂能力增强，导致有丝分裂率增加，促进肿瘤生长。

【模型复制】

健康雌性SD大鼠，体重150～180 g，肌内注射苯甲酸雌二醇0.1 ml/只（含药量0.1 mg），3次/周（周一、三、五），共16周，第10周起加注射黄体酮0.05 ml/只（含药量1 mg），2次/周（周二、四），共7周。对照组肌内注射生理盐水0.1 ml/只，3次/周，共16周。

实验结束处死动物时，使其仰卧于鼠板，于耻骨联合上方1 cm，沿中线做一4 cm纵切口，逐层切开腹壁，进入腹腔，可见肠管样双角子宫。将子宫完整剪下，去除子宫表面脂肪、血管，观察子宫和肌瘤形态，计算肌瘤形成率和子宫脏器系数（子宫重量/体重×100%），并将子宫固定于10%福尔马林固定液中。

【病理变化】

（1）肉眼观察：子宫壁不规则的增厚，增厚处宫壁触之硬度增加。

（2）HE切片光学显微镜下形态学表现如下：

① 对照组大鼠子宫壁横切面，可见内层环形、外层纵行平滑肌，两层间见丰富的血管。平滑肌层较薄，平滑肌细胞细长，排列整齐，胞核呈杆状，核仁不清，黏膜固有层有少量嗜酸性粒细胞，肌层可见少量嗜酸性粒细胞（图22-18，图22-19）。

② 模型组大鼠低倍镜下见子宫壁肌层厚薄不一，平滑肌细胞排列紊乱，局限性或弥漫性增生，增生的平滑肌局部伸入固有层中或向系膜区延伸。高倍镜下肌纤维肥大、胞浆红染，胞核增大，两端钝圆，呈短梭形或椭圆形，核仁清晰，核分裂象少见或不见，细胞无明显异型性。黏膜固有层嗜酸性粒细胞数量增多，肌层常出现嗜酸性粒细胞浸润（图22-20～图22-23）。

大鼠平滑肌瘤和人类不同的是通常不形成结节状病灶，也无假包膜。此外子宫内膜上皮可呈高柱状，也可出现鳞状上皮化生，固有层腺体数量减少（图22-24）。

【模型评价与注意事项】

（1）该模型制备方法简单，易于操作。

（2）大鼠大小适中，易于操作，成本较低。

（3）模型大鼠血清雌激素（E2）、孕激素（P）水平会显著升高，子宫系数显著增大。

（4）模型成功率较低，死亡率在15%左右。

（5）在模型制作过程中要注意避免感染，观察时间也不宜过长，以避免发生无菌性子宫炎。

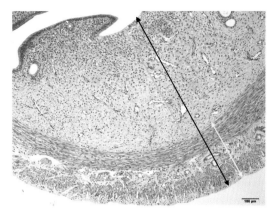

由上到下为子宫内膜层（内膜上皮和固有层，蓝双箭示）、肌层（内环形，外纵行，黄双箭示）、子宫外膜（浆膜）。黑双箭示子宫壁全层。（HE）

图 22-18 正常子宫壁横切面

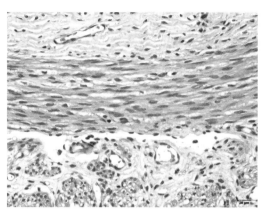

由上到下为子宫部分固有层、肌层（内环形，外纵行），排列整齐。（HE）

图 22-19 正常子宫壁肌层高倍观

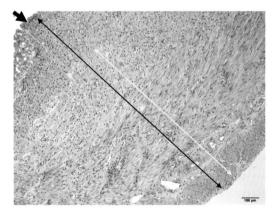

子宫壁明显增厚，主要是肌层增厚所致，平滑肌细胞排列极不规则，内环形肌厚薄不一，与固有层分界欠清。黑粗箭示子宫内膜上皮；黑双箭示子宫壁；蓝双箭示子宫内膜层，包括内膜上皮和固有层；黄双箭示肌层。（与图 22-18 正常子宫同样放大倍数）

图 22-20 肌瘤子宫壁横切面

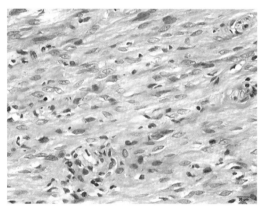

照片中仅见环形肌层，较图 22-19 明显增厚，平滑肌细胞肥大，排列不整齐，细胞核增大，可见嗜酸性粒细胞浸润。（与图 22-19 子宫壁肌层高倍观同样放大倍数，HE）

图 22-21 肌瘤子宫壁肌层高倍观

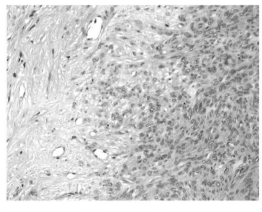

平滑肌瘤细胞肥大，排列不整齐，左中部肌瘤细胞凝固性坏死。（HE）

图 22-22 肌瘤局部坏死

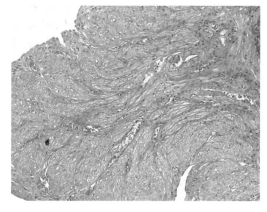

增生的平滑肌瘤细胞延伸入子宫系膜区，致系膜区增宽，组织致密。（HE）

图 22-23 肌瘤

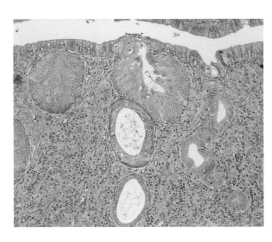

患有肌瘤的大鼠子宫内膜增生，上皮细胞呈高柱状，部分腺上皮细胞鳞状上皮化生，间质嗜酸性粒细胞数量增多。（HE）

图 22-24　肌瘤内膜增生

参考文献

［1］Wu X X, Wang H, Englund K, et al. Expression of progesterone receptors A and B and insulin-like growth factor-I in human myometrium and fibroids after treatment with a gonadotropin-releasing hormone analogue［J］. Fertil Steril, 2002, 78（5）: 985-993.

［2］李东华. 子宫肌瘤大鼠模型制备方法之比较［J］. 中国现代医学杂志, 2005, 15（24）: 3700-3702.

［3］韩立民. 子宫肌瘤模型的复制及肌瘤消颗粒干预作用的实验研究［D］. 长沙：湖南中医学院, 2002.

（孙　兰　苏　宁）

第五节　化学致癌剂诱导大鼠乳腺癌模型

用 7，12- 二甲基苯并蒽［7，12-dimethylbenz(a)anthrancene, DMBA］灌胃可诱导大鼠乳腺癌。

【模型复制】

未交配的雌性 SD 大鼠，42 日龄，5～6 只／笼，室温，每天控制光照 12 h，通风，随意进食、饮水，饲喂颗粒饲料。达 45 日龄时，每鼠胃饲 1 ml 麻油，内含 10 mg DMBA，一周后重复喂药一次。

对已经出现的肿瘤，每周一次以 0～20 cm 的游标卡尺（哈尔滨量具刃具厂）测量肿瘤的长径（L）和宽径（W）（最大径），连续测量至处理结束，并用公式 $L/2 \times W/2 \times \pi$ 估计其面积。

实验的第 8～12 周左右，肿瘤即可出现。根据实验需要决定观察时间的长短。实验结束，颈椎脱臼法处死大鼠，切开皮肤，暴露 6 对乳腺，详细检查各对乳腺：有肿瘤者，取下肿瘤，分别记录其形态及切面情况，同时对局部淋巴结及腹腔脏器做仔细检查；有异常者，取样与瘤组织一起放入 10% 中性缓冲福尔马林中固定；无肿瘤的乳腺也取部分固定。

第 20 周左右实验结束时，致瘤率可达 80%（全部大鼠中荷瘤鼠所占比例），致癌率约为 70%（全部瘤体中恶性瘤所占比例）。

【病理变化】

大体乳腺肿瘤外观可为球形、椭圆形或多结节不规则状，与周围组织大多分界清楚，第 2、3 对乳腺区多见。恶性瘤表面可呈灰白、暗红，可有出血坏死。囊性者可见腔内有血性液体，部分囊内壁可有乳头状突起。良性肿瘤外观多为瓷白色，质韧，有完整包膜，无出血坏死。本模型诱发的恶性肿瘤多为腺癌，偶见肉瘤。但DBMA诱发的大鼠乳腺肿瘤较为杂乱，同一肿瘤中常可混有乳头状癌、筛状癌、粉刺癌等，周围部分尚可有良性病变同时存在。腺癌细胞排列呈腺管状，癌细胞可呈单层或多层，细胞异型明显，核分裂象易见；局部细胞可呈乳头状增生，细胞相互连接呈筛孔状（图22-25～图22-32）。

该模型具有成功率高，与人类乳腺癌十分相似等优点。

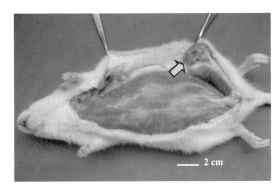

肿瘤多发，其中之一被剪开。

图 22-25　DMBA 诱导大鼠乳腺癌 12 周

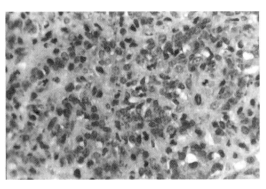

癌细胞分化差，腺管状结构不明显，核分裂象易见。（HE）

图 22-26　DMBA 诱导大鼠乳腺癌 12 周

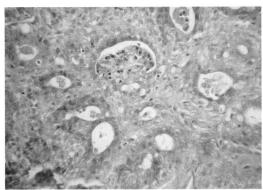

癌细胞大小不一、形态不规则，排列成腺样结构，腺腔内可见脱落坏死的癌细胞。（HE）

图 22-27　DMBA 诱导大鼠乳腺癌 12 周

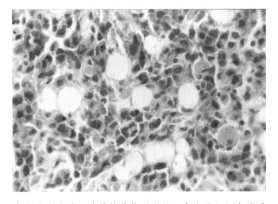

癌细胞分化差，腺管状结构不明显，在脂肪组织内呈浸润性生长。（HE）

图 22-28　DMBA 诱导大鼠乳腺癌 12 周

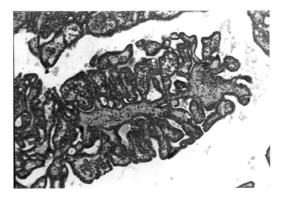

癌细胞排列成乳头状结构。（HE）

图 22-29　DMBA 诱导大鼠乳腺癌 12 周

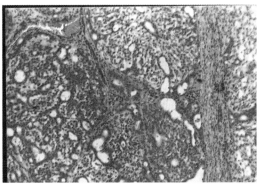

癌细胞排列成筛网状结构。（HE）

图 22-30　DMBA 诱导大鼠乳腺癌 12 周

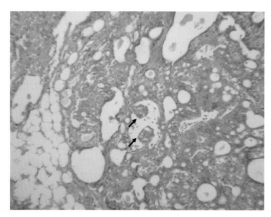
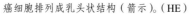

癌细胞排列成乳头状结构（箭示）。（HE）

图 22-31　DMBA 诱导大鼠乳腺癌 12 周

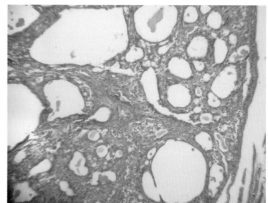

癌细胞排列成筛网状结构。（HE）

图 22-32　DMBA 诱导大鼠乳腺癌 12 周

参考文献

［1］Russo J, Saby J, Isenberg W M, et al. Pathogenesis of mammary carcinomas in duced in rats by 7, 12-dimethylbenz［a］anthracene［J］. Nat Cancer Inst, 1977, 59（2）: 435-445.

［2］Feng M, Feng C, Yu Z G, et al. Histopathological alterations during breast carcinogenesis in a rat model induced by 7, 12-Dimethylbenz(a)anthracene and estrogen-progestogen combinations［J］. Int J Clin Exp Med, 2015, 8（1）: 346-357.

（陈平圣）

第二十三章　雄性生殖系统疾病动物模型

第一节　睾丸生殖功能低下动物模型

随着生存环境的不断变化，人类生殖面临着严重的威胁，有报道男性不育患者在已婚男子中占 5%～6%。通过动物实验研究男性不育症的机制，对研究人类生殖有着重要的意义，对筛选男性抗生育药物也很有必要。

一、腺嘌呤诱导大鼠不育模型

睾丸是产生精子和分泌雄性激素的重要器官，睾丸内部存在血睾屏障及复杂的细胞因子网络，使睾丸处于免疫豁免状态，并阻止一些有害物质的入侵，从而创造了相对稳定的生精内环境，维持正常的生精功能，如果某个程序被打断，生精功能将发生紊乱，有可能引起雄性不育。

腺嘌呤是能引起雄性大鼠睾丸功能损害的化合物之一，可能通过减少精子中精蛋白含量而起作用。睾丸内精子发生过程中，精原细胞经精母细胞、精子细胞阶段最终形成成熟的精子。在精子细胞阶段，发生了精蛋白及蛋白取代反应（histone-to-protamine replacement reaction, HPRR）过程，精蛋白取代了单倍体精子细胞核内的组蛋白，使精子细胞核高度浓缩，其形态由圆形变为长形，最终形成成熟的精子，因此精蛋白是成熟精子的主要核蛋白，HPRR 与生育力有着密切的关系。大鼠经腺嘌呤处理后，精子中精蛋白含量明显减少，也可能是造成大鼠不育的机制之一。

【模型复制】

（1）2 月龄健康雄性 SD 大鼠，体重 220～250 g，给予高腺嘌呤饲料（每 100 g 固体饲料中混入 0.5 g 腺嘌呤），自由饮水进食。或每日 25 mg/100 g 体重腺嘌呤以蒸馏水 1 ml 配制后灌胃，连用 30 d。

（2）实验第 30 d 乌拉坦麻醉大鼠。

（3）实验结束，剖取睾丸组织，Bouin 固定液固定，常规病理切片，HE 染色。

（4）抽取血液，检查血中睾酮含量，结构显示睾酮明显下降。

【病理变化】

（1）大体解剖：睾丸体积缩小，脏器系数降低。附睾体积缩小、重量减轻。

（2）光镜下：青春期发育正常的睾丸，曲细精管中各级生精细胞排列规整、发育正常，管腔内可见与生殖阶段有关的相应数量的精子，管壁周界整齐，基膜薄。睾丸间质细胞发育良好。

造模后睾丸曲细精管呈不同程度的退行性变，生精上皮层次减少，管壁变薄或皱缩塌陷。管腔变大，腔内各级生精细胞和精子数量减少，可见空泡变性的支持细胞或多核巨细胞，部分管腔生精细胞全部破坏，偶见残存的支持细胞。间质内可见水肿或结缔组织增生。附睾管内精子数量明显减少，变性、坏死脱落的生精细胞数量增多（图23-1，图23-2）。

【模型评价与注意事项】

（1）腺嘌呤诱导的大鼠不育模型睾丸损伤较轻，其重量降低也不明显；病变主要表现为附睾重量明显下降，精子数量明显减少，活力下降，畸形率上升，顶体酶活性下降等。

（2）由于腺嘌呤同时可致大鼠肾衰竭，动物死亡率较高，如果减少造模剂量则精子减少不明显，因此实验前最好先进行预试，选择合适的剂量和造模时间，既能复制出理想的不育症模型，又不致引起严重的肾衰竭，导致动物死亡。

（3）用于组织学检查的睾丸标本可用10%福尔马林液固定，石蜡包埋，HE染色。然而用Bouin固定液固定效果更好，可以减少睾丸曲细精管收缩的程度。

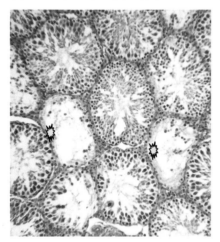

照片中部分曲细精管生精现象轻度减少，部分曲细精管明显变薄，生精细胞数量极少或消失（星示）。（HE）

图23-1　腺嘌呤诱导大鼠不育睾丸模型

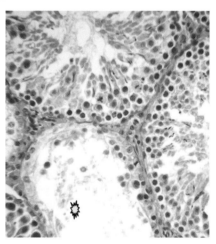

图23-1星号处局部放大观。照片上方曲细精管生精细胞排列紊乱、疏松，但仍可见处于不同发育阶段的生精细胞。下方（星示）曲细精管壁明显变薄，生精细胞重度减少，仅存留少量变性的细胞。（HE）

图23-2　腺嘌呤诱导大鼠不育睾丸模型

【大鼠曲细精管生精现象异常评分标准】

表23-1　大鼠曲细精管生精现象异常的具体评分标准（参照俞建军等编排）

异常程度	得分*	曲细精管内径/μm	管周膜厚度/μm	管壁生殖细胞层数/层	生殖细胞成熟程度
正常	5	131～160	3	>4	有成熟精子
轻度	4	101～130	>3～5	>3～4	阻滞在精子细胞阶段
中度	3	76～100	>5～7	>2～3	阻滞在次级精母细胞阶段
重度	2	51～75	>7～10	1～2	初级精母细胞阶段
严重	1	25～50	>10～13	<1	精原细胞阶段
极严重	0	<25	>13	无细胞层	仅有支持细胞

*表中的得分为每项指标的得分，而不是四项指标的总分。一个曲细精管各项指标的异常程度可以不同，例如：曲细精管内径轻度缩小在100～130 μm之间为4分，管周膜厚度6 μm为3分，管壁生殖细胞层数1层为1分，生殖细胞成熟程度阻滞在初级精母细胞阶段为2分。因而总分为10分。各项指标病变均严重的为4分

参考文献

［1］黄天伦，夏明珠，任开明. 腺嘌呤致大鼠雄性不育的实验研究［J］. 重庆医学，2003，32（4）：485-486.

［2］Zheng P D, Zhu Y L, Ding M C, et al. Studies on rat model of testis dysfunction caused by adenine［J］. Acta Medica Sinica, 1989, 4（3）：67-69.

［3］乔天愚，何士元，郑光天，等. 男性不育患者的睾丸组织评分检查法［J］. 重庆医科大学学报，1986，11（4）：264-265.

［4］俞建军，陈昭典. 精索静脉曲张大鼠睾丸生精功能的定量研究［J］. 中国病理生理杂志，2003，19（1）：78，86.

［5］黄天伦，夏明珠，任开明. 腺嘌呤致雄性不育和慢性肾衰大鼠模型的相关性研究［J］. 中国男科学杂志，2003，17（3）：171-173.

［6］王一飞. 人类生殖生物学［M］. 上海：上海科学技术文献出版社，2005.

［7］Makler A. Potential sources of error with the Makler counting chamber［J］. Fertil Steril, 2000, 73（5）：1066-1067.

二、雷公藤诱导大鼠不育模型

雷公藤（*Tripterygrum wilfordii*）为卫矛科植物，生长在我国长江以南各省及西南地区。药理研究发现雷公藤有抗炎、免疫、抗生育、抗肿瘤、抗菌等活性，近20年来被广泛用于治疗类风湿性关节炎、慢性肾炎、慢性肝炎、血小板减少性紫癜及某些皮肤病。临床观察表明，雷公藤抗生育作用效果明显，作用可逆，但长期使用也可能引起生殖器官的难逆性损害，因此，研究其抗生育作用，探明不同的给药方法对抗生育作用的影响，可以为临床应用时避免其生殖毒性提供合适的给药方案，同时也有开发为新的避孕药的潜力。

从雷公藤制剂中分离出的多种抗生育活性成分，抗生育作用机制不同，其中雷公藤多苷（multiglycosides of *Tripterygium wilfordii*, GTW）可能直接作用于变态期精子细胞内骨架系统的微管或纵行粗纤维及肌动蛋白，可能还对睾丸间质细胞一氧化氮合成酶（NOS）有抑制作用，从而干扰圆形精子细胞向成熟精子转化，也妨碍了生精细胞的正常分裂过程。精子细胞和精子最敏感、受累最早，精原细胞敏感性最低。

【模型复制】

雄性 Wistar 大鼠，体重200~230 g，鼠龄170 d左右，GTW 每日20 mg/kg体重，灌胃，连续30 d，造成大鼠雄性不育模型。

【病理变化】

（1）大体解剖：睾丸、附睾体积明显缩小，质地变软，脏器系数显著下降。

（2）光镜下：大鼠睾丸生殖上皮退行性变，精原细胞分裂受抑制，各级生精细胞减少和消失，其中以精子、精子细胞和次级精母细胞最敏感。

有研究发现雄性SD大鼠每日喂服GTW 10 mg/kg体重，3周后开始出现头尾分离的精子，未见长形精子细胞，管腔缘待释放的精子头部呈圆形，精子顶体反应为阴性。喂服GTW 8周后，全部大鼠丧失生育力，13周后管腔内可见退变脱落的生精细胞，尤其是圆形精子细胞较为多见，少数管腔内可见多核巨细胞，并见严重的生精上皮细胞排列紊乱（图23-3~图23-8），停药4周后，生育力开始恢复。

附睾上皮管腔内可见精子头尾分离及脱落的生精细胞，残留的精子畸形（图23-9，图23-10）。

【模型评价与注意事项】

（1）雷公藤诱导的大鼠不育模型睾丸损伤较重，附睾、睾丸重量及脏器系数均显著下降，精子数量明显减少，多为畸形精子，活力几乎消失，可作为研究人类少精或无精所致不育的模型。

（2）雷公藤对睾丸生精上皮损伤的严重程度与用药剂量大小和给药时间长短成正比。因此可根据实验需要选择适当的剂量和造模时间，复制相应病变的模型。

（3）由于雷公藤同时还有致肝、肾等毒性的作用，动物在造模过程中体重明显下降，严重者甚至死亡。因此造模时应选择合适的剂量，避免造成过多动物死亡。

（4）雷公藤抗生育作用效果明显，作用可逆，可用于寻找有效的化学成分，开发新的避孕药。

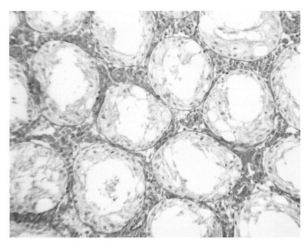

低倍镜下曲细精管生精现象重度减少，管壁变薄，照片中多数生精细胞消失殆尽。（HE）

图 23-3 雷公藤诱导大鼠不育睾丸模型

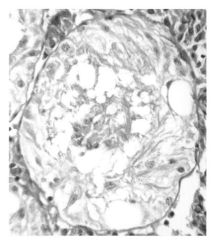

高倍镜下一个曲细精管各级生精细胞消失，仅存留少量支持细胞，管腔内尚可见变性的精子细胞。（HE）

图 23-4 雷公藤诱导大鼠不育睾丸模型

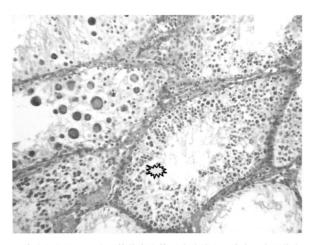

照片为低倍镜观，曲细精管内生精细胞数量明显减少，出现体积大、细胞核多的多核细胞。（HE）

图 23-5 雷公藤诱导大鼠不育睾丸模型多核巨细胞

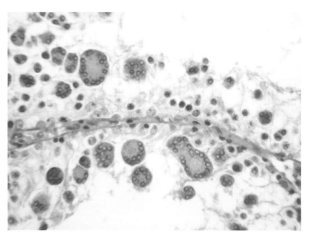

照片中曲细精管内生精细胞数量明显减少，出现多核细胞，后者为多个精子细胞融合而成。（HE）

图 23-6 雷公藤诱导大鼠不育睾丸模型多核巨细胞

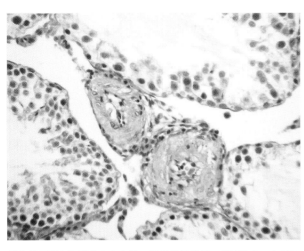

照片显示睾丸间质的2个血管，管壁明显增厚，管腔狭小。血管周围曲细精管内生精细胞数量也明显减少。（HE）

图 23-7　雷公藤诱导大鼠不育模型睾丸

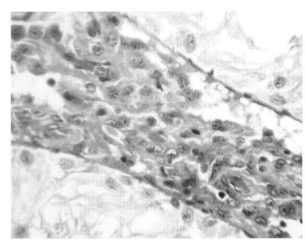

照片显示睾丸间质，间质细胞数量较正常增多，周围曲细精管内生精细胞消失。（HE）

图 23-8　雷公藤诱导大鼠不育模型睾丸

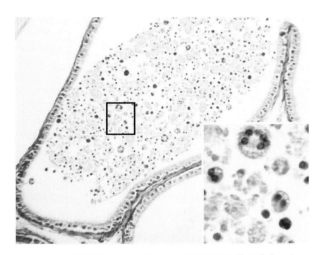

照片采自重度萎缩睾丸的附睾，光镜下附睾管内精子消失，有大量脱落、变性的细胞，其中有多核巨细胞。右下图为黑框内放大观。（HE）

图 23-9　雷公藤诱导大鼠不育模型附睾管

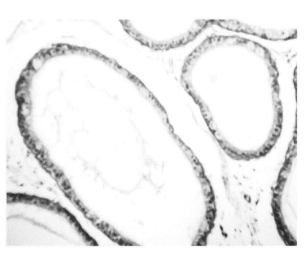

照片采自重度萎缩睾丸的附睾，附睾管内精子消失，有少量蛋白性分泌物。（HE）

图 23-10　雷公藤诱导大鼠不育模型附睾管

参考文献

［1］王诗鸿.雷公藤抗雄性生育作用研究进展［J］.时珍国医国药，2005，16（11）：1165-1167.

［2］郑家润.雷公藤总苷对生殖器官的影响［J］.中国医学科学院学报，1985，7（1）：26.

（卞慧敏　苏　宁）

第二节 大鼠睾丸扭转模型

睾丸扭转好发于青春期前后的小儿。短时间的扭转将造成组织缺血性损伤。幼鼠模型的建立有助于了解睾丸扭转对生精能力的影响。

【模型复制】

（1）选用健康雄性 SD 大鼠，体重（180±10g），戊巴比妥钠 50 mg/kg 体重腹腔注射麻醉，行下腹正中小切口，显露左侧睾丸并切断睾丸引带，分离筋膜至附睾头，顺时针旋转左侧睾丸 720°。

（2）实验方法一：顺时针旋转左侧睾丸 720°，并保持 2 h，其间夹闭切口。2 h 后将扭转睾丸复位并固定于阴囊内，术后 24 h 颈椎脱臼法处死动物，留取手术侧睾丸。

（3）实验方法二：顺时针旋转左侧睾丸 720°，白膜缝合防止自发复位，阴囊缝合，5 d 后处死动物，留取手术侧睾丸。

【病理变化】

（1）睾丸扭转 2 h，可见生精细胞向管腔内脱落，生精上皮变薄、层次减少，细胞排列紊乱，TUNEL 染色可见部分凋亡细胞，凋亡细胞核呈圆形棕黄色小体（图 23-11，图 23-12）。

（2）睾丸扭转 5 d，大部分生精小管坏死，管腔轮廓尚存，而腔内生精细胞层次不清，大部分细胞崩解，呈红染的无结构的颗粒样物，部分生精小管未完全坏死，可见生精上皮变薄、层次减少，一些衰退的初级精母细胞可见染色质边聚，甚至核固缩及核碎裂（图 23-13，图 23-14）。

【模型评价及注意事项】

（1）睾丸扭转的损伤程度与扭转时间密切相关，2 h 足以造成生精功能下降。

（2）造模时间短，易于观察。

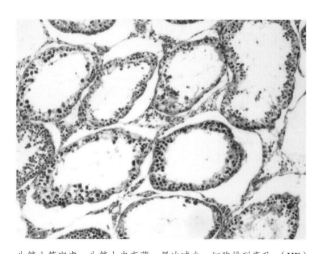

生精小管空虚，生精上皮变薄，层次减少，细胞排列紊乱。（HE）

图 23-11 大鼠睾丸扭转模型

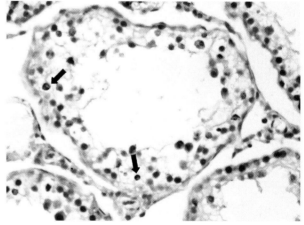

部分精原细胞和精母细胞凋亡，黑箭示凋亡细胞。（TUNEL）

图 23-12 大鼠睾丸扭转模型

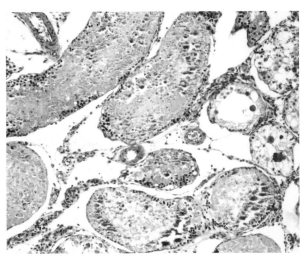

生精小管坏死。（HE）

图 23-13 大鼠睾丸扭转模型

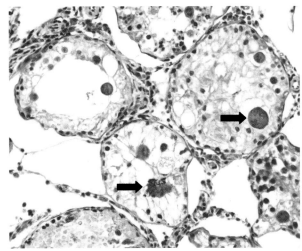

一些衰退的初级精母细胞可见染色质边聚，甚至核固缩及核碎裂（黑箭示）。（HE）

图 23-14 大鼠睾丸扭转模型

参考文献

［1］Yang S, Shih H J, Chow Y C, et al. The protective role of heme oxygenase-1 induction on testicular tissues after testicular torsion and detorsion［J］. Journal of urology, 2007, 177（5）: 1928-1933.

［2］孙杰，刘国华，沈立松，等 . 青春期前睾丸扭转对大鼠生精能力的长期影响［J］. 中华小儿外科杂志，2001，22（1）: 52-53.

（张爱凤）

第三节 前列腺炎动物模型

前列腺炎（prostatitis）是泌尿系统的常见疾病，主要表现为会阴不适、尿痛、尿道灼热、尿频、残尿感，下腰痛、小腹痛等症状。实验室检查可见前列腺液内白细胞数量增加，卵磷脂小体数量减少等改变。根据前列腺炎产生的病因，临床上分为细菌性和非细菌前列腺炎两类。动物模型也可分为两种类型：细菌性前列腺炎多由大肠杆菌、肠球菌、金黄色葡萄球菌感染所导致；非细菌性炎症，目前常用卡拉胶、消痔灵和免疫佐剂引发。

一、卡拉胶诱导大鼠前列腺炎模型

卡拉胶是一种致炎剂，能引发大鼠非细菌性前列腺炎。前列腺内注入卡拉胶后，前列腺液中白细胞数增加，卵磷脂小体减少，前列腺液细菌培养阴性，上述指标符合临床非细菌性前列腺炎的表现。卵磷脂小体减少的原因可能是正常前列腺内含有大量卵磷脂，前列腺炎时增生或渗出的巨噬细胞吞噬大量脂类，使前列腺液内的卵磷脂减少或消失。

【模型复制】

（1）配制 1% 卡拉胶生理盐水溶液。

（2）取体重 200～250 g 雄性 Wistar 大鼠或 SD 大鼠，乙醚麻醉，无菌条件下行下腹部正中切口，暴露前列腺。

（3）在精囊内注入 1% 卡拉胶生理盐水溶液 0.1～0.2 ml（也可注入前列腺腹叶内），然后缝合腹壁切口。

（4）卡拉胶致炎后一定时间处死动物，称量前列腺湿重。

（5）取前列腺液 1 滴，放入白细胞稀释液中，计数白细胞总数。另取 1 滴前列腺液涂片，镜下检查卵磷脂小体的密度。其评分标准：卵磷脂小体占 1/4 视野为 1 分，1/2 视野为 2 分，3/4 视野为 3 分，满视野为 4 分。

（6）取前列腺液于无菌条件下接种到肉汤琼脂培养基平皿内，37 ℃培养 48 h 后检查有无细菌生长。

【病理变化】

造模成功的大鼠，前列腺液由正常的清亮变为混浊，其内白细胞数增加，卵磷脂小体密度减少。前列腺液细菌培养阴性。

组织病理学检查为前列腺炎改变。通常于术后 24 h 即可形成非细菌性前列腺炎的模型。

（1）大体观：正常前列腺组织柔软，有光泽，弹性好，易分离，与周围组织无粘连。模型前列腺体积增大，肉红色、半透明，质地变软，与周围组织有粘连。

（2）光镜观：前列腺腺泡体积增大，腺腔内胶质增多，深伊红染。间质血管扩张、充血，有多量淡伊红染的蛋白性水肿液和不同程度的炎细胞浸润。造模时间长短不同，组织病理学改变不一，早期间质水肿明显，浸润的炎细胞主要为中性粒细胞、单核巨噬细胞，此后水肿渐减轻、单核巨噬细胞数量渐增多，后期浸润的炎细胞主要为单核巨噬细胞、淋巴细胞和浆细胞，并有纤维组织增生（图 23-15～图 23-18）。增生的纤维组织早期光镜下为散在分布的体积大、胞浆淡染的成纤维细胞。增生量多时成纤维细胞呈束状，并逐渐产生胶原纤维，成纤维细胞变为细长的纤维细胞。后期局部完全由胶原组织替代，胶原纤维还可以发生玻璃样变。间质增生的同时腺体可以发生萎缩，腺腔缩小，分泌物减少，腺腔内可见坏死、脱落的腺上皮细胞，部分腺体腺上皮呈乳头状增生。

光镜下根据病变范围、炎细胞浸润程度、间质增生程度进行量化评分，具体标准如下（周宁娜等）：

① 病变范围：分为 5 个等级，分别以 0、1、2、3、4 代表切片中标本组织基本正常、小部分（不到 1/4 视野）组织有病变、部分（1/4～1/2 视野）组织有病变、大部分（1/2～3/4 视野）组织有病变、全部（3/4～4/4 视野）组织有病变。

② 炎细胞浸润程度：分为 4 个等级。分别以 0、1、2、3 代表切片中标本组织偶见或未见炎细胞、炎细胞散在或偶见成灶状分布、炎细胞成灶状分布、炎细胞弥漫性浸润。

③ 间质增生程度：分为 4 个等级。分别以 0、1、2、3 代表切片中标本组织未见成纤维细胞增生、成纤维细胞散在分布、成纤维细胞束状分布、可见胶原纤维形成或胶原纤维发生玻璃样变。

【模型评价及注意事项】

（1）本模型制作方法易行可靠，炎症周期适中，可用于抗炎药物的筛选。

（2）致炎剂应提前一日配置，冰箱储存。

（3）致炎剂注入的部位要固定，取材部位要一致。

（4）致炎剂的注入量要尽可能准确，以免影响结果。

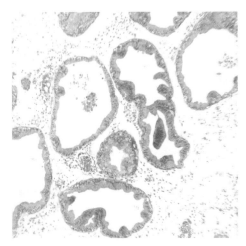

间质充血、水肿，炎细胞浸润，腺上皮细胞基本正常。（HE）

图 23-15　卡拉胶诱导大鼠前列腺炎模型

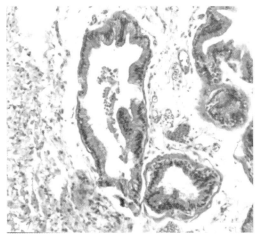

间质充血、水肿，有炎细胞浸润，部分腺体腺上皮细胞变性、坏死。（HE）

图 23-16　卡拉胶诱导大鼠前列腺炎模型

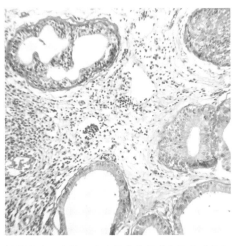

间质充血、水肿，有大量单核巨噬细胞和淋巴细胞浸润，腺上皮细胞变性、坏死。（HE）

图 23-17　卡拉胶诱导大鼠前列腺炎模型

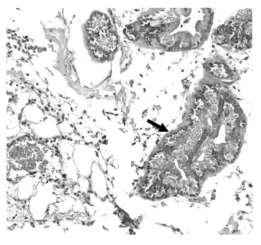

间质高度水肿呈疏松网状，局部有单核巨噬细胞和淋巴细胞浸润，腺上皮细胞变性，排列紊乱（箭示）。（HE）

图 23-18　卡拉胶诱导大鼠前列腺炎模型

二、大肠杆菌诱导大鼠前列腺炎模型

大肠杆菌感染引起前列腺液中白细胞显著增多，卵磷脂小体密度减少，引起前列腺炎性病变。大肠杆菌引发的前列腺炎主要表现为腺腔内有大量中性粒细胞集聚（腺腔积脓），腺上皮细胞变性、坏死明显，间质充血水肿及炎细胞浸润，但不如卡拉胶引发的前列腺炎明显。

【模型复制】

（1）配制大肠杆菌混悬液：配制 1.4×10^{7}/ml 大肠杆菌生理盐水混悬液。

（2）成年雄性 Wistar 大鼠禁食 12 h 后戊巴比妥钠麻醉，无菌条件下行下腹部正中切口，找到双侧精囊并暴露前列腺，在前列腺背叶注射 $1.4×10^7$/ml 大肠杆菌生理盐水混悬液 0.2 ml，将前列腺还纳原位，缝合肌肉、皮肤。也可在凝固腺内注射同样数量的大肠杆菌。

（3）处死动物后剖腹，取前列腺按摩液 10 μl，放入白细胞稀释液中，计数白细胞总数。

（4）另取 1 滴前列腺液涂片，镜下检查卵磷脂小体的密度，评分标准同大鼠非细菌性前列腺炎模型。

（5）处死动物后迅速取前列腺液，于无菌条件下接种到肉汤琼脂培养基平皿内，37 ℃培养 48 h 后检查有无细菌菌落形成。

【病理变化】

注射大肠杆菌 2～3 d 后形成细菌性前列腺炎模型（图 23-19，图 23-20）。解剖时见前列腺体积增大，肉红色或灰黄色（和炎症程度有关）。

光镜下病变区腺腔内有程度不等的中性粒细胞集聚，形成腺腔积脓，腺上皮细胞不同程度的变性坏死，间质血管扩张充血、水肿，有中性粒细胞浸润。

前列腺标本病理形态学检查时，将腺腔内炎细胞浸润、腺上皮增生、间质炎等病变分为 4 级，记录各切片的病变程度。

【模型评价与注意事项】

（1）本模型复制的前列腺炎发生在背叶，与人前列腺炎多发生在外周区相对应。

（2）进行前列腺液细菌培养，定期观察菌落形态并记录菌落数。

（3）所用针头以 4 号、5 号为佳，注射时菌液不能外漏。

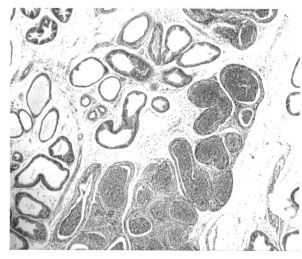

病变与正常组织交界处，右下方腺腔内充有多量炎细胞，左上方腺体病变不明显。炎症区域间质疏松水肿，有炎细胞浸润。（HE）

图 23-19　大肠杆菌诱导大鼠前列腺炎模型

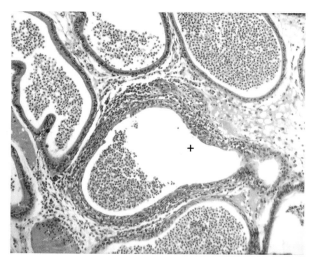

腺体扩张，腔内有大量中性粒细胞集聚，其中一个腺体腺上皮细胞坏死（"+"示），间质充血水肿，有多量中性粒细胞浸润。（HE）

图 23-20　大肠杆菌诱导大鼠前列腺炎模型

三、自身免疫性大鼠前列腺炎模型

随着医学免疫学及分子生物学的迅速发展，自身免疫因素在慢性前列腺炎发病中的作用受到越来越多的关注和重视。研究表明，前列腺具有保护生殖系统免遭细菌和其他病原微生物侵袭的局部免疫功能，在前列腺组织免疫功能出现异常的情况下，前列腺组织的生理功能也将发生改变，继而出现一系列的病理变化。

【模型复制】

（1）完全弗氏佐剂（CFA）的制备：将液体石蜡与羊毛脂按 2 : 1 比例共热至 70 ℃ 混匀，高温灭菌后按 5 mg/ml 加入佐剂用卡介苗，无菌乳化后使用。

（2）前列腺抗原蛋白的制备：取 240 ～ 300 g 雄性 Wistar 大鼠或 SD 大鼠 10 只，颈椎脱臼法处死，在无菌条件下剥取前列腺组织，用冷生理盐水洗净，加入含 0.5% Triton X-100 的生理盐水溶液，在冰水浴中用玻璃匀浆器制成匀浆，10 000×g 离心 30 min，取上清液，用 721 分光光度计，以牛血清白蛋白溶液为标准蛋白溶液，采用双缩脲法进行蛋白含量测定，最后用 0.1 mol/L pH7.2 的 PBS 缓冲液稀释为所需浓度。

（3）造模：成年雄性 Wistar 大鼠或 SD 大鼠乙醚麻醉后，腹腔注射百白破疫苗 0.5 ml，多点皮下注射大鼠前列腺蛋白提纯液和 FCA 乳剂（比例为 1 : 1 的混悬液）1.0 ml，第 45 d 后，模型动物可出现前列腺慢性炎症症状。

【病理变化】

模型动物于第 45 d 后前列腺血管扩张充血，间质疏松水肿，可见大量淋巴细胞和浆细胞浸润，前列腺导管周围组织出现淋巴小结，腺泡上皮细胞呈乳头状增生，并出现空泡变性等慢性炎症的表现（图 23-21）。

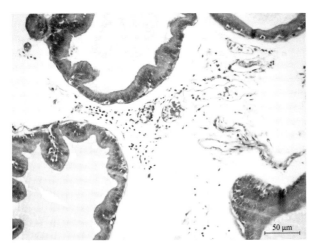

前列腺间质充血、水肿，有淋巴细胞浸润
（图片中央部）。（HE）

图 23-21　自身免疫性大鼠前列腺炎模型

【模型评价与注意事项】

（1）本方法复制的模型前列腺有慢性炎症的病理变化，与临床上人类慢性非细菌性前列腺炎病理变化相似。

（2）剥离 SD 大鼠前列腺组织时，应尽可能把前列腺周围组织剔除干净，以利于抗原制备物的纯化。

（3）注射时多点皮下注射，以减少局部刺激，加快药液吸收，避免因局部药液刺激过大而造成局部组织坏死、形成溃疡等不良后果。

第四节　丙酸睾酮诱导大鼠前列腺增生模型

前列腺增生（prostatic hyperplasia）又称良性前列腺增生、良性前列腺肥大，本病是 50 岁以上男性的常见病，发病率随年龄增加而递增，主要表现为前列腺结节状增生伴不同程度的排尿困难，久之出现尿潴留、肾功能损伤等，严重影响老年男性的身心健康。病理上该病以前列腺上皮和间质的结节状增生为特征，增生主要有三种成分，即纤维组织、平滑肌和腺体，三者的比例因人而异。增生多发生在尿道周围前列腺的移行带，压迫尿道而产生尿道梗阻。

目前用于抗前列腺增生药物筛选的模型主要有 3 种，分别是老年大鼠或犬的自发性前列腺增生模型、丙酸睾酮诱导大鼠前列腺增生模型、尿生殖窦植入法小鼠前列腺增生模型，前 2 种模型最为常用。丙酸睾酮诱导大鼠前列腺增生模型的基本原理是：

前列腺是雄激素依赖性器官，前列腺的生长依赖于体内雄激素的存在，实验动物去睾丸后，体内雄激素水平降低，可导致前列腺萎缩，再给予雄激素丙酸睾酮（testosterone propionate）可引起外源性前列腺增生。大鼠前列腺与人前列腺在组织结构上有较大差别，大鼠前列腺的腹侧叶相当于人类前列腺的移行区（带），凝固腺相当于中央区，背外侧叶相当于外周区，对雄激素最敏感的是腹侧叶。

【模型复制】

（1）体重 100 ~ 200 g 雄性大鼠。

（2）无菌条件下经阴囊摘除双侧睾丸：按 40 mg/kg 体重的剂量经腹腔注射戊巴比妥钠麻醉，麻醉后动物仰卧固定于手术板上，手术区阴囊皮肤常规消毒并去毛，经阴囊行无菌手术切除其双侧睾丸，结扎切除后残端，缝合皮肤，肌内注射青霉素 20 万 U/（d·只），共 3 d。

（3）切除睾丸 1 周后，每只大鼠皮下或肌内注射溶于橄榄油的丙酸睾酮 0.5 mg/0.1 ml，每日 1 次，连续 1 个月，可形成前列腺增生模型［大鼠皮下注射丙酸睾酮 1 mg/（300 g 体重·d），连续 30 d］。

（4）观察指标：前列腺体积、前列腺重量和前列腺指数；前列腺各叶的湿重和干重；前列腺组织病理学检查、测量腺腔直径和腺上皮细胞高度等。

【病理变化】

（1）大体观察：前列腺重量增加，体积增大，以腹侧叶为明显，前列腺指数增加。

（2）光镜观察：组织病理学检查以腺体增生为主。腺体数量增多，排列紧密。腺上皮细胞呈高柱状，胞浆红染，细胞核圆形、立方形或柱状，可见核仁。在实验周期长、病变严重区域增生的腺上皮呈乳头状或树枝状突向腔内，上皮呈多层排列。间质水肿，血管扩张，可见少量纤维组织增生。偶尔腺体基底膜增厚，平滑肌增多。（图 23-22 ~ 图 23-25）

犬前列腺病理演变过程与人类极相似，组织病理学检查可分为三期。① 早期——轻度增生期（造模后 1 ~ 2 个月）：前列腺腺泡形态基本正常，上皮细胞多呈低柱或立方状，细胞内可见少许分泌物，胞核位于细胞基底或中央。此期间质病变较轻、胶原纤维增生不明显。② 中期——中度增生期（造模后 3 ~ 4 个月）：腺体明显密集排列，腺上皮细胞呈柱状或高柱状，细胞核圆形、可见核仁，少数上皮细胞层数增加，可见假复层柱状上皮，部分腺上皮增生，呈乳头状向腔内突出。腺腔内可见粉染物质，分泌物增多，腺腔明显变小。间质胶原纤维增生，平滑肌肌丝增多。③ 后期——重度增生期（造模后 5 ~ 6 个月）：前列腺呈结节状增生，腺腔扩大，腺上皮呈柱状、复层或假复层，呈乳头状增生明显，腺腔内可见粉染物质。腺腔周围间质增宽，并可见平滑肌增生。

【模型评价与注意事项】

（1）每天更换皮下注射部位，以免油剂吸收不良。

（2）解剖时为防止前列腺干燥，可将其置于盛有生理盐水的平皿中，称重前用滤纸吸干，但时间不能太长，需尽快放入固定液内。

（3）除大鼠外，也可用体重 30 g 左右的小鼠造模，每天皮下注射丙酸睾酮 5 mg/kg 体重，连续注射

21 d，形成前列腺增生模型。可在注射丙酸睾酮的同时或 21 d 后进行受试药物处理，观察指标同大鼠前列腺增生模型。

（4）用雄激素引发前列腺增生的方法简便，成模时间短，适合于药物筛选，但与人类差距较大，在研究的实用性方面不如犬的前列腺增生模型。犬的前列腺增生与人类最接近，是目前公认的人类前列腺增生动物模型，但实验周期长、费用高限制了它的应用。

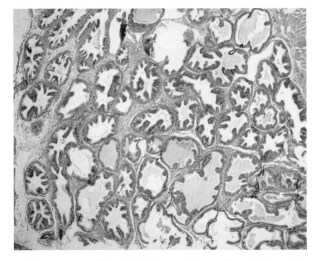

以腺体增生为主，腺体数量增多，大小相似，增生的腺上皮形成乳头突向腺腔内。（HE）

图 23-22　丙酸睾酮诱导大鼠前列腺增生模型

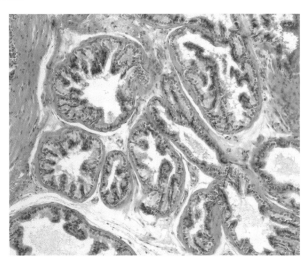

腺上皮细胞高柱状，密集排列呈乳头状，突向腺腔内，腺腔相对减小。间质肌纤维组织增生明显，围绕腺体。（HE）

图 23-23　丙酸睾酮诱导大鼠前列腺增生模型

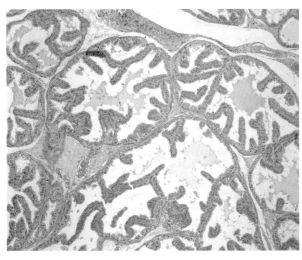

前列腺的另一部位，以腺体增生为主，腺体数量多，腺上皮形成细长的乳头突向腔内。间质肌纤维组织轻度增生。（HE）

图 23-24　丙酸睾酮诱导大鼠前列腺增生模型

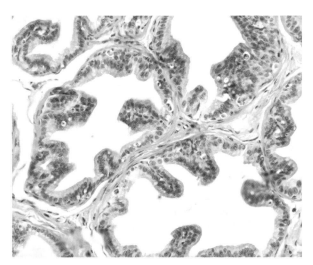

增生的腺上皮形成小乳头突向腔内。间质肌纤维组织轻度增生。（HE）

图 23-25　丙酸睾酮诱导大鼠前列腺增生模型

参考文献

［1］魏友霞，姚鸿萍，于佳.前列瘀痛液对前列腺炎大鼠的影响及抗炎镇痛作用［J］.中国医院药学杂志，2009，29（6）：459-452.

［2］周宁娜，代蓉，何晓山，等.前列肿消栓对非细菌性前列腺炎动物模型的影响［J］.云南中医学院学报，2005，28（1）：37-39.

［3］洪晓华，刘建勋，于魏林，等.前列疏胶囊治疗前列腺炎药理学研究Ⅰ：对实验性细菌性前列腺炎大鼠模型的作用［J］.中国实验方剂学杂志，2010，16（10）：122-124.

［4］薛慈民，朱琦，徐兆东，等.炎列平冲剂对慢性非细菌性前列腺炎实验小鼠的影响观察［J］.中华男科学，2003，9（4）：312-315.

［5］杨晶，张熙，袁博，等.前癃通胶囊对大鼠前列腺增生组织病理形态及生长因子表达的影响［J］.中国中医药科技，2010，17（6）：499-500.

（苏　宁）

第二十四章 内分泌系统疾病动物模型

第一节 糖尿病动物模型

糖尿病（diabetes mellitus）是一组以血葡萄糖水平慢性增高为特征的全身性慢性代谢性疾病，是继肿瘤、心脑血管疾病后的又一严重危害人类健康的疾病，其病因尚未阐明，我国发病率有明显上升趋势。糖尿病的动物模型分为化学药物诱导型和自发型两类。每类模型又有 1 型和 2 型 2 种。诱发 1 型糖尿病模型的化学药物中使用最广泛的是链脲佐菌素（streptozotocin, STZ），又称链脲霉素。STZ 损伤 β 细胞是一致公认的，但其发病机制不明，有研究者认为药物能特异性损伤胰岛 β 细胞有关细胞器的膜结构，导致酶扩散和酶活性的改变，进而影响 β 细胞的结构和功能，使胰岛素分泌明显减少，导致高血糖；也有研究者认为从分子水平上其毒性作用首先是将 DNA 碱基上的特殊位点烷基化，再进一步作用于 ADP 核糖体合成酶，从而损伤胰岛 β 细胞，导致高血糖，诱发糖尿病。胰岛素分泌长期减少，维持高血糖状态达到一定的时间长度，将引起全身糖、蛋白质、脂肪等代谢紊乱，从而导致全身多脏器的继发性病变，包括糖尿病肾病，糖尿病心血管、视网膜、生殖和神经系统病变等，严重时引起相应脏器功能缺陷，甚至衰竭。

STZ 复制的模型动物在临床症状、生化指标等方面与人类糖尿病相似，因而对了解人类 1 型糖尿病的病因、发病机制、病理特征以及指导糖尿病的防治工作起重要作用。

【模型复制】

（一）链脲佐菌素诱导大鼠糖尿病模型

（1）动物：选用 10 周龄 SD 大鼠，雌雄不拘，体重 180～250 g，尾静脉一次性注射链脲佐菌素（STZ），剂量为 50～65 mg/kg 体重（临用前溶于 pH4.5，0.1 mol/L 枸橼酸 – 枸橼酸钠缓冲液中）。

（2）注射 STZ 48 h 或 72 h 后，连续 3 d 每日在同一时间测定尿糖和血糖，72 h 后出现血糖稳定升高，血糖在 16.7 mmol/L 时提示 1 型糖尿病模型复制成功。

（3）对于确实未形成糖尿病者，禁食后可再次注射 STZ。

（4）临床表现：注射 STZ 后 1 周，糖尿病大鼠出现与人类糖尿病相似的症状，表现为多饮、多食、多尿。

（二）链脲佐菌素诱导小鼠糖尿病模型

选用小鼠时，可以少量多次地经尾静脉或腹腔注射 STZ，剂量为 40 mg/（kg 体重·d），连续 5 d，有时剂量还需要加大，也可以诱发 1 型糖尿病小鼠模型。血糖在 16.7 mol/L 时，提示小鼠 1 型糖尿病模型复制成功。

【病理变化】

形态学表现主要为胰岛面积变小，形状不规整；胰岛细胞数量减少，β 细胞肿胀变性、坏死或凋亡。随时间推移，胰岛萎缩，出现不同程度的纤维化，其他脏器出现相应的病变。具体如下：

（1）胰腺：正常胰腺外分泌部胰腺腺泡和各级导管无明显病变，有时腺泡细胞出现空泡变性和 / 或间质炎细胞浸润，为动物的自发性病变。正常内分泌部胰岛分布于腺泡之间，数量较多，椭圆形，形状规整，边界清楚。胰岛内细胞密集，分布均匀，排列整齐（图 24-1）。糖尿病病变主要发生在内分泌部胰岛，患病动物的胰岛数量明显减少，面积变小，形状不规则、边缘欠整齐，有时胰岛与周围腺泡组织镶嵌存在。胰岛内细胞数量减少，分布不均匀，部分细胞出现体积增大、胞浆淡染、空泡变性、细胞核消失或细胞凋亡等形态学改变（图 24-2 ~ 图 24-4）；胰岛免疫组织化学显示 α 细胞增生，GLP-1、GLC 表达增多增强；β 细胞数量明显减少，胰岛素染色时阳性细胞数量减少，强度减弱，严重时可以近乎消失，IAPP、NES 表达减少；δ 细胞与 PP 细胞数量均有增加（图 24-5，图 24-6）。

（2）肾脏：早期肾小球体积增大，分叶明显，以后多数肾小球系膜区扩大，系膜区基质增生，系膜细胞增多；部分病例肾小球毛细血管基底膜明显增厚。系膜区扩张严重时鲍曼囊腔狭窄、闭塞，肾小球呈弥漫性硬化改变。肾小管上皮细胞浊肿、空泡变性，严重时肾小管萎缩。肾间质淤血，可见少许慢性炎症细胞浸润。病变后期间质纤维组织增生、纤维化。萎缩硬化的肾小球和肾小管周围的部分肾小球呈代偿性肥大，其所属肾小管亦呈代偿性肥大，甚至囊性扩张。PAS 染色时肾小球和肾小管出现相应的染色反应，肾小球毛细血管基底膜、系膜区 PAS 紫红染增厚、增多等，可出现 2 ~ 3 个 PAS 染色阳性的结节样膨大。肾小管空泡变性处紫红染，呈现糖原的染色反应。Masson 胶原染色，病变严重时肾小球和肾间质见染成蓝色的胶原纤维，提示该处纤维组织增生（图 24-7 ~ 图 24-12）。

（3）血管：糖尿病血管病理表现多种多样，病变常累及大血管、中血管、小血管。病变主要表现在三个方面。① 血管内皮细胞增生，内皮层增厚，局部向腔内突起；② 内皮下纤维化伴弹力纤维增生，形成管壁环状或垫状增厚；③ 中膜脂质沉积、钙化和纤维化。糖尿病血管病变常影响心脏（图 24-13，图 24-14）。

（4）心脏病变：糖尿病心脏病理表现为心肌细胞肥大、局部变性，严重时坏死；间质炎细胞浸润，可有糖蛋白、脂肪、胆固醇、钙盐沉积，纤维组织增生和纤维化（图 24-15，图 24-16）。

（5）睾丸：呈现萎缩、生精减少的形态学改变，具体表现为睾丸曲细精管面积减小、基膜增厚或不完整，轻度萎缩时曲细精管内各级生精细胞排列紊乱，生精细胞数量轻度减少，随病变加重，生精细胞层次减少，生精上皮变薄，严重时完全消失，仅残留支持细胞。间质细胞可减少或增多，间质血管壁增厚，有慢性炎细胞浸润（图 24-17，图 24-18）。

【模型评价与注意事项】

（1）与四氧嘧啶相比，链脲佐菌素造模的模型动物的血糖更加稳定，目前应用更为广泛。但是，单次大剂量（60 ~ 90 mg/kg 体重）注射链脲佐菌素会导致动物血糖过高而死亡。笔者采用小剂量（30 mg/kg 体重）多次（每周一次，连续三周）注射的方法可降低动物死亡率，延长高血糖状态的维持时间，更加有利于获得糖尿病肾病动物模型。

（2）STZ 纯品为结晶性粉末，在室温下或 4 ℃不稳定，须置于 −20 ℃或 −70 ℃长期保存。其水溶液稳定性极差，故其水溶液应呈酸性，在 pH 4.0 时最稳定，一般用枸橼酸盐缓冲液临用前现配。如果发现溶液颜色变深，甚至呈黑褐色或者产生气泡，表明 STZ 已分解，不能应用。

（3）链脲佐菌素和四氧嘧啶造模，大鼠和小鼠均可选用，但选用雄性动物成模率更高。对于 db/db 鼠而言，雌雄均可选用，也有报道称雄鼠血糖升高更为明显。笔者研究结果未发现性别之间有明显差异。

（4）也可选用体重 200~300 g 的 Wistar 大鼠，一次性或多次小剂量腹腔或静脉注射 STZ。

（5）为了维持较好的高血糖状态，动物血糖明显升高后，复合给予高脂饮食。

（6）该方法的优点是：简便、药物用量小、对胰岛 β 细胞有直接损伤作用、毒性低。

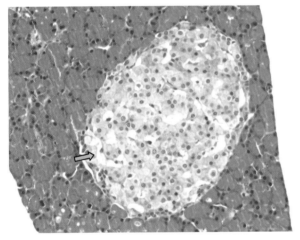

胰岛椭圆形，外形规整，边缘清楚，胰岛细胞分布均匀（箭示），胞浆丰富、伊红染。外分泌腺泡大小形态正常，间质纤细。（HE）

图 24-1　正常胰岛

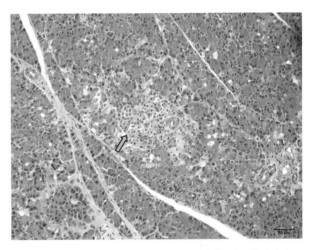

胰岛小，形状不规则，边界不清、欠整齐（箭示）。胰腺外分泌腺间质纤维组织增生（左下方），周围腺泡轻度萎缩。（HE）

图 24-2　糖尿病大鼠胰岛

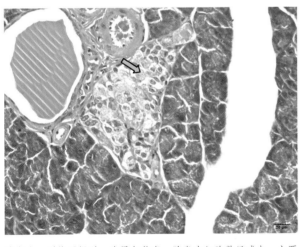

胰岛小，形状不规则，边界欠整齐。胰岛内细胞数目减少，主要是 β 细胞少，存留的细胞体积增大，胞浆淡伊红染，胞界不清，细胞核有或无，呈变性或坏死的改变（箭示）。（HE）

图 24-3　糖尿病大鼠胰岛

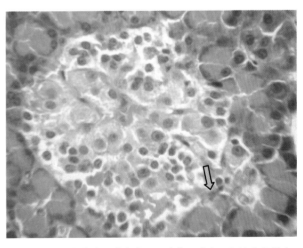

胰岛小，边界欠整齐。胰岛内 β 细胞数目减少，细胞体积增大，胞浆疏松淡染，呈变性的改变。胰岛右侧见胰岛与周围腺泡组织镶嵌存在（箭示）。（HE）

图 24-4　糖尿病大鼠胰岛

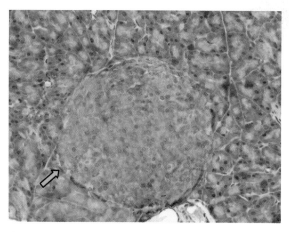

胰岛形状规则，边界整齐。胰岛素染色阳性细胞多。（胰岛素染色）

图 24-5　正常大鼠胰岛胰岛素染色

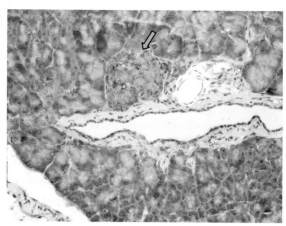

胰岛小、形状不规则。胰岛素染色阳性细胞少。（胰岛素染色）

图 24-6　模型大鼠胰岛胰岛素染色

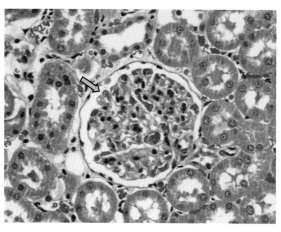

肾小球形态规整，毛细血管数量多，腔内可见红细胞（箭示），系膜基质量少、伊红染，系膜细胞可见但数量少。（HE）

图 24-7　正常大鼠肾脏

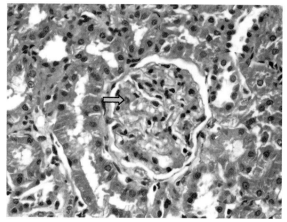

肾小球形态欠规整，球囊腔宽窄不一，小球内毛细血管数量少，有红细胞的管腔少。系膜基质量多、伊红染，分布不规则（箭示）。（HE）

图 24-8　糖尿病大鼠肾脏

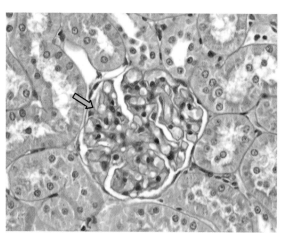

肾小球形态规整，毛细血管数量多，管腔清楚（箭示）。系膜间质量少，系膜细胞可见但数量少。（PAS）

图 24-9　正常大鼠肾脏

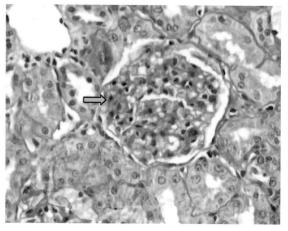

肾小球形态欠规整，球囊腔宽窄不一，局部粘连。小球内毛细血管数量少，管腔不清楚（箭示）。系膜基质量多、玫瑰红染，分布不均匀。（PAS）

图 24-10　糖尿病大鼠肾脏

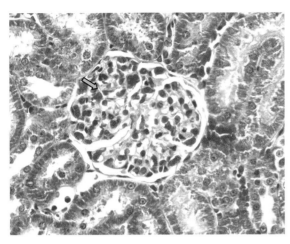

肾小球形态规整，毛细血管数量多，管腔清楚（箭示）。系膜间质量少、蓝绿色染、呈纤细的丝状，系膜细胞可见但数量少。（Masson）

图 24-11 正常大鼠肾脏

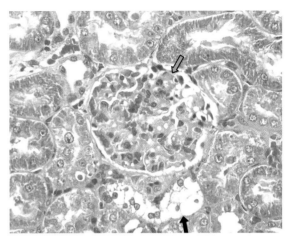

肾小球形态欠规整，球囊腔宽窄不一，壁层增厚。小球内毛细血管数量少，部分管腔不清楚。系膜基质增多、呈结节状（蓝箭示）或粗索状，部分毛细血管基底膜增厚，黑箭示肾小管上皮细胞空泡变。（Masson）

图 24-12 糖尿病大鼠肾脏

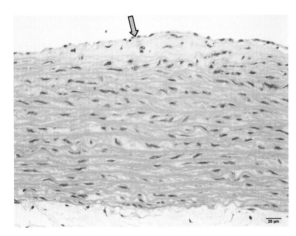

照片上方为管腔，内皮细胞增生、肿胀，内皮下层增厚、基质增多（箭示）。（HE）

图 24-13 糖尿病大鼠主动脉高倍镜观

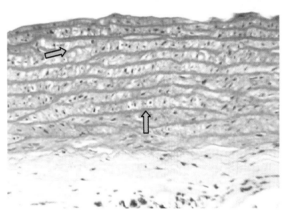

照片上方为管腔，动脉壁间质有多量的噬有脂质的巨噬细胞沉积（箭示）。（HE）

图 24-14 糖尿病大鼠主动脉高倍镜观

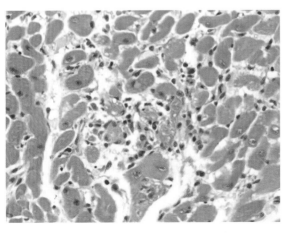

心肌间质轻度炎细胞浸润，周围心肌细胞变性、坏死。（HE）

图 24-15 糖尿病大鼠心脏

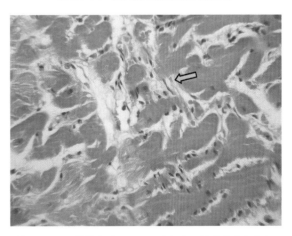

局部心肌组织结构紊乱，心肌细胞肥大，间质有成纤维细胞增生和胶原沉积（箭示）。（HE）

图 24-16 糖尿病大鼠心脏

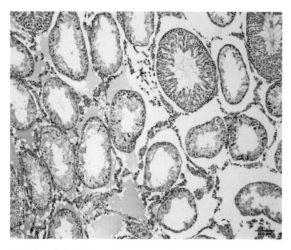

睾丸曲细精管内各级生精细胞排列紊乱，生精细胞数量减少。（HE）

图 24-17 糖尿病小鼠睾丸

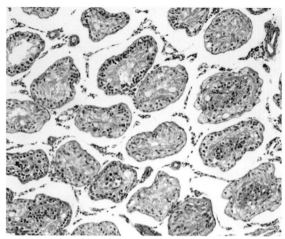

睾丸曲细精管体积小，呈萎缩的形态学改变，其内各级生精细胞数量明显减少或消失。（HE）

图 24-18 糖尿病小鼠睾丸

参考文献

［1］Tesch G H, Lim A K. Recent insights into diabetic renal injury from the db/db mouse model of type 2 diabetic nephropathy［J］. Am J Physiol Renal Physiol, 2011, 300（2）: F301–F310.

［2］Sharma K, Mc Cue P, Dunn S R. Diabetic kidney disease in the db/db mouse［J］. Am J Physiol Renal Physiol, 2003, 284（6）: F1138–F1144.

［3］聂优爱，马仁强，陈利国，等. 黄丹益肾胶囊对糖尿病肾病大鼠肾脏组织病理改变的作用［J］. 中华实用医药杂志，2005，5（2）: 97–99.

［4］黄淑凤，张博，李朋朋，等. 芪药消渴胶囊对糖尿病肾病模型大鼠的保护作用［J］. 中药药理与临床，2012，28（5）: 219–221.

［5］Shimoi A, Hatakeyama H, Koizumi H, et al. Unchanged distribution density of anionic sites on the glomerular wall in rats with streptozotocin-induced diabetic nephropathy［J］. Toxicologic Pathology, 2012, 40（5）: 789–796.

［6］Chen J G, Chen Y F, LUO Y L, et al. Astragaloside IV ameliorates diabetic nephropathy involving protection of podocytes in streptozotocin induced diabetic rats［J］. European Journal of Pharmacology, 2014, 736: 86–94.

【附】糖尿病模型的主要类型

糖尿病动物模型分为化学药物诱导型和自发型两类。化学药物诱导型是指用化学药物诱导剂诱发的动物模型。自发型是指动物自然发生疾病，或通过自然育种培养而保留下来的、与人类糖尿病有相似症状和体征的动物模型。每类模型都有 1 型和 2 型糖尿病。诱发的 1 型糖尿病模型的化学药物中，使用最广泛的是链脲佐菌素或四氧嘧啶，它们特异性损伤胰岛 β 细胞有关细胞器的膜结构，导致酶扩散和酶活性改变，进而影响 β 细胞的结构和功能，使胰岛素分泌明显减少，导致高血糖；也有学者从分子水平上认为其毒性作用首先是将 DNA 碱基上的特殊位点烷基化，再进一步作用于 ADP 核糖体合成酶，从而损伤胰岛 β 细胞，诱发糖尿病。维持高血糖状态达到一定的时间长度，同时胰岛素分泌长期减少，将引起全身糖、蛋白质、脂肪等代谢紊乱，从而导致糖尿病及其继发性病变，包括糖尿病肾病，糖尿病心血管、视网膜、生殖和神经系统病变等。因模型复制时使用的化学药物剂量高，致胰岛细胞坏死而无胰岛炎，本质上属于 1 型糖尿病模型。1 型自发型糖尿病模型是 NOD（非肥胖型糖尿病，non obesity diabetes）小鼠，它是 1980 年 Tochino 等通过近亲繁殖选择，从 Jel-ICR 小鼠中获得的一种纯系的自发性 1 型糖尿病小鼠。该小鼠 4～5 周龄时出现胰岛炎，12 周龄时出现糖尿病症状，因而从病因学上是遗传和免疫双重影响而导致的糖尿病。

自发型 2 型糖尿病的动物模型目前应用最广泛的是 KK-Ay 小鼠和 db/db 小鼠。KK-Ay 小鼠是日本学者将黄色肥胖基因（Ay）转至 KK 小鼠培育所成，再加上后天环境因素，导致小鼠出现肥胖、高血糖、脂质代谢紊乱。db/db 小鼠由瘦素受体自发性突变引起极度肥胖、多食、消渴、多尿，属于 2 型糖尿病模型的范畴。诱发型无论是 1 型糖尿病模型还是 2 型糖尿病模型，病程晚期均出现广泛的并发症，累及肾脏、心脏、主动脉、生殖系统等，肾脏病变尤其明显。

诱发性 1 型或 2 型糖尿病，一般以成模后空腹血糖值高于 16.7 mmol/L 作为标准。但诱发性 1 型或 2 型糖尿病的造模方法有所不同。（1）复制剂量不同：1 型糖尿病常采用单次大剂量或多次少剂量腹腔内或静脉内注射，通常 STZ 单次剂量大鼠为 60～80mg/kg 体重，小鼠为 100～200 mg/kg 体重；多次小剂量大鼠在 20～30 mg/kg 体重，小鼠在 50～60 mg/kg 体重。2 型诱导型糖尿病是用高糖高脂饲养 4 周以上，造成动物肥胖，再用小剂量（15～30 mg/kg）一次性注射复制模型。（2）模型病理表现不同。1 型胰岛萎缩，β 细胞数量减少，以 β 细胞损伤为主；2 型胰岛萎缩，β 细胞数量减少，部分代偿性肥大，胰岛间质散在淋巴细胞浸润和成纤维细胞增生。（表 24-1）

表 24-1　1 型和 2 型糖尿病的区别

		1 型	2 型
自发性	动物	NOD 小鼠	KK-Ay 小鼠，db/db 小鼠 ZDF 大鼠 糖尿病地鼠
	主要病变	胰岛炎，后期胰岛纤维化	胰岛细胞肥大，空泡变
诱发性	常用试剂	一次大剂量或多次小剂量 STZ	高糖高脂喂养，加小剂量 STZ
	主要病变	胰岛萎缩，β 细胞数量减少，凋亡	β 细胞数量减少，部分代偿性肥大 胰岛间质散在淋巴细胞浸润 后期成纤维细胞增生

（许惠琴　苏　宁）

第二节　大鼠甲状腺功能亢进模型

甲状腺功能亢进（hyperthyroidism，简称甲亢）指由多种原因引起体内甲状腺激素分泌过多，作用于全身各组织，导致以神经、循环、消化等系统兴奋性增高和代谢亢进为主要表现的一种临床综合征。因此甲亢不是具体的疾病，而是一组临床综合征，但临床上都会出现甲状腺异常的表现，最常见是弥漫性毒性甲状腺肿（diffuse toxic goiter），约占85%，其次为结节性甲状腺肿伴甲亢、亚急性甲状腺炎伴甲亢和药物性甲亢。弥漫性毒性甲状腺肿又称Graves病、Basedow病、突眼性甲状腺肿，多见于女性，典型表现为甲状腺肿大、高代谢综合征、心悸、手震颤、多汗、多食、突眼、消瘦、无力等。本病的病因和发病机制尚未完全阐明，目前认为本病是一种自身免疫性疾病，也可能与遗传有关，或在感染、精神创伤等因素作用下诱发抑制性T淋巴细胞功能缺陷所致。

复制甲亢动物模型的方法主要有用甲状腺激素诱发和免疫学方法两种，其中甲状腺激素诱发甲亢造模的方法比较简单。目前，尚不能复制出弥漫性毒性甲状腺肿的所有临床表现。甲亢模型的建立对研究甲亢的发病机制及寻求防治药物有重要意义。

【模型复制】

（1）体重160~180 g Wistar雌性大鼠。

（2）丙硫氧嘧啶（10 mg/kg体重）的玉米油溶液灌胃给药，连续15 d。

（3）造模结束时，血清T3、T4水平升高，TSH水平降低，甲状腺重量减轻为造模成功。

【病理变化】

（1）正常甲状腺组织病理学：正常甲状腺由滤泡组成，滤泡上皮为单层立方状，大小较为一致，腔内有较多的淡伊红染胶质，未见吸收空泡，也未见上皮增生或向腔内呈乳头状突起。间质可见血管，未见实性细胞团或小滤泡。

（2）模型甲状腺组织病理学：甲状腺组织增生，表现为滤泡上皮细胞增高为低柱状或柱状，排列紊乱，局部上皮细胞增生，向腔内突起形成不典型的乳头状，或间质内查见实性细胞团（图24-19~图24-21）。

【模型评价与注意事项】

（1）此模型为外源性药物引起的类似甲亢状态，在很大程度上模拟了甲亢的症状及部分体征，不足之处是未能针对病因。故本模型可用于甲亢治疗药物的筛选，对病因和发病机制研究的帮助不大。

（2）雄性大鼠也可用作实验，但文献报道甲状腺增生不如雌性明显，在人类中女性甲亢发病率高。

【甲状腺增生程度评定】

评分依据：① 滤泡上皮细胞的形态、数量，有无乳头状增生；② 间质血管丰富程度，有无上皮细胞团块。

病变评定：根据甲状腺上皮细胞增生程度，分为5级。

1级（轻微）：甲状腺滤泡上皮细胞增生少于10%；

2级（轻度）：甲状腺滤泡上皮细胞增生10%~30%；

3级（中度）：甲状腺滤泡上皮细胞增生30%~50%；

4级（重度）：弥漫增生，出现部分继发性实心滤泡；

5级（极重度）：弥漫增生，出现部分继发性空心滤泡。

（引自王宇，等.丙硫氧嘧啶致甲状腺增生的量效关系初探.现代预防医学，2007）

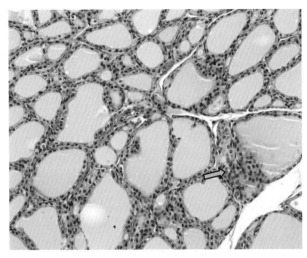

甲状腺滤泡多、排列紧密，上皮细胞密集排列。间质少，血管少，灶性区域有实性细胞团块（箭示）。(HE)

图 24-19 大鼠甲状腺增生

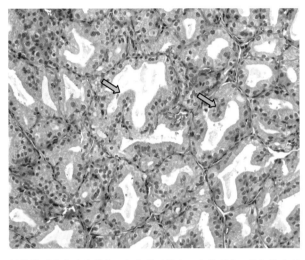

甲状腺滤泡上皮为柱状，细胞排列紧密，参差不齐，滤泡腔内可见增生的上皮呈乳头状突向腔内（箭示）。(HE)

图 24-20 大鼠甲状腺增生

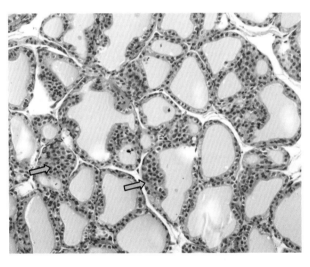

甲状腺滤泡上皮为立方形，细胞排列紧密，形态大小不一，间质见多处实性团块（箭示），为增生的滤泡上皮。(HE)

图 24-21 大鼠甲状腺增生

参考文献

［1］王宇，段晓菲，杨开选，等.丙硫氧嘧啶致甲状腺增生的量效关系初探［J］.现代预防医学，2007，34（6）：1055-1057，1060.

［2］徐叔云，卞如濂，陈修.药理实验方法学［M］.2版.北京：人民卫生出版社，1991：1261.

（苏 宁）

第三节 雌酮诱导垂体增生动物模型

垂体腺瘤是一种较为常见的颅内肿瘤，发病机制至今未明，研究发现人为地提高大鼠体内雌激素水平可诱发出垂体腺瘤，机制可能与下面二方面有关：1，雌激素减弱或消除了下丘脑结节漏斗束多巴胺能神经元对泌乳素分泌的抑制作用；2，雌激素直接作用于垂体腺组织的雌激素受体。故该模型的建立将为研究人类垂体肿瘤的发病机制和治疗方法奠定动物实验基础。

【模型复制】

（1）动物：选用 F344 或 Wistar 大鼠，体重 70～150 g。

（2）将雌酮（estrone，E1）加入灭菌蓖麻油中混匀后注入实验鼠的腹腔内。2 mg/ 只，每周 2 次，共注射 45 d。

（3）实验结束，称取大鼠体重、全脑重量和垂体重量及肉眼观察。用 10% 福尔马林溶液固定垂体组织、石蜡包埋、切片，常规 HE 染色，光镜下观察。

【病理变化】

肉眼观察，垂体形状无明显改变，重量较正常垂体增加。

光镜下雌酮应用 45 d 后，大鼠垂体可出现 2 种改变，部分出现垂体瘤，部分出现垂体增生，本实验中未见肿瘤发生，即未形成真性肿瘤；光镜下仅见垂体细胞增生，增生的垂体组织腺样结构存在，腺细胞增大、圆形及多边形，胞浆丰富。细胞无明显的异型性，细胞密度增加，但无明显肿瘤结节形成（图 24-22，图 24-23）。根据 HE 细胞的形态学分析，增生细胞由嫌色细胞组成，与人和大鼠垂体瘤常见细胞类型相一致。

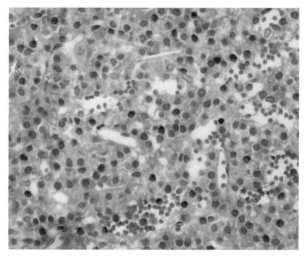 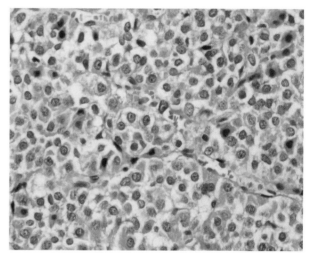

腺垂体内腺细胞排列呈索团状，其间有少量结缔组织和丰富的窦状毛细血管，腺细胞数量及类型无明显异常。（HE）

腺垂体的腺细胞呈增生性改变，表现为细胞密度增大，增生细胞略呈圆形或多边形，细胞质丰富，细胞核无明显异型性，未见核分裂。腺细胞排列呈团索状，间质结缔组织和窦状毛细血管数量较正常垂体明显减少。（HE）

图 24-22 正常大鼠垂体　　　　　　　　　　图 24-23 大鼠垂体细胞增生

参考文献

刘新峰，陈春福 . 实验神经病学［M］. 北京：人民军医出版社，2006：346-347.

（苏　宁）

第二十五章　神经系统疾病动物模型

第一节　脑缺血动物模型

一、大鼠局灶性脑缺血再灌注模型

线栓法制作大鼠局灶性脑缺血再灌注（middle cerebral artery occlusion，MCAO）模型。其原理是用线栓塞大脑中动脉造成血流阻断，使其供血区出现缺血，缺血的中心区是尾壳核、内囊和顶叶皮质，所以缺血后大鼠会出现偏瘫和偏身感觉障碍。用线栓法制作的局灶性脑缺血模型主要用于缺血性脑血管病的药物治疗及脑保护的实验研究，是脑缺血研究中应用较多的模型。用此法制作的模型具有操作简便、症状明确的特点。人类所见的缺血性脑卒中多为大脑中动脉梗塞所致，因此，该模型是研究局灶性脑缺血及再灌注损伤较理想的模型。

【模型复制】

（1）实验动物：成年大鼠，雌雄不拘，体重在 250～300 g 左右，饲喂标准颗粒饲料，随意饮水。实验大鼠以 0.4% 戊巴比妥钠（10 mg/kg）腹腔注射麻醉。用 60 W 白炽灯在 37 cm 高度直接照射保温，使肛温保持在 37 ℃。

（2）栓线的制备：① 取熔点为 56 ℃ 的固体石蜡一块，在瓷杯中加热熔化。直径为 0.24 mm、长 5 cm 的尼龙线一端约 5 mm 长的一段，在熔化的石蜡中迅速垂直浸入并提起，立即凝固的一薄层石蜡可牢固地黏附在尼龙线一端的表面，其直径为 0.26 mm。即制成头端光滑圆钝的栓线。② 在栓线 18 mm 的位置用涂改液标记一个白色点。

（3）手术：将大鼠仰卧位固定于手术操作台，行颈前正中切口，钝性分离浅筋膜，沿气管一侧钝性分离胸锁乳突肌和胸骨舌骨肌，用玻璃分针钝性分离线栓侧颈总动脉、颈内动脉和颈外动脉；结扎颈总动脉和颈外动脉起始部，动脉夹夹闭颈内动脉，颈总动脉分叉部下方剪一小口，将制备好的栓线圆头端插入颈内动脉，松开动脉夹，用眼科镊夹住栓线慢慢向上推至栓线标记处，手感有轻微阻力时为止（此时线的头端已达大脑中动脉起始部）以栓塞血管。由颈总动脉分叉部起始，其插入的深度平均为（18.5±0.5）mm，结扎颈内动脉，缝合伤口。缺血 60～90 min 后，将栓线抽出 1 cm，进行再灌注。手术过程中常规检测肛温，使肛温保持在（37.0±0.5）℃。大鼠术毕清醒后，观察其行为变化。

【病理变化】

形态学改变：大鼠常规固定取脑时，可见线栓侧大脑半球明显水肿，缺血区较周围脑组织更为苍白，界限明显，甚至在缺血侧的顶叶或颞叶上部皮质有明显的坏死液化灶。组织学 HE 染色可见局灶性脑缺血区主要在尾壳核外侧、内囊及其附近的皮质，随缺血后时间的延长，脑组织液化，细胞明显坏死，坏死面积扩大（图 25-1）。

脑缺血后神经细胞的死亡方式可分为坏死（necrosis）和凋亡（apoptosis）。缺血中心区血流量低于 10 ml/（100 g·min），即超过膜功能衰竭阈值，细胞很快发生能量衰竭而出现不可逆坏死。但在坏死区周围，血流量在 15 ～ 20 ml/（100 g·min）间，即为半暗带（penumbra）区，虽然组织仍能维持能量代谢，但由于炎症细胞的浸润，以及自由基、离子失衡和细胞表达异常的影响，神经细胞发生主动死亡，即细胞凋亡（图 25-2）。

TTC 染色：将制备好的脑组织切片置于 2% 红四氮唑（TTC）磷酸盐缓冲液中避光，37 ℃恒温孵育 30 min，移入 4% 多聚甲醛磷酸溶液固定后拍照（图 25-3）。

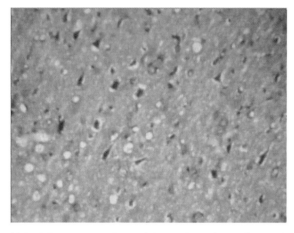

缺血再灌注 12 h 后，脑组织液化，细胞明显坏死，坏死面积扩大。（HE）

图 25-1　大鼠脑缺血的组织学改变

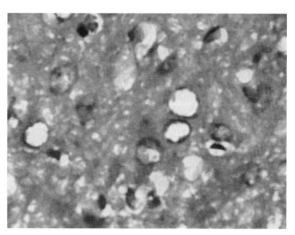

缺血再灌注 12 h 后，脑皮质区可见神经元细胞凋亡的形态变化。（HE）

图 25-2　大鼠脑缺血的组织学改变

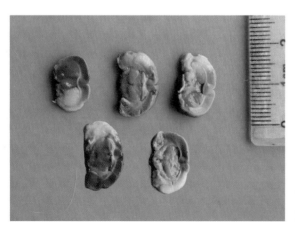

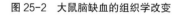

局灶性脑缺血再灌注后，TTC 染色显示梗死区域呈白色。

图 25-3　大鼠脑片的 TTC 染色

缺血再灌注后缺血处脑组织不与 TTC 溶液发生反应，故呈现白色，脑梗死区体积通过每张脑组织片中白色区域来计算。公式：

$$V=t_1\left(A_1+A_2\right)/2+t_2\left(A_2+A_3\right)/2+\cdots+t_{n-1}\left(A_{n-1}+A_n\right)/2$$

其中：V 为体积，t 为冠状切片厚度，A 为每一张冠状面上梗死灶面积，n 为冠状切片序列号。设定数值均用均数 ± 标准差（$\bar{x} \pm s$）表示，两组样本均数间比较先用方差分析再用 t 检验，所有数据用统计软件进行分析。

MRI 检查：局灶性脑缺血后大约 4～6 h，血脑屏障受到破坏，血管内容物渗出，产生血管源性脑水肿。脑水肿在第 3 d 达高峰，此时 MRI 检查 T1WI 水平位上各脑区呈等信号，而 T2WI 冠状位上可见患侧皮质和尾壳核大片信号增高影，中线结构移位。MRI 检查为 MCAO 模型缺血灶鉴定提供影像学依据（图 25-4，图 25-5）。

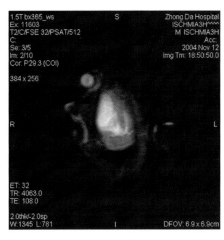 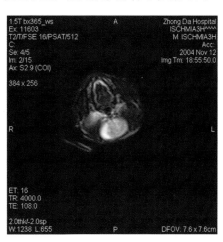

局灶性脑缺血后，在 MRI 的 T2WI 水平位上可观察到皮质明显信号增高区。

局灶性脑缺血后，在 MRI 的 T2WI 冠状位上可观察到皮质和尾壳核明显信号增高区。

图 25-4　大鼠脑 MRI 的 T2WI 水平位　　　图 25-5　大鼠脑 MRI 的 T2WI 冠状位

【模型评价与注意事项】

（1）本造模方法简便，成功率高，重复性好。病变通常局限于大脑半球的背外侧面中部，不引起其他脏器的病变。

（2）选用的动物：2～3 月龄大鼠，体重 200～300 g，雌雄不拘。

（3）分离时要层次清楚，剪开大鼠颈部正中皮肤，分离皮下组织时会发现该组织与颈部两侧鼓泡腺体（不是甲状腺）结合紧密，直接在正中两侧腺体之间分离，这样能不接触胸锁乳突肌而直接暴露颈前肌群，且不会损伤腺体造成过多出血。

（4）在分离颈动脉鞘时则要注意分离迷走神经，若损伤则可能影响动物呼吸而导致其死亡。尽量不要损伤在颈总动脉分叉下的颈交感神经节。

（5）栓线不能在血管里反复进退，栓线进入到手感有轻微阻力时即停止，否则易造成蛛网膜下腔出血，表现的神经功能改变易误解为造模成功。

（6）大鼠大脑中动脉永久性闭塞性脑缺血模型，梗死体积出现的最小时间点可能为 2 h，体积随时间进行性增大，至 12 h 基本趋于稳定。

【行为学分级标准】

按 Longa 评分标准将动物的行为变化分为五级

0 级：行为无明显变化。

1 级：左前肢屈曲，左后肢伸展。

2 级：有左侧追尾现象。

3 级：行走困难，摇摆不定。

4 级：意识不清。

将 1、2、3 级动物定为造模成功，0、4 级动物弃去不用（图 25-6）。

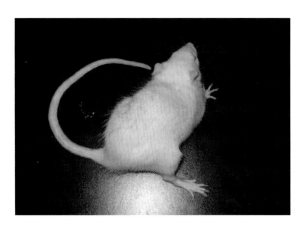

右侧局灶性脑缺血后大鼠左前肢屈曲，左后肢伸展，向右侧旋转。

图 25-6 右侧局灶性脑缺血后大鼠的行为学变化

二、大鼠全脑缺血模型

采用 4 血管闭塞（4VO）制备短暂性脑缺血模型。其原理是造成双侧椎动脉和颈总动脉血流阻断后的短暂性前脑缺血和脑水肿的病理变化。主要用于模拟人类在昏迷或休克状态下的用于对缺血性脑损伤及再灌注损伤、为脑复苏中的神经保护作用提供实验研究模型。

【模型复制】

大鼠 1% 戊巴比妥钠（40 mg/kg 腹腔内注射）麻醉，首先将大鼠头固定在脑立体定位仪上，拉直颈椎，使头颈处于水平位置，在枕骨下至第 2 颈椎处行正中切口，暴露第一颈椎两侧的横突孔，用双极电凝器插入孔内并烧灼双侧椎动脉，造成椎动脉持久性闭塞，缝合切口；再经颈前部正中切口，分离出双侧颈总动脉，在颈总动脉分叉前 1 cm 处，从颈总动脉下方放置手术线，线端置于体外，缝合切口。24 h 后，乙醚全麻下剪开切口找到预置的手术线，快速装上动脉夹，动物清醒后迅速夹闭双侧颈总动脉，一般阻断动脉 10 ~ 30 min，然后同时松开双侧动脉夹，抽掉手术线，使脑血流再通。

全脑缺血模型也可采用二血管（双侧颈总动脉）阻断加低血压法（尾动脉放血或用降压药降低血压，使血压低至 75/50 mmHg）。

【病理变化】

全脑缺血再灌注大鼠大脑脑片 HE 染色可见大量神经元坏死、胞浆浓缩、核固缩现象（图 25-7）。

【模型评价与注意事项】

成功模型的判断基本同局灶性脑缺血再灌注模型：在迅速夹闭双侧颈总动脉后，2 ~ 3 min 内处于昏迷状态，瞳孔颜色逐渐变白，角膜反射消失，翻正反射消失的大鼠作为成功模型。术后动物神情萎靡，不思饮食，四肢瘫痪，大小便失禁。

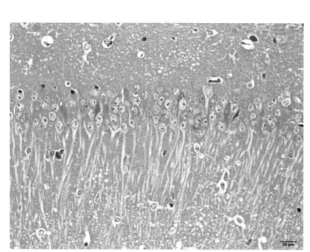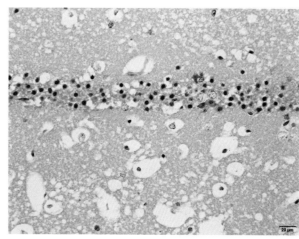

左图 HE 染色显示假手术组 CA1 区锥体神经元排列有序，神经元细胞核饱满，核仁清晰，细胞轮廓清晰；右图缺血再灌注模型神经元排列稀疏，体积萎缩，空泡化和核固缩

图 25-7 二血管阻断（2VO）加低血压法全脑缺血模型

第二节 大鼠多发性脑梗死模型

经颈内动脉注入同种大鼠血凝块研碎后的栓子混悬液，栓子随血流主要分布于同侧大脑中动脉供血的脑组织区域，制作成多发性脑梗死模型。通过大脑动脉环，部分栓子还可到达对侧组织。

【模型复制】

无菌状态下于大鼠左心室内采血或股动脉取血，37 ℃温箱内干燥，研碎后 200 μm 筛孔过筛制成栓子，应用时按栓子 1 mg 加生理盐水 0.3 ml 配制，摇匀成混悬液。0.4% 戊巴比妥钠腹腔注射麻醉大鼠（40 mg/kg 体重），颈正中切开皮肤，钝性分离一侧颈总动脉和颈外动脉，结扎颈外动脉远端，微动脉夹暂时夹闭颈总动脉，于颈外动脉远侧端切一小口，将连接注射器的中空细管逆行插至颈总动脉分叉处，在靠近已插入的细管处用 1-0 缝线结扎，松开动脉夹开放颈总动脉，注入混悬液 0.5 ml，使栓子通过颈内动脉进入颅内各动脉分支堵塞微血管或 / 及小血管，造成多发性脑梗死，结扎颈外动脉近端，缝合皮肤。

【病理变化】

大鼠脑片 HE 染色，可见大脑皮质下小血管内颗粒状或丝絮状物为血管内的栓子，脑实质水肿及多发性软化坏死灶，大量神经元肿胀变性，出现坏死、胞浆浓缩、核固缩现象。部分细胞核呈空泡样或颗粒样变性，染色质稀疏或丢失，有小胶质细胞增生，坏死区周围存在巨噬细胞。海马区广泛的锥体细胞破坏并丢失，可以观察到少量的残存神经元，呈现明显的胶质细胞反应。图 25-8，图 25-9 示大鼠多发性脑梗死后 3 d 栓塞侧的多发性软化坏死灶。

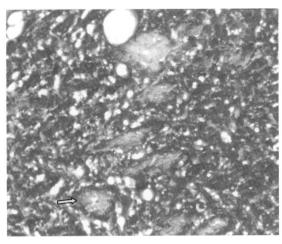 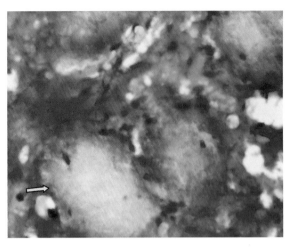

大鼠多发性脑梗死后3d栓塞侧（箭示软化坏死灶）。（HE）　　*大鼠多发性脑梗死后3d栓塞侧（箭示软化坏死灶）。（HE）*

图25-8　大鼠多发性脑梗死后3d栓塞侧　　　　图25-9　大鼠多发性脑梗死后3d栓塞侧

【模型评价与注意事项】

学习和记忆的行为学变化的检测是模型评价的金标准。主要通过水迷宫试验和跳台试验来评定。水迷宫试验中游完全程的时间明显延长，进入盲端的次数同样明显增加，表明动物空间辨别和记忆能力明显下降；跳台试验中潜伏期和错误次数明显增加，提示其学习和记忆能力均下降。注意中空细管逆行插入颈外动脉后应用丝线结扎以使栓子混悬液不能反流，每次栓子注入量相同；注入过程应不少于1 min，以期栓子分布更加广泛。

第三节　帕金森病动物模型

帕金森病（Parkinson's disease，PD）是老年人常见的以震颤、肌强直以及运动迟缓为主要临床症状的神经系统变性疾病，黑质内的多巴胺能神经元大量减少，黑质-纹状体系统中多巴胺（dopamine，DA）神经递质的含量减少。目前已建立的PD实验动物模型主要是用神经毒素创建的永久性DA耗竭模型，神经毒剂常用6-羟基多巴胺（6-OHDA）、1-甲基-4-苯基-1，2，3，6-四氢吡啶（MPTP）、甲基苯丙胺（MA）。这类神经毒剂均可选择性破坏含DA的神经元，导致神经细胞死亡，从而建立PD模型。目前应用最广泛的PD模型是6-羟多巴胺造模。并且，可因注射部位不同而得到急性、早期、中期和晚期的PD模型，能很好地用于评价PD病理学变化和药物筛选，以及评价移植或基因治疗的效果。而对于单侧黑质毁损的模型，同侧的黑质-纹状体通路被破坏，纹状体内的神经元失去多巴胺能神经的支配，其多巴胺受体便处于一种超敏状态。当给予阿扑吗啡后，动物损伤侧的反应就强于健侧而无法保持平衡，并向健侧旋转，旋转的频率大致与黑质内的多巴胺能神经元的受损程度一致。

最常用的方法有：

① 将6-OHDA分别注入中脑的黑质致密部（compact part of substantia nigra, SNpc）和前脑内侧束（medial forebrain bundle, MFB），造成多巴胺能神经元特异性损伤，从而诱发旋转行为，能成功复制急性

PD 动物模型。该方法获得 PD 模型属急性过程，不符合人类 PD 的慢性、进展性变化的特征。由于定位不准及操作技术不稳等因素，成功率较低。在黑质内近距离的操作很难把握毁损的程度，如果想模拟早期的 PD，则多巴胺能神经元的毁损不能超过 80%，用黑质注射的方法就很难获得这种部分毁损的模型。

② 将 6-OHDA 注入 SNpc 和腹侧被盖区（ventral tegmental area, VTA）两个部位制成 PD 模型，其行为反应明显，神经元变性特征接近人类 PD 晚期。经阿扑吗啡诱导，出现向健侧旋转行为，建成稳定有效的 PD 模型。

③ 将 6-OHDA 注入 MFB 和 VTA 两个部位制成 PD 模型，24 h 内 DA 能神经元开始变性死亡，模型行为反应明显，适于 PD 行为探讨和神经保护作用的研究。

④ 近年来有人通过将 6-OHDA 注入纹状体（尾壳核），通过逆行轴浆输送的原理，损伤黑质内的 DA 能神经元来制备大鼠 PD 模型，其黑质 DA 能神经元呈延迟的退行性病变，慢性进展性损伤可持续 1～3 周，更接近于人类 PD 发展过程，可建立早、中期 PD 模型。由于纹状体体积较大，定位容易，各方向上 1～2 mm 的偏差对模型成功与否影响不甚大，造模成功率高。因此无论从形态学还是从行为学上来看，这种模型制备方法所造成的多巴胺能神经元的损伤的确与临床上 PD 病人的病程进展类似。

【模型复制】

成年健康 Wistar 或 SD 大鼠，体重 200～250 g，雌雄不拘，所有大鼠均在同一条件下常规喂养，术前 12 h 禁食。实验参照大鼠脑立体定位图谱，实验动物以 3.6% 水和氯醛溶液（1 ml/100 g 体重）或 0.4% 戊巴比妥钠腹腔注射麻醉，将头部固定于脑立体定向仪上，常规消毒备皮，切开头皮和皮下组织，钝性分离颅骨外膜，充分暴露前囟及一侧颅骨。参照定位图谱确定坐标，在选定的坐标点用手动微型磨钻钻颅，用微量注射器将 2 μg/μl 的 6-OHDA（溶于 0.2% 抗坏血酸生理盐水中）5 μl 分别注入实验动物的定位点，缓慢进针达预定部位，注射速度为 1 μl/min，注毕留针 10 min，退针速度为 1 mm/min，以防药液溢出。退针后钻孔处填入吸收性明胶海绵止血，缝合皮肤，腹腔注射氨苄青霉素 8 万单位，动物清醒后放回饲养。

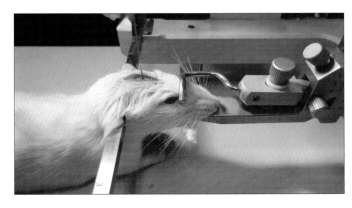

图 25-10　脑立体定位制作 PD 模型

【病理变化】

由于损伤部位紧邻的神经元毁损出现很早，在术后 10 min，应用免疫组织化学的方法就可观察到多巴胺能神经元大量死亡。HE 染色可见 PD 模型黑质致密部的死亡神经元胞质中伴随有 Lewy 小体出现（为含有一种异常折叠的蛋白核心，即 α- 突触核蛋白，周围环绕泛素蛋白质的细胞质包涵体，是一种仅存在于所有真核细胞中的小分子蛋白质，标志着细胞破坏）（图 25-11E）。Lewy 小体是 PD 和其他神经退变性疾病的特征性改变，它可能是一种隔离异常蛋白质的媒介。TH 免疫荧光染色和组化染色均显示与对照鼠黑质致密部相比（图 25-11A，C），PD 模型鼠黑质致密部 TH 阳性细胞明显减少（图 25-11B，D）。

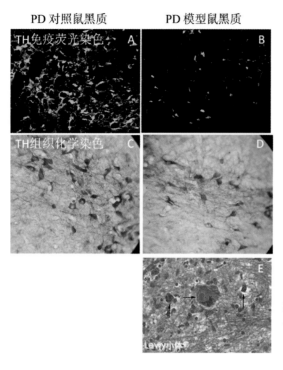

PD 模型鼠黑质致密部 TH 阳性细胞减少，出现 lewy 小体。

图 25-11　大鼠 PD 模型

【模型评价及注意事项】

旋转行为检测在术后 1~2 周进行。对于单侧毁损模型，外源性的多巴胺受体激动剂阿扑吗啡诱发向健侧的单向旋转行为的测试是主要的评价指标。旋转 360° 为一次，以旋转次数 >7 次 /min，并且持续 30 min，连续两周测试均符合上述标准者为 PD 模型成功鼠。也有使用智能实验动物旋转监察仪测试 10 min，超过了 6 r/min 这一通常采用的标准，可作为 PD 模型成功鼠的标准。

【行为学标准】

旋转行为的测试标准：经颈部皮下注射 0.1% 阿扑吗啡 0.05 mg/kg 体重（约 0.2 ml/ 只），在阿扑吗啡注射后 30~40 min 开始计数旋转行为，动物旋转时以健侧前肢或后肢为支点，身体环曲，首尾相接原地旋转，伴觅食样动作。

【附】大鼠脑横断切面（冠状切面）图和说明

在全脑或半侧脑上可做若干横断切面（冠状切面），由前向后观察脑的结构（图 25-12）。① 经嗅结节平面上（约前囟前 2 mm）（图 25-12A，A'，A"）可以观察到外侧的前额叶皮质，内侧的尾壳核及两者之间的胼胝体（图 25-15A）。② 经视交叉平面（前囟后 1 mm）（图 25-12B，B'，B"），背外侧可见皮质区，腹内侧可见外侧的尾壳核和内侧的苍白球，联系两侧半球的胼胝体，其下依次为海马伞、丘脑髓纹和穹隆等投射纤维（图 25-12B）。③ 在经下丘脑灰结节乳头体交界平面（约前囟后 5 mm）（图 25-12C，C'，C"），由外向内依次可见皮质、背腹侧海马和齿状回、丘脑，丘脑腹外侧可见大脑脚的投射纤维（图 25-15C）。④ 经中脑上丘平面（图 25-12D，D'，D"），此时靠近皮质后极，可观察到外侧的皮质、海马和内侧的中脑。⑤ 在经小脑中脚平面（图 25-12E，E'，E"），主要可观察到位于背侧的小脑：中间为小脑蚓，两侧为小脑半球，靠前一点的平面还可观测到小脑绒球。腹侧为脑桥，脑桥腹侧靠后可观察到皮质脊髓束的投射纤维形成的锥体位于前正中沟两侧。最后，延髓上部平面和延髓下部平面（图 25-12F，F'，F"），观察到参与第四脑室组成的延髓上部和与脊髓延续的延髓下部结构。

成年大鼠的基底核（尾壳核和苍白球）主要位于前囟前 2 mm 至前囟后 2 mm 区域的大脑皮质下，前囟前主要是尾壳核，前囟后尾壳核内侧开始出现苍白球。大鼠海马主要位于前囟后 2～6.5 mm 区域的大脑皮质下。由吻侧向尾侧，随着基底核逐渐变小消失，胼胝体下方开始出现海马伞、背侧海马和齿状回，向后逐步转向腹侧，移行为腹侧海马。因此，在视交叉平面到乳头体平面之间做冠状切面，均可观察到海马和齿状回结。

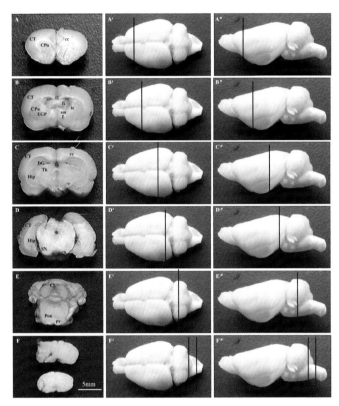

CT—皮质；CPu—尾壳核；EGP—苍白球；Th—丘脑；Hip—海马；SN—黑质；Cb—小脑；Fl—绒球；Pon—脑桥；cc—胼胝体；fi—海马伞；sm—髓纹；f—穹隆；ic—内囊；cp—大脑脚；py—锥体束

图 25-12　大鼠脑横断面结构图

参考文献

［1］董雯，王蓉. 阿尔茨海默病动物模型研究进展［J］. 中国现代神经疾病杂志，2015，15（8）：610-614.

［2］张艳，李倩倩，霍薇. 血管性痴呆动物模型的研究现状［J］. 中国神经免疫学和神经病学杂志，2015，22（1）：68-70.

（刘俊华　晋光荣）

第四节　大鼠化脓性脑膜炎模型

化脓性脑膜炎少见，该病动物模型尚未见报道。笔者在建立大鼠脑缺血模型的过程中，摸索出脑膜炎模型的制作方法，在此做简单介绍，仅供参考。

【模型复制】

取成年大鼠，麻醉下切开头皮，暴露颅骨，并在颅骨上开一 0.4 cm 小窗，剪开硬脑膜，显露蛛网膜。用结核菌素注射器向蛛网膜下腔注入 0.05 ml 预先备好的化脓菌菌液，或把菌液涂布在划有小口的蛛网膜上，然后缝皮观察。12 h 后处死动物，取脑固定并制片观察。

【病理变化】

肉眼可见蛛网膜下腔充满脓性渗出物，血管高度充血，脑回增宽，脑沟变浅。镜下可见蛛网膜下腔充满渗出的中性粒细胞和少量纤维素，血管高度充血，脑实质可有不同程度水肿。

【模型评价】

该模型可用来研究化脓性脑膜炎发展变化规律、治疗效应及并发症。

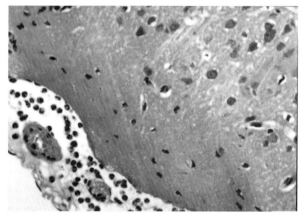

蛛网膜下腔血管充血伴较多中性粒细胞渗出，脑实质病变不明显。（HE）

图 25-13 大鼠化脓性脑膜炎模型

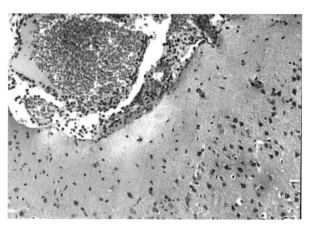

蛛网膜下腔血管高度充血伴大量中性粒细胞渗出，脑实质病变不明显。（HE）

图 25-14 大鼠化脓性脑膜炎模型

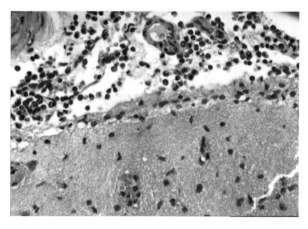

蛛网膜下腔血管充血伴大量中性粒细胞渗出，脑实质浅层亦可见少量白细胞浸润。（HE）

图 25-15 大鼠化脓性脑膜炎模型

（陈平圣）

第二十六章 骨关节疾病动物模型

第一节 大鼠骨质疏松症模型

骨质疏松症是以骨质丢失、骨量减少，骨密度减小和骨组织微细结构破坏为特征的代谢性疾病。由于骨量减少，骨小梁变细窄，且互不相连，导致骨脆性增加，易于骨折。本病多见于老年人，女性患病率为男性的两倍。骨质疏松症的发病机制不清，雌激素与本病发生有关，妇女绝经后或卵巢切除后，由于体内雌激素水平下降，骨代谢呈负平衡，骨吸收增强，骨量逐渐丢失，造成骨质疏松。用卵巢切除法（去势），使实验动物雌激素减少，造成骨质疏松，和人类绝经后骨量丢失有许多相似之处。

【模型复制】

（1）3月龄雌性 SD 大鼠，体重 180 g 左右。

（2）乙醚麻醉，切除卵巢。大鼠经乙醚麻醉后，可采用两种方法切除卵巢：① 腹腔进入法：大鼠仰卧位，无菌条件下自腹部正中线向下做纵形切口，长约 2～3 cm。依次切开皮肤、皮下组织、肌层，打开腹膜，结扎并切断子宫，摘除卵巢。② 腹膜后进入法：大鼠俯卧位固定，在髂脊顶部上方、腰椎两侧各切开 1.5 cm 长，剥开背肌，可见发亮的脂肪团块，稍加分裂可见包埋其内的粉红色桑葚样卵巢，用细线在卵巢下方结扎、摘除。也可在腰部正中线切开皮肤、皮下组织、肌层，打开腹膜后，分别找出两侧卵巢，同上法摘除。找出卵巢但不切除为卵巢假手术。

（3）卵巢切除后处理：10周后结束实验，处死动物，选取股骨，剔除附着的软组织，根据需要进行不同的处理。

① HE 染色光镜检查：将股骨置入 10% 福尔马林中固定，以后用乙二胺四乙酸（EDTA）进行脱钙，脱钙完成后，常规脱水、石蜡包埋、制片，HE 染色后光镜观察骨小梁的形态结构。

② 扫描电镜用标本制备法：取股骨标本，按扫描电镜制片方法制片，最后二氧化碳临界点干燥，真空喷金，在 SX-40 型电镜下观察骨小梁的形态结构。

③ 甲苯胺蓝染色，光镜观察骨小梁结构：光镜下成熟骨为黑紫色，类骨质为粉红色覆于骨小梁周边。

【病理变化】

形态学表现（图 26-1～图 26-9）：

正常长骨骨小梁粗大、表面光滑、间距小，骨小梁排列紧密，扫描电镜下呈立体网状结构。

病变骨小梁纤细、宽度变薄、排列稀疏；小梁间连接减少，出现断裂现象；甲苯胺蓝染色切片中见破骨细胞数目增多。扫描电镜下骨小梁表面粗糙，不光滑。上述改变以干骺端最明显。

【模型评价及注意事项】

（1）卵巢去除法复制骨质疏松症模型，术后观察时间越长，与人类骨质疏松症近似性越好，因为人类的骨质疏松症是在数十年的过程中逐渐形成的。

（2）选用乙二胺四乙酸（EDTA）脱钙的样本可以用于后续免疫组化分析，其 HE 染色效果优于酸脱钙的组织，但脱钙需时较长。如仅供 HE 染色切片分析，可用酸进行脱钙，脱钙速度快，需时较短。

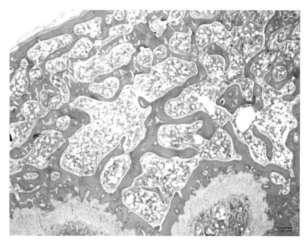

骨小梁丰富、粗大、排列整齐、连接成网状，间隙正常大小。（HE）

图 26-1　假手术组大鼠长骨干骺端

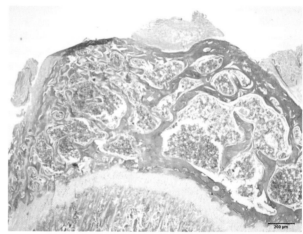

骨小梁纤细，间隙增大，断裂明显。（HE）

图 26-2　切除卵巢组大鼠长骨干骺端

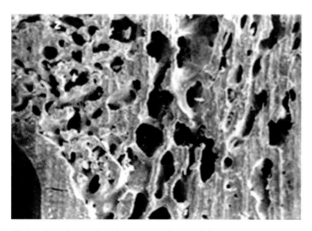

骨小梁表面光滑，排列紧密，呈立体网状结构。（扫描电镜）

图 26-3　假手术组骨小梁

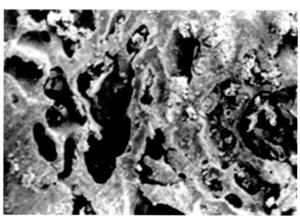

骨小梁数目减少，排列稀疏，表面粗糙、不光滑。一些骨小梁连接中断。（扫描电镜）

图 26-4　切除卵巢组骨小梁

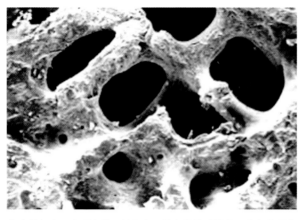

骨小梁粗大、表面光滑、间距小，骨小梁排列紧密，呈立体网状结构。（扫描电镜）

图 26-5　假手术组大鼠骨小梁

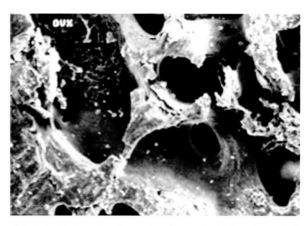

骨小梁表面粗糙、不光滑，部分区域骨小梁的缺失造成三维结构破坏现象。（扫描电镜）

图 26-6　切除卵巢组大鼠骨小梁

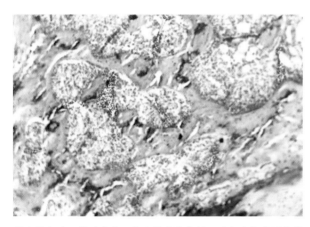

骨小梁粗大、排列整齐，骨小梁连续性好，互相连接成网状结构。（甲苯胺蓝）

图 26-7　假手术组大鼠骨小梁

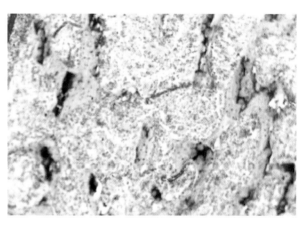

卵巢切除后骨小梁变细（伊红染部分），数目减少，稀疏，大鼠骨髓腔相对扩大，甚至出现大片无骨小梁骨髓区，骨小梁的连接中断点明显增多。（甲苯胺蓝）

图 26-8　切除卵巢组大鼠骨小梁

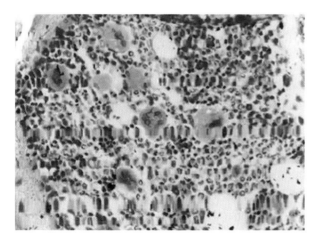

卵巢切除后卵巢骨小梁表面骨吸收陷窝增多，骨髓腔可见较多的破骨细胞。（甲苯胺蓝）

图 26-9　切除卵巢组大鼠骨小梁

（苏　宁）

第二节 骨关节炎动物模型

一、佐剂诱导大鼠关节炎模型

类风湿关节炎（rheumatoid arthritis，RA）是损害滑膜、软骨和骨组织的一种慢性、炎性、系统性的自身免疫性疾病。临床表现为多关节滑膜炎伴关节软骨和骨变性，常导致关节结构完整性丢失，关节功能部分或全部丧失。

用佐剂复制的大鼠类风湿性关节炎模型，眼观关节红肿，严重者关节畸形；光学显微镜下关节软骨破坏、骨侵蚀、滑膜损伤伴有炎性细胞浸润。时间久之纤维组织增生致关节局部纤维化，甚至关节腔粘连消失。这些临床表现和病理所见与人类的类风湿关节炎表现相似，因而是用于阐明人类类风湿关节炎发病机制，以及筛选和研究治疗药物的较理想的动物模型。

【模型复制】

（1）实验动物：取 8 周龄 SD 大鼠，雌雄各半，体重 130 ~ 150 g。

（2）试剂配制：用液体石蜡和羊毛脂（2：1）共热至 70 ℃，振摇，高压灭菌。

（3）模型建立：按每 1 ml 试剂加入热灭活的卡介苗 6 mg 的比例制成弗氏完全佐剂。每只大鼠左后足跖皮下注射 1 次上述乳化后的混合物 0.1 ml。

（4）全身及足部观察：造模后定期测量大鼠双足、踝体积。28 d 后处死动物，给大鼠注射弗氏完全佐剂后，致炎当天足踝部即开始出现肿胀，第 3 d 达到高峰，第 10 d 出现第二次肿胀，并且于第 13 d 部分大鼠左后足跖及前足爪出现肿胀，包括踝关节、脚趾。

① 每周测量体重变化。

② 测量关节炎指数：第一次免疫后，观察双侧前后足爪病变的发生情况，每周测量关节 2 次，进行关节炎指数评分。按 0 ~ 4 五级评分：0 级，无红肿。1 级，小趾关节稍肿。2 级，趾关节和足跖肿胀。3 级，踝关节以下的足爪肿胀。4 级，包括踝关节在内的全部足爪肿胀。

【病理变化】

实验结束后，取关节固定于 10% 福尔马林内，脱钙后常规石蜡包埋，切片 4 ~ 5 μm，HE 染色，光镜观察。

足踝关节肉眼观：病变侧关节变形，足部肿胀增粗，表面皮肤完整，无糜烂或溃疡（图 20-10）。

光学显微镜：正常大鼠关节滑膜组织衬覆 1 ~ 2 层滑膜细胞，无增生，无炎细胞浸润，关节表面软骨组织排列整齐，关节腔清晰（图 26-11）。

佐剂复制的大鼠类风湿性关节炎模型，表现为关节滑膜充血水肿、炎细胞浸润，并有肉芽组织形成及不同程度纤维化，滑膜组织增生。关节面软骨变性坏死，血管翳出现，进而纤维组织增生致关节局部纤维化，甚至关节腔粘连消失。骨组织有破坏时，局部出现破骨细胞，骨质溶解，时间稍长可见骨组织增生形成骨赘（图 26-12 ~ 图 26-15）。骨周围皮下软组织内见佐剂引起的迟发性变态反应，局部有多量的类上皮细胞增生呈结节状，并有淋巴细胞浸润（图 26-16）。

【踝关节主要病变评分标准】（引自 Wei, et al. Acta Pharmacologica Sinica,2013,34:403-413）

① 滑膜细胞增殖评分。0 分：无增殖。1 分：轻微增殖，2 ~ 4 层滑膜细胞。2 分：中度增殖，4 层以上滑膜细胞。3 分：滑膜细胞过度增殖，侵蚀软骨和骨组织，关节腔间隙缩小，严重时消失。

②　滑膜细胞侵蚀评分。0分：无侵蚀。1分：较少的局部侵蚀。2分：广泛的局部侵蚀。3分：广泛侵蚀到关节囊，伴有凝聚体的形成。

③　血管翳评分。0分：无改变。1分：2个部位出现血管翳。2分：4个部位出现血管翳，伴有软骨表面的侵蚀。3分：4个以上部位出现血管翳或2个部位出现大范围的血管翳。

④　炎症评分。0分：正常。1分：轻度炎症，出现1个聚集物或较少的分散白细胞浸润。2分：中度炎症，出现2个或2个以上的白细胞聚集物。3分：重度炎症，白细胞融合、分散浸润明显。

⑤　骨质侵蚀评分。0分：正常。1分：少量侵蚀，1~2个小而浅的部位。2分：少量侵蚀，1~4个中等大小和深度部位。3分：中等侵蚀，5个以上部位，局部侵蚀到骨皮质。4分：重度侵蚀，多重损伤，局部或完全侵蚀到骨皮质。5分：广泛损伤，皮质穿透骨长度的25%以上。（引自张玲玲，等．中国药理学通报，2010.）

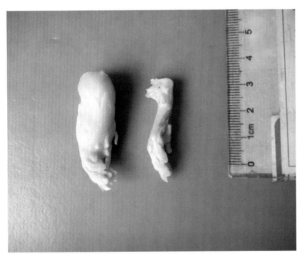

大体标本。左侧为模型踝关节及足趾，明显肿胀增粗。右侧为对照侧踝关节及足趾。

图 20-10　佐剂诱导性关节炎大体观

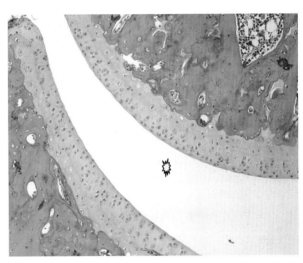

关节表面被覆薄层透明软骨，下方为骨组织。关节囊表面软骨细胞排列有序，厚薄均匀。下方骨组织无坏死、溶解现象。黄星示关节腔，两侧为关节软骨和骨组织。（HE）

图 26-11　正常大鼠关节

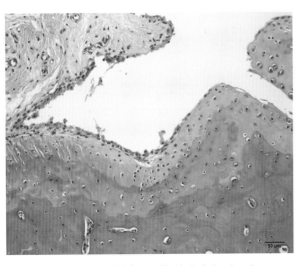

滑膜细胞变性、坏死，排列紊乱，其下组织充血。（HE）

图 26-12　关节滑膜细胞受侵蚀

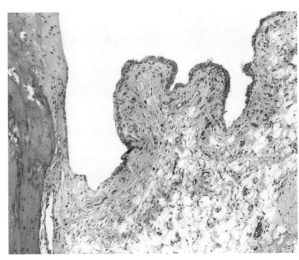

关节囊滑膜组织增生，呈粗指状突向关节腔内，其下组织充血。（HE）

图 26-13　关节滑膜增生

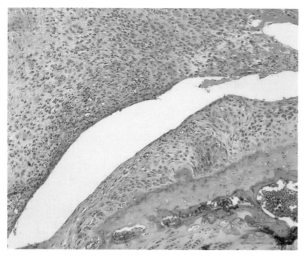

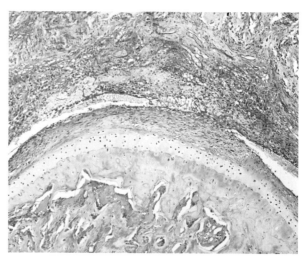

关节表面被覆的透明软骨被侵蚀，表面有厚层炎性纤维组织，滑膜细胞变性、坏死、消失，滑膜组织有炎性肉芽组织形成和成纤维细胞增生。（HE）

图 26-14　关节表面纤维化

关节两侧软骨组织受到明显侵蚀，软骨细胞变性、坏死，表面纤维组织增生，中央部已相互粘连，关节腔高度狭窄，局部闭锁。（HE）

图 26-15　关节腔破坏

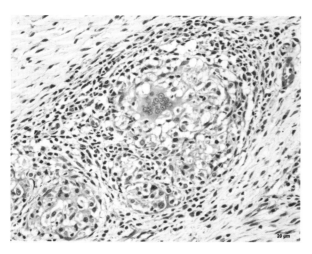

佐剂诱导关节炎关节周围皮下组织内常出现迟发性变态反应的改变，光镜下可见结节样病变，高倍镜观结节主要由巨噬细胞（类上皮细胞）组成，外围淋巴细胞及成纤维细胞，结节内常出现多核巨细胞。（HE）

图 26-16　皮肤假结核样结节

参考文献

［1］Yue L, Shen Y X, Feng L J, et al. Blockage of the formation of new blood vessels by recombinant human endostatin contributes to the regression of rat adjuvant arthritis［J］. European Journal of Pharmacology, 2007, 567（1-2）: 166-170.

［2］Wei Z F, Jiao X L, Wang T, et al. Norisoboldine alleviates joint destruction in rats with adjuvant-induced arthritis by reducing RANKL, IL-6, PGE2, and MMP-13 expression［J］. Acta Pharmacologica Sinica, 2013, 34: 403-413.

［3］张玲玲，刘云洁，童彤，等. DBA/1 小鼠胶原性关节炎模型建立方法及评价指标. 中国药理学通报，2010，26（8）: 1108-1111.

（苏　宁）

二、Ⅱ型胶原诱导大鼠关节炎模型

大鼠胶原诱导性关节炎（collagen induced arthritis，CIA）通过具有种属特异性的Ⅱ型胶原免疫大鼠，诱发关节炎。该模型中使用的是正常的软骨蛋白，而非外源性异体抗原诱导发生自身免疫反应，可诱导外周血清和关节滑液中抗Ⅱ型胶原抗体产生。模型鼠肉眼观关节肿胀，基本同佐剂诱导性关节炎；光学显微镜下除关节滑膜、软骨和骨病变外，脾脏白髓淋巴样滤泡增生明显，边缘区细胞密度增大；体内可检出针对自身Ⅱ型胶原的高滴度 IgG 抗体。这些临床表现、病理所见和血液学指标与人类的类风湿关节炎相似，因而是用于阐明关节炎发病机制及筛选和研究治疗药物的较理想的 RA 动物模型。

【模型复制】

（1）动物及麻醉：雌性 Wistar 或 SD 大鼠，体重约 150 g，乙醚麻醉后迅速造模。

（2）试剂配制

① Ⅱ型胶原溶液：配制 0.05 mol/L 乙酸，加入鸡 / 牛Ⅱ型胶原，4 ℃放置过夜以溶解胶原，配制成浓度为 2 mg/ml 的Ⅱ型胶原溶液。

② Ⅱ型胶原乳剂：将弗氏完全佐剂和Ⅱ型胶原溶液按体积比 1∶1 混合乳化，制备成Ⅱ型胶原乳剂。

（3）模型建立：取乙醚麻醉的 Wistar 大鼠，以 1 ml 注射器于尾根部行多点皮下注射，每只大鼠给予Ⅱ型胶原乳剂 0.2 ml。首次注射 7 d 后同法加强免疫，剂量减半。

（4）全身及足部观察

① 每周测量体重变化，观察双侧前后足爪病变的发生情况。

② 关节炎指数：第一次免疫后，每隔 3 d，进行关节炎指数评分。按 0～4 分五级评分，具体分值同佐剂诱导性关节炎。

Ⅱ型胶原乳剂在尾根部皮下注射 0.2 ml 致炎，7 d 后同法加强免疫，此后大鼠踝关节和足爪出现红肿、增粗。

【病理变化】

正常大鼠关节滑膜组织衬覆 1～2 层滑膜细胞，无增生，无炎细胞浸润，无血管翳；关节表面软骨和骨组织排列整齐，关节腔清晰。

模型足踝关节肉眼观见关节变形，足部肿胀增粗，表面皮肤完整，无糜烂或溃疡。

光学显微镜下早期滑膜细胞变性、坏死，滑膜组织内见炎细胞浸润，随时间推移，滑膜组织增生；关节面软骨变性坏死，血管翳出现，严重时骨组织破坏，局部出现破骨细胞，骨质溶解，时间稍长可见骨组织增生形成骨赘（图 26-17～图 26-21）；其他器官的病变主要表现为脾脏白髓脾小体增生，生发中心扩大，边缘区细胞密度增加，红髓淤血。

足踝关节主要病变评分同佐剂诱导性关节炎。

脾脏病变评分标准如下，按照病变由轻到重依次为 0～3 分（0 分正常）。（引自张玲玲，等. 中国药理学通报，2010.）

① 动脉周围淋巴鞘的细胞密度评分。0 分：正常。1 分：细胞密度轻微增大。2 分：细胞密度中度增大，有细胞拥挤。3 分：细胞密度重度增大，有细胞拥挤叠加。

② 淋巴小结增生评分。0 分：无增生，生发中心极少或无。1 分：轻微增生，可见生发中心。2 分：中度增生，生发中心明显。3 分：过度增生，细胞密度增大，生发中心多见。

③ 边缘区增生评分。0 分：无增生，混有少量红细胞。1 分：轻微增生，边缘区轻度增宽。2 分：中度增生，边缘区明显增宽，红细胞减少。3 分：重度增生，与白髓界限模糊。

④ 红髓充血评分。0 分：无充血。1 分：轻微充血，脾脏血量轻度增多。2 分：中度充血，红髓中固有的细胞成分减少，在小梁或被膜附近可见一些被血液排挤的淋巴组织。3 分：脾髓内充盈大量血液，

红髓中固有的细胞成分大为减少，小梁或被膜附近明显可见被血液排挤的淋巴组织。

【模型评价与注意事项】

（1）该模型适用于抗类风湿关节炎药物的筛选研究。

（2）大鼠的性别和体重影响出模率。

（3）Ⅱ型胶原皮下注射需要足量。

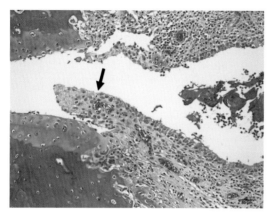

滑膜细胞变性、坏死、消失（黑箭示），滑膜组织充血、水肿，有炎细胞浸润。关节腔内有凝聚物。（HE）

图 26-17　滑膜组织受侵蚀（细胞变性、坏死）

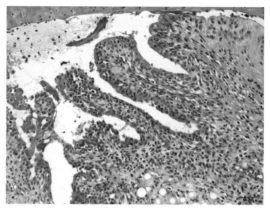

滑膜组织增生呈多个指状突起，表面滑膜细胞变性、坏死、脱落。深部可见炎细胞浸润和成纤维细胞增生。滑膜腔内有少量浆液及炎细胞。（HE）

图 26-18　滑膜增生

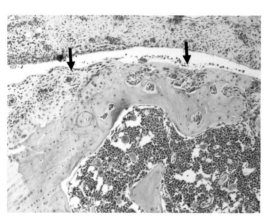

关节表面软骨破坏，局部有血管翳形成（箭示）。（HE）

图 26-19　血管翳

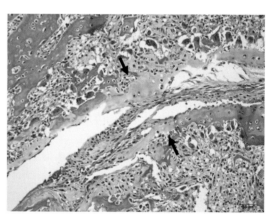

双侧关节面软骨和下方骨组织受侵蚀，关节表面见有炎性渗出物覆盖，关节腔狭窄。（HE）

图 26-20　关节软骨和骨受侵蚀

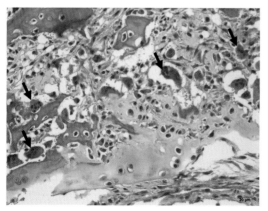

图 26-20 放大观。覆盖关节表面的软骨细胞变性、坏死，下方骨组织被侵蚀，骨小梁断裂、坏死、溶解，周边可见多量体积大、核多的破骨细胞（黑箭示）。（HE）

图 26-21　关节软骨和骨受侵蚀

三、Ⅱ型胶原致小鼠关节炎模型

通过用具有种属特异性的Ⅱ型胶原免疫小鼠，诱发关节炎模型。该模型以正常的软骨蛋白而非外源性异体抗原诱导自身免疫反应发生，可诱导外周血清和关节滑液中抗Ⅱ型胶原抗体产生，与人类的类风湿关节炎病理表现相似。

【模型复制】

（1）动物：雄性 DBA/1 小鼠，体重 18～22 g。

（2）试剂配制：

① Ⅱ型胶原溶液：配制 0.05 mol/L 乙酸，加入鸡/牛Ⅱ型胶原，4 ℃放置过夜以溶解胶原，配制成浓度为 2 mg/ml 的Ⅱ型胶原溶液。

② Ⅱ型胶原乳剂：将弗氏完全佐剂和Ⅱ型胶原溶液按体积比 1∶1 混合乳化，制备成Ⅱ型胶原乳剂。

（3）模型建立：取雄性 DBA/1 小鼠，以 1 ml 注射器于尾根部行多点皮下注射，每只小鼠给予Ⅱ型胶原乳剂 0.1 ml。首次注射 21 d 后同法加强免疫。

（4）全身及足部观察基本与大鼠相同，不同点如下：

Ⅱ型胶原乳剂在尾根部皮内注射 0.1 ml 致炎，21 d 后同法加强免疫，此后小鼠足爪出现红肿，肢体增粗。

【病理变化】

足踝关节病理肉眼观及光镜观基本同大鼠，肉眼见关节变形、足部肿胀增粗。

光学显微镜下滑膜细胞变性、坏死并见成纤维细胞和炎性肉芽组织增生，滑膜组织内有炎细胞浸润；关节面软骨和骨组织受到侵蚀，变性、坏死，关节表面形成血管翳（图 26-22～图 26-26）；脾脏白髓脾小体增生，边缘区细胞密度增加等。

足踝关节及脾脏病变评分同大鼠。

【模型评价与注意事项】

（1）该模型适用于类风湿关节炎发生机制及药物作用机制的研究。

（2）Ⅱ型胶原皮内注射需要足量。

（3）乙酸需新鲜配制。

（4）DBA/1 小鼠是美国杰克逊实验室目前培育的亚系之一，诱导 CIA 可靠，重复性好，CIA 复制率高，在 90% 左右。

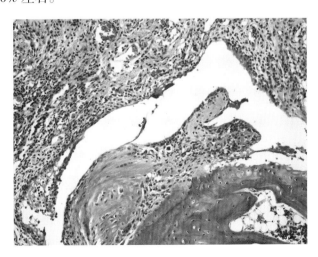

滑膜细胞变性、坏死，滑膜组织有大量炎细胞浸润和炎性肉芽组织增生。（HE）

图 26-22 滑膜组织受侵蚀

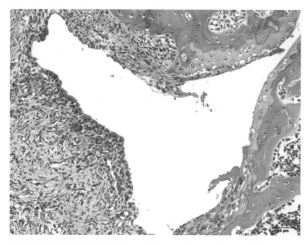

部分滑膜表面覆盖的滑膜细胞变性、坏死、消失，滑膜组织充血、水肿，有炎细胞浸润。（HE）

图26-23　滑膜组织受侵蚀

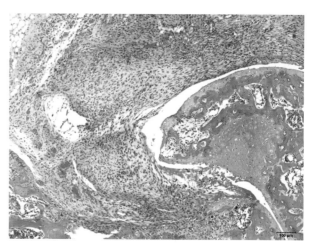

滑膜组织充血、水肿，有炎细胞浸润和成纤维细胞增生，表面覆盖的滑膜细胞坏死、脱落、消失，关节腔狭窄。（HE）

图26-24　滑膜组织受侵蚀

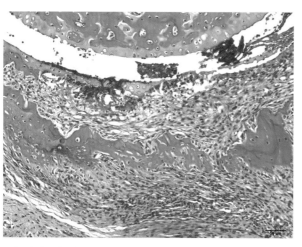

双侧关节面软骨呈虫噬状或坏死、消失。下方骨组织也受到侵蚀，呈坏死、溶解状态。关节腔内可见凝聚物。（HE）

图26-25　关节软骨和骨受侵蚀

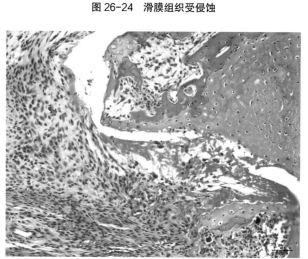

双侧关节软骨和下方骨组织变性、坏死或断裂、消失。关节表面有炎性渗出物覆盖，并见成纤维细胞增生。关节腔狭窄，局部粘连。（HE）

图26-26　关节软骨和骨受侵蚀

参考文献

［1］Wang T, Wei Z, Dou Y, et al. Intestinal interleukin-10 mobilization contributes to the anti-arthritis effect of orally administered madecassoside：a unique action mode of saponin compounds with poor bioavailability［J］. Biochemical Pharmacology, 2015, 94（1）：30-38.

［2］Tong B, Yuan X, Dou Y, et al. Sinomenine induces the generation of intestinal Treg cells and attenuates arthritis via activating aryl hydrocarbon receptor［J］. Laboratory Investigation, 2016, 96（10）：1076-1086.

［3］张玲玲，刘云洁，童彤，等. DBA/1小鼠胶原性关节炎模型建立方法及评价指标. 中国药理学通报，2010，26（8）：1108-1111.

（戴　岳　苏　宁）

四、大鼠痛风性关节炎模型

痛风的本质是体内嘌呤代谢紊乱导致高尿酸血症，造成了尿酸盐在关节和肾脏部位的沉积。给予大鼠高嘌呤饲料，建立一种类似人体嘌呤代谢的环境，使大鼠尿酸水平明显升高。由于哺乳动物体内存在尿酸酶，可以将体内尿酸进一步分解，排出体外。选用尿酸酶抑制剂抑制尿酸酶活性，从而抑制尿酸分解，维持大鼠高尿酸血症。次黄嘌呤和尿酸酶抑制剂联合使用显著地提高大鼠血清尿酸水平，造成大鼠高尿酸血症，形成痛风性关节炎模型。高尿酸血症和尿中尿酸过于饱和，使尿酸盐沉积到肾小管管腔或间质中，也可导致肾脏损伤。

【模型复制】

（1）雄性 Wistar 大鼠，体重 250 g ± 10 g，实验前，大鼠都禁食，24 h 后喂次黄嘌呤饲料。

（2）次日早晨，给动物备皮，碘酒消毒，皮下注射尿酸酶抑制剂，继续喂饲次黄嘌呤饲料，48 h 后继续造模，连续 6 次，从造模的第一天开始直到造模结束，每天上午 9：00，动物放入温度为 12 ℃的水中进行力竭游泳，连续 13 d。

（3）第 13 d，处死所有动物，取其肾脏和后肢关节，10% 福尔马林固定，关节经 10% 福尔马林固定 48 h 后，用 15%EDTA 脱钙 20 d 取材。石蜡包埋切片，常规方法行 HE 染色。

【病理变化】

（1）50% 膝关节和踝关节均可见滑膜和周围软组织血管扩张充血，炎细胞浸润（包含淋巴细胞、巨噬细胞、中性粒细胞），少数关节滑膜细胞略有增生（图 26-27，图 26-28）。

（2）肾脏病变呈多发性，病变处肾小管黏膜上皮明显坏死，许多远曲肾小管高度扩张，腔内可见大量颗粒管型，部分管腔内可见淡蓝色尿酸结晶沉淀。严重区域尿酸结晶沉淀处形成肉芽肿，其内见多少不等的异物巨细胞围绕。间质较多淋巴细胞浸润伴有纤维结缔组织增生。个别严重者病变处部分肾小球坏死（图 26-29 ~ 图 26-32）。

【模型评价】

（1）本模型更接近人类痛风性关节炎。

（2）造模时间短，易于观察。

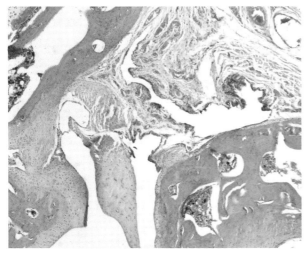

踝关节滑膜充血明显。（HE）

图 26-27 大鼠痛风性关节炎模型

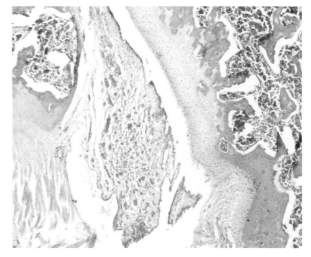

膝关节滑膜充血明显。（HE）

图 26-28 大鼠痛风性关节炎模型

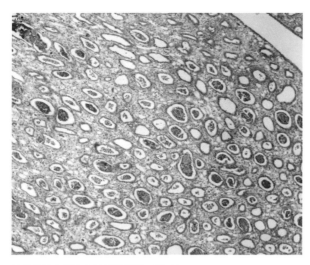

扩张的肾小管内可见颗粒管型。（HE）

图 26-29　大鼠痛风性关节炎模型

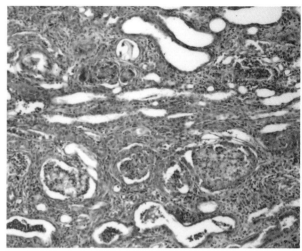

扩张的肾小管周围间质淋巴细胞浸润及少量结缔组织增生。（HE）

图 26-30　大鼠痛风性关节炎模型

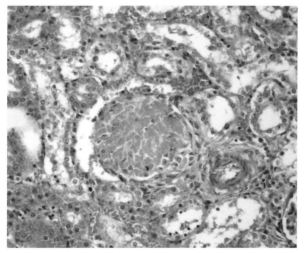

个别肾小球坏死。（HE）

图 26-31　大鼠痛风性关节炎模型

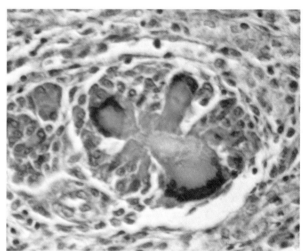

尿酸结晶沉淀周围异物巨细胞反应性增生。（HE）

图 26-32　大鼠痛风性关节炎模型

参考文献

［1］Harrold L. New developments in gout［J］. Curr Opin Rheumatol, 2013, 25（3）：304–309.

［2］姚丽，刘树民，于书仪. 痛风性关节炎动物模型的改良［J］. 中国实验动物学报，2009，17（3）：210–212.

（张爱凤）

第三节　大鼠和兔骨折模型

骨折在人类中是常见性疾病，可以分为外伤性骨折和病理性骨折两大类，骨折的愈合受全身性因素和局部因素调节，临床上骨折的愈合及其影响因素多样，如何加速骨折的愈合，减少并发症，减少骨折愈合后局部变形，尽快恢复正常的结构和功能是医学研究的课题之一。家兔和大鼠是用以研究骨折的常用动物模型。

【模型复制】

（1）家兔骨折模型：适应性饲养一周后，家兔用3%戊巴比妥钠溶液按1 ml/kg体重剂量静脉麻醉后，两侧前肢剪毛，75%乙醇消毒，在无菌条件下用医用手术牙科钻在两侧桡骨中上段1/3交界处横钻出宽约为3 mm，深入骨髓腔的骨损伤，缝合皮肤。

（2）大鼠骨折模型：适应性饲养一周后，将各组大鼠麻醉后，采用外伤法造成胫骨骨折模型。

【病理变化】

这两种动物骨折愈合过程有所不同，家兔愈合过程类似人类（图26-33～图26-41），经过纤维性骨痂及骨性骨痂的阶段，而大鼠骨折愈合首先在增生的纤维组织内发生软骨化生，再经过软骨内化骨而愈合（图26-42～图26-47）。

动物骨折愈合和人类又不尽相同，人类骨折后通常有良好的复位，但动物骨折无复位，断端排列紊乱，断裂的小骨片散乱地分布于骨折部位或周围组织内，严重影响骨折的愈合。

详细愈合过程见下面图片和本书上篇第二章内相关内容。

【模型评价与注意事项】

（1）在复制骨折模型过程中都要注意抗感染处理，骨折局部易发生感染而导致化脓性炎。

（2）骨折断裂处移位明显，断端间距大，影响骨折的愈合。

（3）损伤过于严重，外伤引起粉碎性骨折，严重影响骨折的愈合。

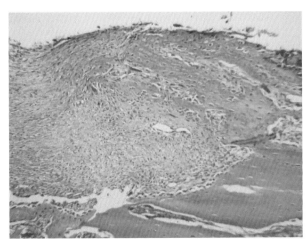

损伤处由纤维结缔组织替代，边缘处出现类骨组织增生。（HE）

图 26-33　兔骨折后 14 d

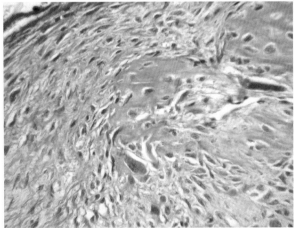

损伤处由纤维结缔组织替代，边缘处出现增生的类骨组织。

图 26-34　兔骨折后 14 d

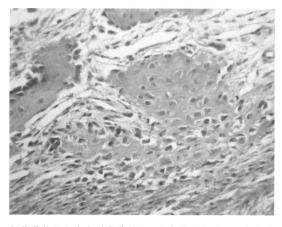

纤维结缔组织内出现类骨组织，经钙盐沉积后，逐渐成熟为骨小梁。（HE）

图 26-35　兔骨折后 14 d

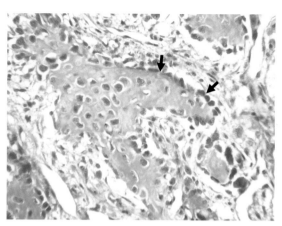

增生的类骨组织表面有排列整齐的骨母细胞（箭示）。（HE）

图 26-36　兔骨折后 14 d

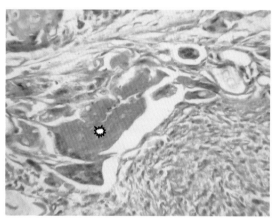

损伤处可见残留的坏死组织（星示），周围有异物巨细胞反应，图右边仍可见增生的结缔组织。（HE）

图 26-37　兔骨折后 14 d

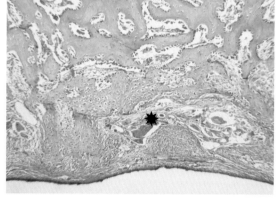

部分动物修复较好，损伤处增生的纤维结缔组织已完全被骨组织替代，图上方骨组织比较成熟，图下方为增生的类骨组织，其间尚可见坏死的组织及巨细胞反应（星示）。（HE）

图 26-38　兔骨折后 14 d

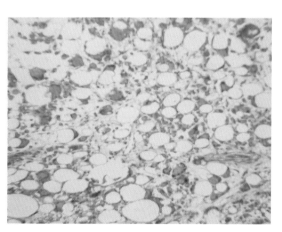

骨髓造血细胞坏死，脂肪析出，形成脂肪囊。（HE）

图 26-39　兔骨折后 14 d

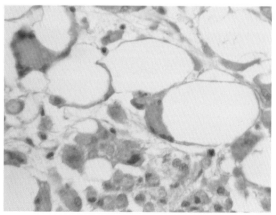

图 25-39 高倍观，局部巨噬细胞增生并吞噬脂肪组织，形成泡沫细胞及脂肪囊。（HE）

图 26-40　兔骨折后 14 d

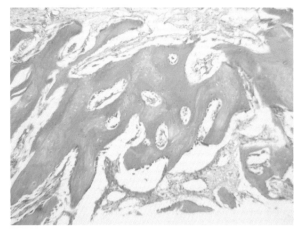

损伤处增生的纤维结缔组织已完全为骨组织替代，边缘处残留少量结缔组织。（HE）

图 26-41　兔骨折后 28 d

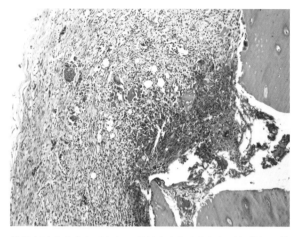

骨折断端有多量坏死组织，周围有炎性肉芽组织及纤维组织增生。（HE）

图 26-42　大鼠骨折后 1 周

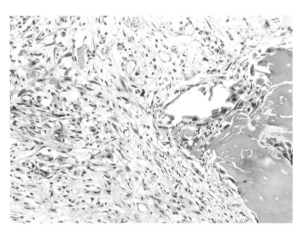

骨折断端出现体积大、核多的破骨细胞，周围有炎性肉芽组织，间质水肿。（HE）

图 26-43　大鼠骨折后 1 周

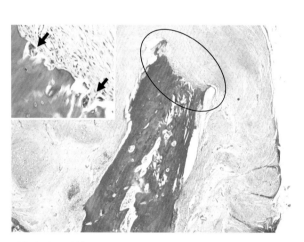

骨折断端已被增生的纤维组织包绕（圈示）。左上图示骨折断端周围可见破骨细胞（箭示）。（HE）

图 26-44　大鼠骨折后 2 周

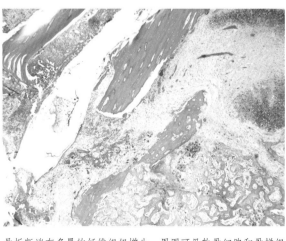

骨折断端有多量的纤维组织增生，周围可见软骨细胞和骨样组织，右下方可见松质骨。（HE）

图 26-45　大鼠骨折后 3 周

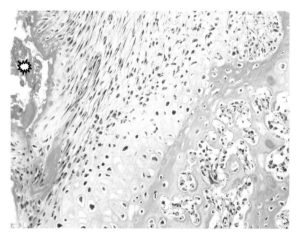

左侧为断端，残留少量坏死组织（白星示），外围由内向骨皮质方向，依次为纤维组织、软骨组织和骨组织。（HE）

图 26-46　大鼠骨折后 3 周

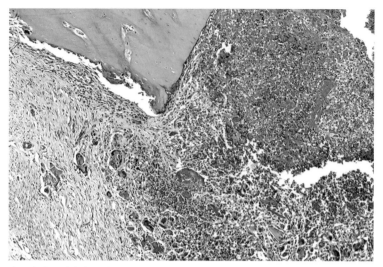

由于感染，骨折愈合受阻，骨折后3周局部仍有多量坏死组织和死骨片，边缘
出现少量肉芽组织和纤维组织。（HE）

图 26-47　大鼠骨折后3周

（苏　宁）

第二十七章 皮肤、肌肉、黏膜与眼疾病动物模型

第一节 大鼠皮肤溃疡模型

一、大鼠压力性溃疡模型

持续外力作用（含压力和剪切力）导致局部组织受压与毛细血管血流障碍而发生缺血、缺氧及组织坏死。压力是压力性溃疡发生的最重要因素，微循环障碍缺血缺氧及再灌注损伤是压力性损伤的重要机制。皮肤缺血再灌注损伤被认为是压力性深部组织损伤最重要的机制。本模型和临床病人长期卧床，皮肤受压部位形成的褥疮原理有相似之处，对探讨缺血性坏死、溃疡的病变及其修复等方面具有临床实用价值。

【模型复制】

（1）动物及麻醉：清洁级 Wistar 大鼠，雄性，体重为 230～250 g，腹腔内注射 2% 的戊巴比妥钠麻醉。

（2）备皮：在其背部（颅尾部）剃出 4 cm×3 cm 长方形皮肤区，使背部形成一个皮岛区域。然后用清水清洗，再用 0.5% 碘伏溶液消毒。

（3）麻醉状态下于左肩下 0.5 cm 行一 3.0 cm 长的贯穿皮肤全层的横切口，钝性分离后将消毒后的磁铁（直径 20 mm，厚 2 mm）置入皮下，通过周围筋膜固定。然后用 6－0 聚羟基乙酸线连续缝合切口，切口不使用绷带包扎。

（4）术后 24 h 将一块体外永久磁铁作用于大鼠背部置入磁铁区 12 h，引起缺血，然后移开磁铁引起该区皮肤的血流再灌注 12 h，如此反复，连续 3～5 d。

【病理变化】

造模处形成溃疡，肉眼观局部皮肤为黑色，手触之质地硬，与周围组织分界尚清（图 27-1）。

光镜下不同时期损伤局部形态学表现不一。造模后 3 d：HE 染色时溃疡表面可见大量炎性坏死组织，下方组织充血、出血、水肿，有少量新生毛细血管和成纤维细胞增生，炎细胞数量多。Masson 染色，无明显蓝染的胶原纤维（图 27-2）。造模后 7 d：溃疡表面炎性坏死组织明显减少，下方以新生毛细血管和成纤维细胞为主的肉芽组织增多，炎细胞数量不等，部分溃疡一侧或两侧可见上皮细胞向溃疡中心迁移。Masson 染色，肉芽组织内见少量纤细的蓝染的胶原纤维（图 27-3）。造模后 14 d：溃疡处增生的肉芽组织新生毛细血管数量减少，部分成纤维细胞转变为纤维细胞，周围胶原纤维沉积增多，炎细胞数量

减少，溃疡表面基本为再生的上皮细胞覆盖。Masson 染色，肉芽组织内纤细的蓝染胶原纤维增多（图 27-4）。造模后 21 d：肉芽组织转变为血管数量少、成纤维细胞少、炎细胞少、胶原纤维多的纤维结缔组织。溃疡表面为再生的上皮细胞覆盖，细胞分化良好。Masson 染色，肉芽组织内见多量蓝染的胶原纤维（图 27-5）。

【模型评价与注意事项】

（1）大鼠大小适中，易于操作，实验装置简单，成本低，重复性好。

（2）选择在背部皮下造模，使模型成功率高，安全，动物死亡率低。

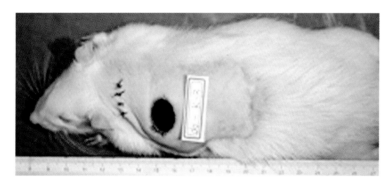

大体标本。皮肤变黑变硬，针刺不出血。

图 27-1　大鼠压力性溃疡 3 d

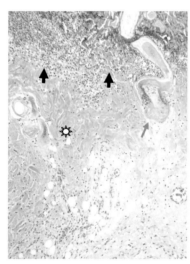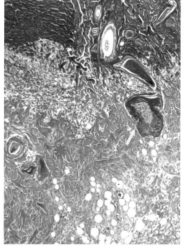

左图 HE 染色，低倍镜下局部皮肤坏死，表面覆有大量炎性坏死组织（黑箭示），皮肤附件的轮廓犹存（黄箭示）。真皮深部及皮下为原有皮肤的胶原纤维（白星示）。右图 Masson 染色，胶原着蓝色（红星示）。

图 27-2　大鼠压力性溃疡 3 d

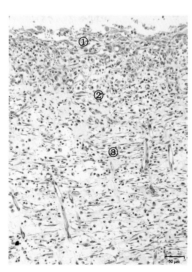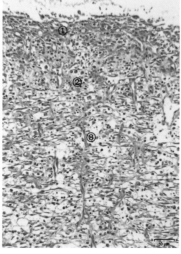

左图 HE 染色，①溃疡面比较洁净，表面无上皮；②下方为炎性肉芽组织，有较多的成纤维细胞、血管和炎细胞，间质水肿；③再下方可见肉芽组织内的成纤维细胞长轴与表面平行，周围有胶原纤维沉积。右图 Masson 染色，胶原着蓝色，纤细

图 27-3　大鼠压力性溃疡 7 d

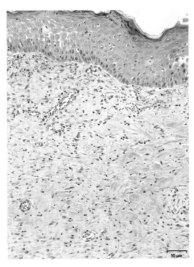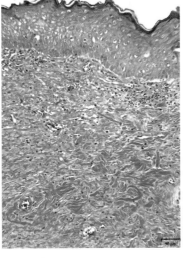

左图 HE 染色，溃疡面为再生的上皮覆盖，细胞分化良好，表面有角化前细胞和轻度角化，未见皮肤附件。再生上皮下肉芽组织较成熟，有胶原沉积和少量的炎细胞，血管仍然可见，局部少量出血。右图 Masson 染色，胶原着蓝色，纤细，深部胶原呈蓝染的粗条索状

图 27-4　大鼠压力性溃疡 14 d

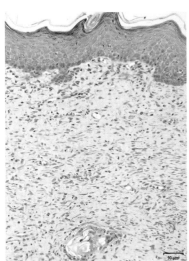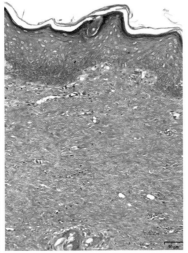

左图 HE 染色，溃疡处表面已为再生的上皮覆盖，细胞分化良好，表面有角化形成，皮肤附件缺如。真皮有纤维结缔组织填补，胶原纤维增多，局部残留少量血管和炎细胞。右图 Masson 染色，胶原着蓝色，呈条索状，与表皮平行排列

图 27-5　大鼠压力性溃疡 21 d

二、大鼠激素难愈性溃疡模型

慢性难愈性创面，是由糖尿病、动脉供血不足、静脉回流不畅以及压迫、放射损伤、外伤等引起的溃疡创面，因其反复发作，长期不愈，愈后又极易复发，少数尚有癌变可能，已成为临床创面修复的一大难题。本造模方法采用剪去皮下组织至肌筋膜的办法预先造成创伤，再大剂量肌注氢化可的松，抑制其炎性反应、胶原蛋白的合成及血管的再生，延长创面愈合时间，造成难愈性创面模型。

【模型复制】

（1）动物及麻醉：清洁级 Wistar 大鼠，雄性，体重为 230 ~ 250 g，腹腔内注射 2% 戊巴比妥钠麻醉。

（2）备皮：在其背部用直径为 2 cm 的圆形塑料环蘸染料在背部正中标记造模面积。然后用清水清洗，再用 0.5% 碘伏溶液消毒。

（3）在无菌条件下剪去大鼠造模区皮肤，深达筋膜，造成全层皮肤缺损开放性创面。

（4）肌内注射醋酸氢化可的松（剂量 80 mg/kg 体重）。

【病理变化】

造模处形成溃疡，肉眼观局部皮肤表面红色，有稀薄的淡粉色分泌物，腥臭。与周围组织分界尚清。光镜下不同时期损伤局部形态学表现基本同压力性溃疡，详见图 27-6 ~ 图 27-10 中的图片描述。

【模型评价与注意事项】

（1）大鼠大小适中，易于操作，成本较低。

（2）选择在背部皮下造模，成功率高，死亡率低。

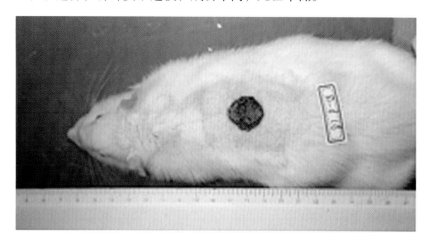

大体标本。局部皮肤坏死脱落形成溃疡，表面红色，有稀薄的淡粉色分泌物，腥臭。

图 27-6　大鼠激素性溃疡 3 d

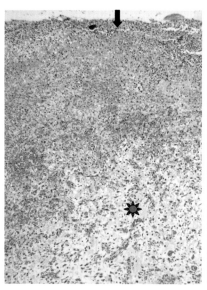
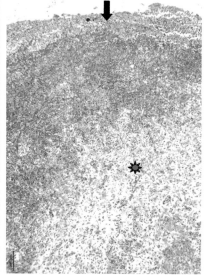

左图 HE 染色，低倍镜下局部皮肤及附件坏死，表面覆有大量炎性坏死组织（黑箭示）和出血。真皮浅层高度充血、出血，深部为新生的肉芽组织（红星示）。右图 Masson 染色，除真皮少量原有的胶原纤维着蓝色外，其他区域无蓝染的胶原纤维。

图 27-7　大鼠激素性溃疡 3 d

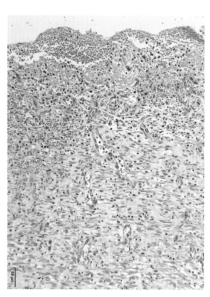
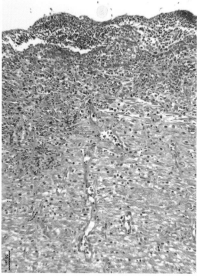

左图 HE 染色，溃疡已为肉芽组织填补，由表面到深部肉芽组织渐成熟，表现为血管数量和炎细胞渐减少，成纤维细胞渐增多，并出现胶原沉积。溃疡表面仍有明显出血和坏死。右图 Masson 染色，浅表部位血管丰富，有出血，深部血管数量少，胶原纤维增多、着蓝色，细胞与表面平行排列，肉芽组织内血管与表面呈垂直生长。

图 27-8　大鼠激素性溃疡 7 d

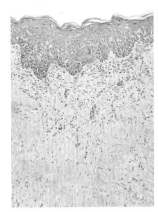 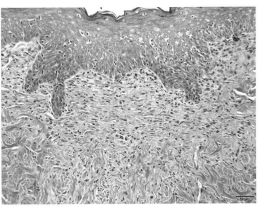

左图 HE 染色，溃疡面为再生的上皮覆盖，细胞分化良好，表面有角化前细胞，未见皮肤附件，再生上皮下肉芽组织较成熟，有胶原沉积，炎细胞数量较 7 d 少，较 21 d 多。右图 Masson 染色，胶原着蓝色、纤细。原有胶原（下方）着蓝色，呈不规则粗条索状。

图 27-9 大鼠激素性溃疡 14 d

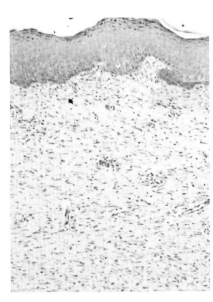 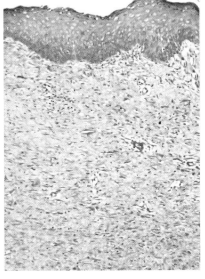

左图 HE 染色，溃疡处已为再生的上皮覆盖，细胞分化良好。上皮下细长的纤维细胞多，并有多量胶原沉积。残留少量血管和炎细胞。右图 Masson 染色，胶原着蓝色，细条索状，与表皮平行排列。

图 27-10 大鼠激素性溃疡 21 d

【组织病理学评分标准】

表 27-1 大鼠激素难愈性溃疡组织病理学评分标准（引自 Greenhalgh D G,et al.American Journal of Pathology,1990）

得分	评分标准
1～3 分	无细胞聚集至有最小的细胞聚集。无肉芽组织或上皮移行
4～6 分	薄，不成熟的肉芽组织，以炎症细胞为主，少量的成纤维细胞、毛细血管或胶原沉积。少量上皮细胞迁移
7～9 分	中等厚度的肉芽组织，以由炎症细胞为主转换为以成纤维细胞与胶原沉积为主。广泛的新生血管。中等程度的上皮细胞迁移
10～12 分	较厚的血管肉芽组织，以成纤维细胞与广泛胶原沉积为主。上皮部分或完全覆盖创面

参考文献

［1］Greenhalgh D G, Sprugel K H, Murray M J, et al. PDGF and FGF stimulate wound healing in the genetically diabetic mouse［J］. American Journal of Pathology, 1990, 136（6）：1235-1246.

［2］Hajiaghaalipour F, Kanthimathi M S, Abdulla M A et al. The effect of Camellia sinensis on wound healing potential in an animal model［J］. Evidence-Based Complementary and Alternative Medicine, 2013, 2013：386734.

（曹 涛 苏 宁）

第二节 小鼠银屑病模型

咪喹莫特（imiquimod，IMQ）是 Toll 样受体（Toll-like receptor，TLR）7/8 的激动剂，研究表明 5% 咪喹莫特外涂小鼠背部皮肤可引发类似人银屑病样改变。该模型可用于人类银屑病治疗的相关研究。

【模型复制】

（1）采用体重 18～20 g 的雌性 BALB/c 小鼠，背部剃毛，形成约 2 cm×3 cm 大小的暴露区域。

（2）1 d 后，采用 62.5 mg 的 5% IMQ 乳膏，均匀涂抹背部暴露皮肤至完全吸收。

（3）连续涂药 4～6 d 后，即可出现典型银屑病样皮损改变。

【病理变化】

肉眼观察 IMQ 涂抹 1 d 后皮肤即出现点状红斑，2～3 d 后出现细小鳞屑，皮肤皱折。随着时间延长，小鼠皮损日益严重。红斑由少量淡粉色变为大面积深红色；鳞屑增多增厚，由少量细屑过渡至布满全部暴露皮肤的层状鳞屑，易脱落，脱落后可见点状出血；皮肤增厚明显，逐渐隆起、皱褶（如图 27-11）。

HE 染色，可见正常皮肤较薄，表面有少量角化，真皮无充血、出血及炎症细胞浸润。IMQ 涂抹 2 d 后，表皮开始增厚，皮肤表面出现痂皮及轻度角化过度。真皮可见轻度充血及少量炎细胞浸润，以单个核细胞浸润为主，伴有粒细胞。涂药 4 d 后，表皮增厚、痂皮增多、角化不全及炎细胞浸润情况逐渐加重。涂药 6 d 后，表皮进一步增厚，表面有多量痂皮，角化不全严重，表皮突向下延伸，真皮层明显充血，有大量炎细胞浸润（图 27-12）。

【模型评价与注意事项】

（1）该造模方法操作简单，成模快，模型成功率接近 100%。

（2）小鼠要单笼饲养。

（3）应注意不同品种小鼠成模时间略有差异，皮损轻重程度也略有差异。减少涂药量可减轻皮损程度，但基本不改变模型进程。

（4）随时间延长，皮肤表面角化层增厚，易于脱落，故操作过程中动作要轻。

（5）该模型可用于银屑病药效评价。

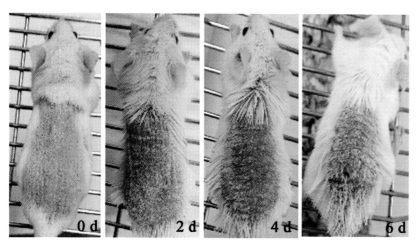

咪喹莫特局部涂抹后，不同时间点皮肤
形态学改变肉眼观

图 27-11 小鼠银屑病模型

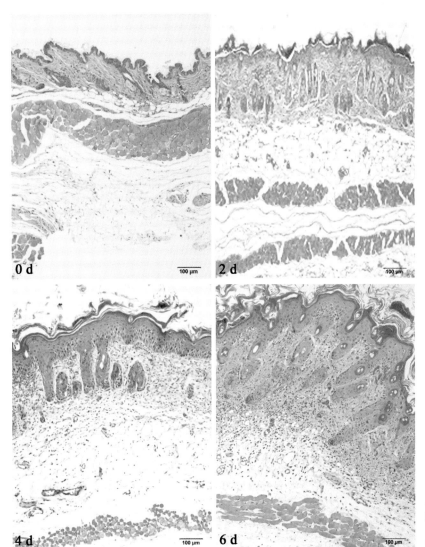

不同时间点银屑病组织病理学改变。（HE）

图 27-12　小鼠银屑病模型

【附】银屑病评分标准（表 27-2、表 27-3）

表 27-2　银屑病皮损严重程度 PASI（psoriasis area and severity index）评分
（引自刘丹，等 .中国药学杂志，2018；吴剑平，等 .中国比较医学杂志，2018）

项目	临床症状	评分标准
	无（no clinical signs）	0分
	轻度（slight clinical signs）	1分
红斑（erythema）	中度（moderate clinical signs）	2分
	重度（marked clinical signs）	3分
	极重度（very marked clinical signs）	4分
	无（no clinical signs）	0分
	轻度（slight clinical signs）	1分
鳞屑（scales）	中度（moderate clinical signs）	2分
	重度（marked clinical signs）	3分
	极重度（very marked clinical signs）	4分

项目	临床症状	评分标准
皮肤增厚程度（thickness）	无（no clinical signs）	0 分
	轻度（slight clinical signs）	1 分
	中度（moderate clinical signs）	2 分
	重度（marked clinical signs）	3 分
	极重度（very marked clinical signs）	4 分

皮肤组织 HE 染色后，对银屑样病变进行 0 ~ 10 分的评分——Baker 评分。

表 27-3　银屑病组织病理学 Baker 评分标准
（引自 B S,et al.British Journal of Dermatology,1992）

部位	症状		评分标准
角质层、外皮（cuticle）	微脓肿（munro-microabscess）		2.0 分
	过度角化（hyperkeratosis）		0.5 分
	角化不全（parakeratosis）		1.0 分
表皮层（epidermal layer）	颗粒层变薄或消失（granular layer become thinning or disappear）		1.0 分
棘层肥厚（acanthosis）	棘层细胞增厚和向真皮下延伸（acanthosis cell layer thickening and downward extension of in-depth dermis）	轻度（mild）	0.5 分
		中度（moderate）	1.0 分
		重度（severe）	1.5 分
真皮层（corium layer)	毛细血管扩张（angiotelectasis）		0.5
	皮肤乳突向上纵向延伸（cutaneous papillae upward extension）		0.5
	炎症细胞浸润（in flammatory cell infiltration）	轻度（mild）	0.5 分
		中度（moderate）	1.0 分
		重度（severe）	1.5 分

参考文献

［1］刘丹，李志平，吉苏云 . 青蒿琥酯乳膏的制备及其对咪喹莫特诱导银屑病小鼠模型的作用研究［J］. 中国药学杂志，2018,53（18）：61-65.

［2］吴剑平，谢倩，陈林，等 . 咪喹莫特对 BALB/c 和 C57BL/6 小鼠银屑病样皮损诱导作用的比较［J］. 中国比较医学杂志，2018, 28（09）：4-9

［3］董颖颖，钟世玉，王琼，等 . 银屑病小鼠模型建立的新方法［J］. 中国皮肤性病学杂志，2016, 30（11）：1127-1131.

［4］Baker B S，Brent L，Valdimarsson H, et al. Is epidermal cell proliferation in psoriatic skin grafts on nude mice driven by T-cell derived cytokines?［J］. British Journal of Dermatology，1992, 126（2）：105-110.

（吴剑平）

第三节　药物刺激试验

某些化合物、中草药或制剂成分对人体组织有不同程度的刺激性，严重时可引起充血、水肿等炎症反应，甚至造成组织细胞变性、坏死，对用药局部影响尤为严重。因此，应根据使用情况做刺激试验，以确定受试药的局部刺激是否符合规定，或根据试验结果为选择给药途径提供依据，或者采取适当的措施，减少甚至消除其刺激性。下列各种试验结果均为局部取材的样本，经 10% 福尔马林固定，常规石蜡包埋、病理制片、HE 染色，光学显微镜检查，必要时可做特殊染色，进行细胞化学等方面的检查。

局部刺激试验常用的部位有：

（1）兔耳缘静脉：取家兔 3 只，将二耳缘毛剪光。一侧耳缘静脉注射受试药液，另一侧注射生理盐水或葡萄糖等作为对照。观察注射受试药液局部有无红肿等刺激反应。

（2）股四头肌：家兔、大鼠、小鼠均可供试，以家兔应用较多。将被试药液分别注入家兔左、右后腿臀部股四头肌部位（小鼠注 0.1 ml，大鼠 0.2 ml 左右），24 h 后（必要时 2～3 d）将动物处死，纵向切开注射部位肌肉，肉眼观察及病理制片检查局部有无充血、水肿、变性或坏死等病变。

（3）口腔颊黏膜：试验动物首选家兔，也可选用大鼠、豚鼠。肉眼观察，并作病理切片检查用药局部皮肤黏膜有无充血、水肿，皮肤黏膜上皮细胞有无变性、坏死、糜烂、溃疡，炎细胞浸润等病变。

（4）阴道黏膜：试验动物一般选家兔，肉眼观察并做病理切片检查不同部位阴道黏膜上皮细胞有无变性、坏死、糜烂、溃疡。黏膜上皮下间质有无充血、水肿，炎细胞浸润等病变。

（5）兔眼结膜：取家兔 3 只，试验前首先检查眼结膜血管、角膜透明度及眼分泌物等状况，选用正常者供试。将被试药物调节至等渗，滴入一侧眼结膜囊中约 0.05～0.1 ml，停留 2 min。另侧眼内滴入同量生理盐水作为对照。观察一至数小时，必要时观察到作用消失为止。与对照组眼比较，观察结膜有无充血、水肿等炎症反应，有无组织变性或坏死，眼分泌物有无增多，角膜有无浑浊等。此法也适用于滴鼻剂。同时可以观察药物对眼球其他部位是否有毒副作用。

下面将各部位正常组织学及发生刺激反应的病变光镜照片展示如下：

一、家兔耳缘静脉刺激试验

耳缘静脉沿兔耳廓边缘走行，部位表浅，管腔较大，管壁薄，易于静脉注射和观察药物反应（图 27-13～图 27-22）。

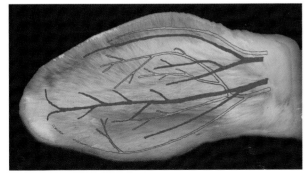

大体观。耳缘静脉沿耳郭边缘走行（蓝色线条），红色线条示伴行的动脉。

图 27-13　兔耳缘静脉大体观

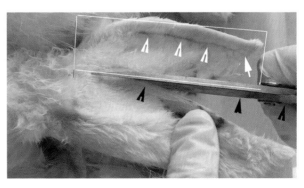

兔耳取材。白箭头示耳缘静脉走行，右侧边缘白箭所指处为进针点，从进针点开始，离耳边缘足够宽度剪开全层（黑箭头），直至耳根部（红线处终止）

图 27-14　兔耳缘静脉取材

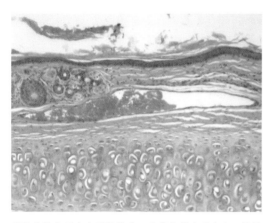

耳缘静脉位于上皮下软骨外，内衬单层扁平上皮，管壁薄，腔内可见多少不等的红细胞。（HE）

图 27-15　正常兔耳及耳缘静脉

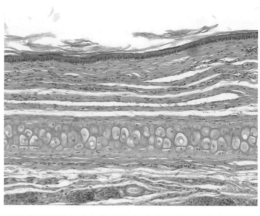

耳缘静脉的管径随部位及家兔种系而异，图中为正常而口径较小的血管。（HE）

图 27-16　正常兔耳及耳缘静脉

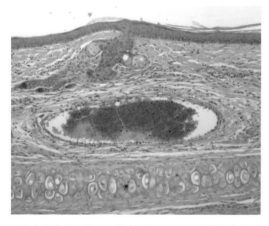

图中血管扩张、充血，内皮细胞肿胀，细胞核长轴与血管长径垂直排列，血管周围有少量炎细胞浸润。（HE）

图 27-17　血管扩张充血

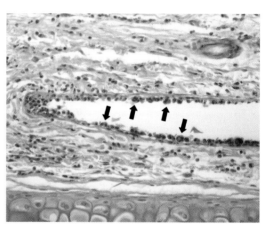

图示血管的一部分，血管内皮细胞肿胀，与附壁的中性粒细胞混杂分布（箭示）。血管周围组织水肿，有炎细胞浸润。（HE）

图 27-18　血管炎

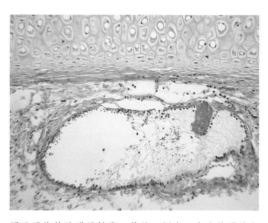

图示耳缘静脉明显扩张，管壁一侧有一个小的附壁血栓，其他内皮细胞肿胀或坏死。管周组织水肿，有炎细胞浸润。（HE）

27-19　附壁血栓

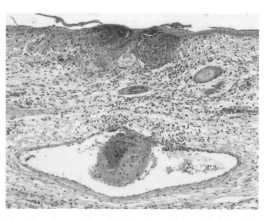

耳缘静脉明显扩张，腔内有一附壁血栓，内皮细胞肿胀、坏死。表皮见有两个小脓肿（兔耳自身病变），其他部位间质水肿，有多量炎细胞浸润。（HE）

图 27-20　血栓形成及表皮脓肿

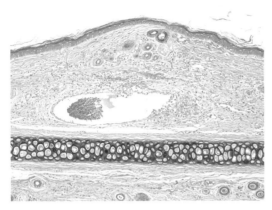

血管壁内皮细胞明显变性坏死，血管右侧区域为重。周围组织水肿，有炎性渗出物。（HE）

图 27-21　血管内皮细胞变性、坏死

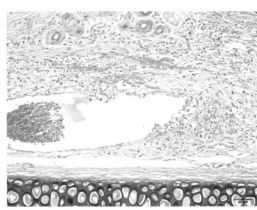

图 26-21 放大观，血管壁右侧区域内皮细胞空泡变性、坏死、脱落，管周组织充血、水肿，炎细胞浸润，并见渗出的伊红染纤维素。（HE）

图 27-22　血管内皮细胞变性、坏死及周围炎

二、肌肉刺激试验

骨骼肌（skeletal muscle）是人和动物体内最重的器官。致密结缔组织包裹在整块肌肉外面，形成肌外膜，肌外膜伸入肌肉，将其分割成肌束，包裹肌束的结缔组织又称为肌束膜。每条肌纤维外面的结缔组织称为肌内膜。

纵切面肌纤维呈长圆柱状，横切面呈多边形。细胞核位于肌膜下方、扁椭圆形，骨骼肌是多核细胞，因而一条肌纤维含几个、几十个甚至上百个细胞核。HE 染色切片中肌浆中的肌原纤维淡伊红染、有明暗相间的横纹。应用组织化学的方法可以将肌纤维区分为 1 型和 2 型 2 种类型，ATP 酶反应是最可靠的方法，在 pH 9.4 环境中进行碱性 ATP 酶反应，1 型纤维着色浅，2 型纤维着色深。1 型纤维富含脂质，2 型纤维富含糖原，因而也可用脂肪染色油红 O 和 PAS 染色进行区分。氧化酶反应正好相反，1 型纤维着色深，2 型纤维着色浅（图 27-23 ~ 图 27-35）。

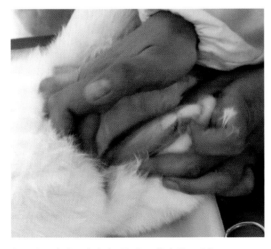

切开大腿皮肤，分离皮下组织，找出股四头肌。

图 27-23　兔股四头肌取材

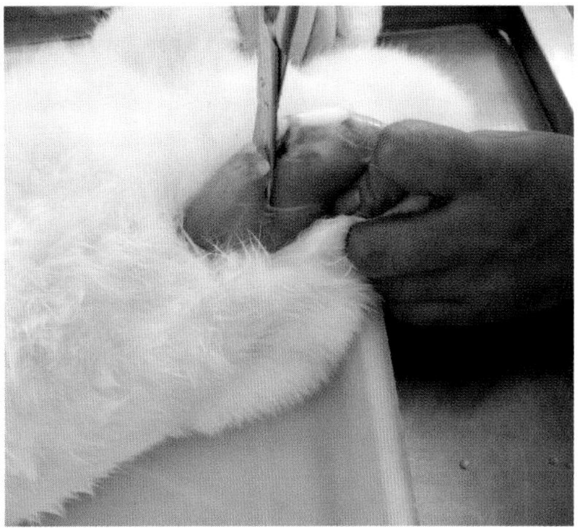

剪除股四头肌。

图 27-24　兔股四头肌取材

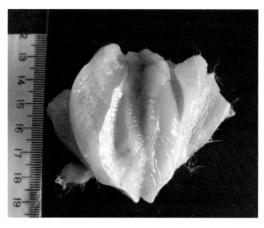

股四头肌淡粉红色，表面湿润，有光泽。肌纤维纹理清楚。

图 27-25　正常家兔股四头肌肉眼观

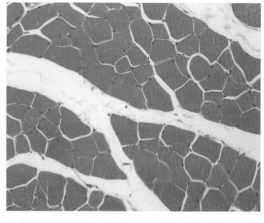

正常股四头肌肌浆红染，横切面或纵切面细胞核位于肌纤维周边部，纵切面可见横纹。（HE）

图 27-26　正常家兔股四头肌横切面光镜观

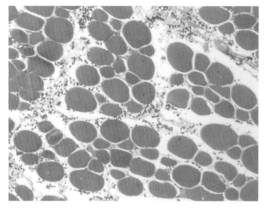

坏死的肌纤维肌浆红染均质化，横纹及细胞核消失，间质水肿、出血，有少量炎细胞浸润。（HE）

图 27-27　股四头肌纤维凝固性坏死

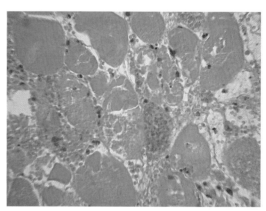

股四头肌坏死，胞浆崩解，呈不规则颗粒状，间质明显充血、出血、水肿。（HE）

图 27-28　股四头肌坏死

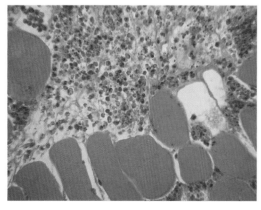

股四头肌肌浆红染、均质化、横纹消失，核固缩或消失。间质明显水肿、出血。有炎细胞浸润。（HE）

图 27-29　股四头肌炎性坏死

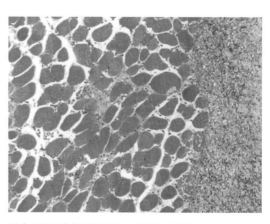

照片右侧无结构颗粒状物，为沉积的药物。

图 27-30　股四头肌药物沉积

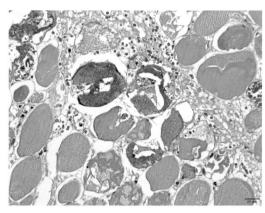

股四头肌变性坏死，少数细胞内可见细线状的、蓝染的矿物质沉积。间质水肿、出血。（HE）

图 27-31 股四头肌坏死矿化

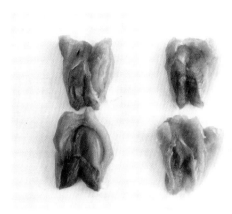

病变处股四头肌局部暗红色。

图 27-32 股四头肌

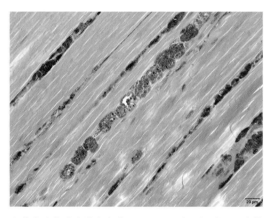

注射含有铁成分的化合物 48 h，股四头肌间质可见含铁血黄素沉积，有的位于巨噬细胞体内。

图 27-33 股四头肌铁沉积

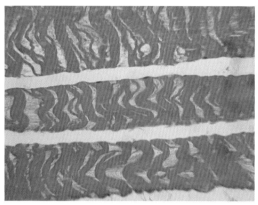

股四头肌浆内有染色深浅不一的条纹，似收缩带，此为假收缩带，是切片制作过程中的人为假象。

图 27-34 股四头肌人为假象

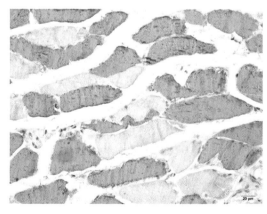

1 型纤维着色浅，2 型纤维着色深。

图 27-35 横纹肌的碱性 ATP 酶反应

三、颊黏膜刺激试验

颊黏膜位于口腔内，由黏膜上皮层和其下的固有层组成。多数黏膜上皮被覆无角化的复层扁平上皮，近颚部上皮表面有角化。固有层为致密的结缔组织，胶原纤维含量多，再下方为肌肉和脂肪组织（图 27-36 ～ 图 27-41）。

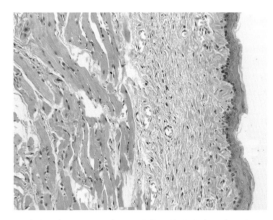

黏膜被覆复层扁平上皮，又称复层鳞状上皮，表面角化，上皮下为致密结缔组织，再下为肌层。肌层厚，肌纤维排列方向不一。（HE）

图 27-36　正常大鼠颊黏膜

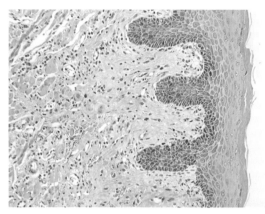

照片显示颊黏膜上皮层次增多，表皮突向下延伸，上皮细胞无变性、坏死等病变，上皮下血管扩张充血，有炎细胞浸润。（HE）

图 27-37　大鼠颊黏膜上皮增生

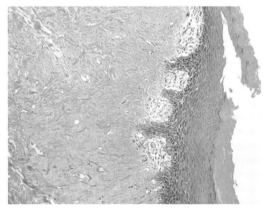

黏膜被覆复层扁平上皮，层次增多，表面有厚层角化。上皮下浅层组织水肿。

图 27-38　大鼠颊黏膜下水肿

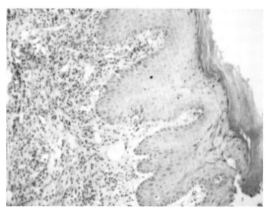

颊黏膜上皮细胞增生，表面角化过度，上皮下有多量炎细胞浸润。（HE）

图 27-39　大鼠颊黏膜炎

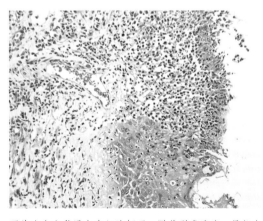

照片右上方黏膜上皮细胞坏死、脱落形成溃疡，局部有大量炎细胞浸润，右下方为溃疡边缘残存的上皮，黏膜下有肉芽组织形成。（HE）

图 27-40　豚鼠颊黏膜溃疡

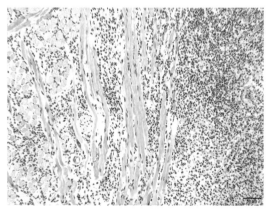

病变严重区域局部有大量炎细胞浸润（右侧），并累及肌层，肌间隙增宽，有大量同样类型的炎细胞浸润。（HE）

图 27-41　豚鼠颊黏膜溃疡

四、家兔阴道黏膜刺激试验

家兔阴道可分为阴道前庭和阴道两部分，尿道口为两部分的分界点。膀胱位于阴道腹侧。

光镜下阴道壁由四层结构组成，由腔面到浆膜面依次为黏膜层、固有层、肌层和最外面的浆膜层。阴道黏膜被覆单层柱状上皮，阴道前庭被覆鳞状上皮（图 27-42～图 27-51）。

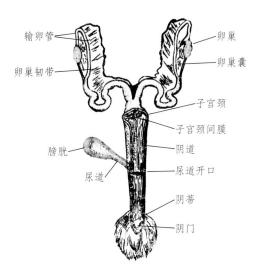

家兔阴道可分为阴道前庭和阴道两部分，尿道口为两部分的分界点。膀胱位于阴道腹侧。

图 27-42　家兔阴道大体图

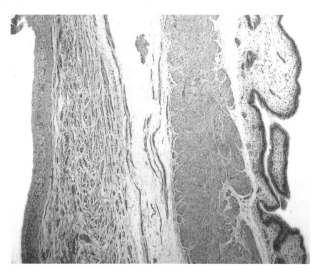

右侧为正常阴道黏膜，上皮为单层柱状，左侧为泌尿道黏膜，为变移上皮。二者以疏松结缔组织相连。

图 27-43　正常兔阴道与泌尿道连接处

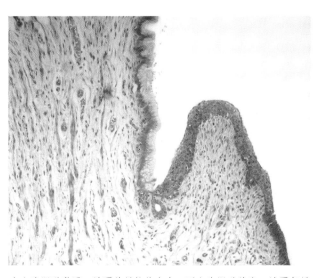

上方为阴道黏膜，被覆单层柱状上皮，下方为阴道前庭，被覆复层扁平上皮。（HE）

图 27-44　正常兔阴道前庭和阴道交界处

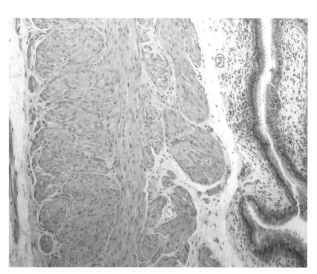

阴道黏膜被覆单层柱状上皮，胞浆淡染，固有层为结缔组织，内有少量炎细胞，再下为肌层，内斜、中环、外纵。最外层为浆膜层，表面光滑。（HE，100×）

图 27-45　正常兔阴道壁全层

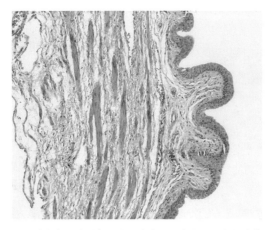

阴道前庭表面被覆复层扁平上皮，无角化。固有层为结缔组织，再下层为结缔组织与平滑肌混合层。

图 27-46　正常兔阴道前庭

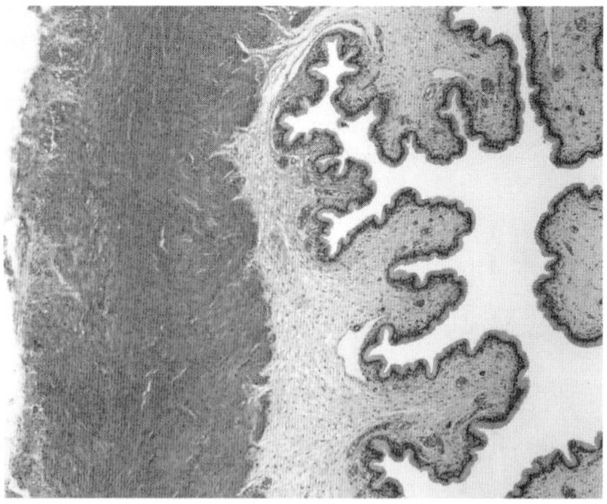

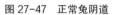

阴道部黏膜上皮细胞为单层柱状，形成皱褶突向阴道腔内。

图 27-47　正常兔阴道

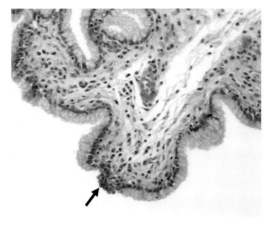

阴道黏膜被覆单层柱状上皮，局部坏死形成小范围糜烂（箭示）。上皮下充血、水肿，有炎细胞浸润。

图 27-48　兔阴道炎

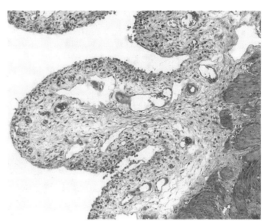

阴道黏膜上皮细胞坏死、脱落，坏死处有中性粒细胞浸润，上皮下血管高度充血、水肿，有炎细胞浸润。

图 27-49　兔阴道炎

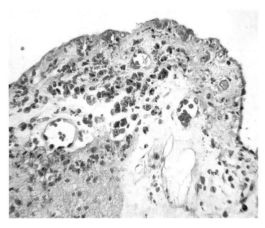

阴道黏膜被覆上皮细胞坏死、脱落，上皮下组织水肿，有多量嗜酸性粒细胞浸润。

图 27-50　兔阴道炎

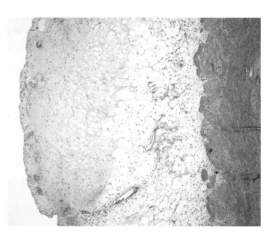

阴道黏膜被覆的上皮细胞已广泛坏死、脱落，上皮下组织高度水肿，呈疏松空网状结构，并见少量炎细胞浸润。

图 27-51　兔阴道炎

五、眼刺激性试验

眼球由眼球壁和内容物两大部分组成。

眼球壁自外向内可分为纤维膜、血管膜和视网膜三层。这三层结构自眼球前极向后极分为结构和功能不同的几部分：① 纤维膜（fibrous tunic），主要由致密结缔组织构成，前面为角膜（cornea），后面为巩膜（sclera）。② 血管膜（vascular tunic），为含有大量血管和色素细胞的疏松结缔组织，自前向后分为虹膜（iris）、睫状体（ciliary body）和脉络膜（choroid）三部分。③ 视网膜（retina），为神经组织，分为视网膜虹膜部、视网膜睫状体部及视网膜视部，前两者因无感光功能，故称视网膜的盲部。眼球内容物有房水（aqueous humor）、晶状体（lens）和玻璃体（vitreous body），均透明无色，与角膜一起组成了眼球的屈光系统（图 27-52 ~ 图 27-84）。

1. 角膜

角膜几乎呈圆形，向前凸，无色透明而有弹性，具有传送且折射光线的功能。常用的实验动物如大鼠，角膜面积占眼球外膜的 2/5；犬和兔的角膜面积占眼球外膜的 1/3，瞳孔大；猴角膜面积占眼球外膜的 1/5。在大部分种属动物中，角膜垂直径小于水平径。

角膜在组织学上可分为五层：角膜上皮层、前界层（又称为前弹力层）、角膜基质、后界层（又称为后弹力层）和角膜内皮层。

（1）角膜上皮（corneal epithelium）：为未角化的复层扁平上皮，由浅表到深部依次为表面扁平细胞、中间棘细胞（呈多角形）、深部基底细胞。各层厚度随种属而定，在大鼠上皮细胞后约 4~5 层，浅层为 2~3 层扁平上皮细胞，基底层为一层柱状或立方形细胞，排列紧密，具有分裂能力，新生细胞不断从深部向浅部推移。

（2）前界层（anterior limiting lamina）：是一层无结构的薄膜，不易辨认，其着色性和角膜基质相似。几乎所有的家养动物，包括啮齿类动物、兔和狗，眼球均无前界层，某些灵长类动物、一些鲸和鳍足类动物有发育较好的前界层。

（3）角膜基质层（corneal stroma）：又称角膜固有层，为角膜的主要部分，大约占角膜厚度的 90%，由大量与表面平行的胶原纤维的板层组成，内含许多平行排列的胶原纤维，板层内含有少量纤细的弹性纤维，板层之间的间隙中可见到扁平并且有细长分支突起的角膜细胞（keratocyte），其结构和功能如同成纤维细胞，具有形成纤维和基质的能力。

（4）后界层（posterior limiting lamina）：较前界层薄，也难辨认。是由角膜内皮组织产生的基底膜，主要由胶原构成，包括 Ⅰ、Ⅲ、Ⅳ、Ⅴ、Ⅵ、Ⅶ、Ⅻ 型胶原。在周围，它分成两部分，一部分覆盖角膜基质，另一部分渗入小梁网。后界层也称为德塞梅膜（Descemet's membrane）。

（5）角膜内皮层（corneal endothelium）：由单层扁平细胞组成，细胞六角形，线粒体丰富，胞核为圆形或卵圆形。角膜内皮细胞暴露于前房，有高度的代谢活性，且角膜内皮细胞再生的能力具有物种依赖性。

2. 巩膜

巩膜乳白色，坚韧而不透明，主要由致密胶原纤维束构成，其间杂有少量弹性纤维，具有保护眼球内容物的作用。巩膜前缘接角膜，后面外层与视神经硬膜鞘相连。

3. 虹膜

虹膜是睫状体的延伸部分，呈圆的环板形，位于角膜和晶状体之间，虹膜和角膜之间有前房（anterior chamber），虹膜和晶状体之间的部分称后房（posterior chamber），中央为瞳孔（pupil）。

虹膜组织结构由前向后有：① 单层扁平的前内皮；② 虹膜基质；③ 肌肉层；④ 后缘层及色素层。前内皮含有棕色的色素细胞。虹膜基质又称血管层，由疏松结缔组织组成，其中含色素细胞（通常含黑色素）、很多血管和神经纤维。肌肉层有瞳孔括约肌和瞳孔开大肌。虹膜后色素层由两层立方细胞组成，大部分动物均含黑色素，其表面一层到达睫状突前则变为无色素细胞，与睫状体的无色素细胞层相连续。

虹膜的颜色依所含色素的多少而定。哺乳动物种类不同，其虹膜黑色素含量也不同。白兔眼球的虹膜中不含色素，而大鼠的虹膜缺少色素。

4. 睫状体

睫状体位于虹膜和脉络膜之间，表面有纵行的睫状突，在矢状切面上呈三角形。

睫状体的结构自外向内可分为三层：① 睫状肌为平滑肌，睫状肌的收缩和舒张，使睫状小带松弛和紧张，以调节晶状体的曲度。② 睫状基质，也称血管层，是一层富含血管的疏松结缔组织，前部较厚，构成睫状突的中轴成分，后部较薄，也与脉络膜血管层相续。③ 睫状体上皮，由两层上皮细胞组成。外层为立方状的色素上皮，内层上皮为非色素细胞，呈立方或矮柱状。细胞具有分泌房水的功能，此外，还能分泌酸性黏多糖，参与形成玻璃体。

5. 脉络膜

位于睫状体后方，外面与巩膜疏松相连，内面与视网膜色素层紧密相贴。

脉络膜为富含毛细血管和色素细胞的疏松结缔组织，为视网膜提供营养。脉络膜的组织结构由外向内分为脉络膜上层、基质层、毯（tapetum）、毛细血管层和玻璃样膜五层结构。毯是脉络膜产生的特殊结构，位于基质和毛细血管层间，能使许多种属动物眼睛发光。猪、兔、大部分鸟类和大部分灵长类没有这一层，犬有绿毯和黑毯。毯通常呈三角形，占据眼底的上 1/3。

玻璃样膜是一染色均等的透明膜，紧贴在视网膜色素层外面，由纤细的胶原纤维、弹性纤维和基质组成。当视网膜剥离时，其色素上皮层必存留于脉络膜的玻璃样膜上。玻璃样膜（Bruch 膜）被认为是动物适应弱光环境下的一种增进视力装置。

6. 视网膜

视网膜位于脉络膜内面，有感光作用，其前部薄而后部较厚，仅在视神经穿过处和前缘与周围组织紧密相连。前达锯齿缘，于后部内面视神经的起始部，可见一圆盘形隆起，称视神经乳头（papilla of optic nerve）或视盘（optic disc），此处无视细胞，不能感光，故称盲点。在视神经盘的颞侧有一黄色的小区称黄斑（macula lutea），是视功能最敏锐的部位。猴眼底有一个椭圆形的视乳头和发育良好的黄斑；兔和犬黄斑发育不完整。

国外文献报道大鼠视网膜厚度为 214～267 μm（包括脉络膜）。视网膜从内到外可分为以下几层：

① 内界膜（inner limiting membrane），玻璃样膜性组织，无细胞，由神经胶质细胞的内侧突起连接而成，是玻璃体的外界。

② 神经纤维层（layer of optic fibers），由神经节细胞的轴突组成，在视盘集中在一起，包括由视网膜向脑内走行的神经纤维及由脑内向视网膜走行的神经纤维。

③ 神经节细胞层（layer of ganglion cells），由神经节细胞的胞体组成。神经节细胞（ganglion cell）胞核圆或微椭圆，核仁清楚，其树突深入内网层，轴突即视网膜的神经纤维，在视神经盘处汇集，穿出巩膜，构成视神经。

④ 内网层（inner plexiform layer），主要由神经节细胞的树突和双极神经元的轴突组成。

⑤ 内核层（inner nuclear layer），主要由双极神经元的胞体组成，细胞核大，胞浆少，外端有树突伸

入外网层，内端有轴突，在内网层内与神经节细胞树突构成突触。

⑥ 外网层（outer plexiform layer），为疏松的网状组织，由双极细胞的树突和视锥、视杆细胞的轴突组成。双极细胞（bipolar cell）是传入神经元，其树突与视杆、视锥细胞相联系，轴突与神经节细胞相联系。

⑦ 外核层（outer nuclear layer），由视锥细胞和视杆细胞的胞体部分组成。视杆细胞圆、胞浆少，视锥细胞核大、椭圆。

⑧ 外界膜（outer limiting membrane），是视锥细胞和视杆细胞穿过，光学显微镜下，似薄网状模性组织。

⑨ 视锥视杆层（layer of rods and cones），由感光的视杆细胞和视锥细胞两种细胞组成。视杆细胞能感受弱光，不能辨色；视锥细胞有感受强光和辨色的能力。

⑩ 色素上皮层（pigment epithelium layer）视网膜色素上皮细胞由紧贴脉络膜玻璃样膜的单层立方细胞组成。基底膜同时也是脉络膜内层内皮细胞的基底膜，有物理、光学、代谢/生化和运输等功能。

7. 晶状体

位于虹膜与玻璃体之间，为扁椭圆形的双凸透明体，富有弹性，不含血管和神经，功能是折射光线并聚焦光线到视网膜上。晶状体表面包有薄而透明的晶状体囊，晶状体本身由平行排列的晶状体纤维所组成，其表层称晶状体皮质，内部称晶状体核。

晶状体囊是包在晶状体外面的均质薄膜，囊的厚度在不同部位差别很大，前囊较后囊为厚，周边较中央为厚，最薄的地方是在后极，最厚处是在赤道部。

晶状体上皮为单层上皮，仅存在于前囊下和赤道部，不同部位形状各异，在晶状体前极处为正方形，向赤道部移行过程中渐变为柱形，核拉长变为长椭圆形，在赤道部核与细胞更渐拉长，最后失去核，分化为晶状体纤维，并移向中心。赤道部的晶状体细胞具有分裂增生的能力，能不断产生新的晶状体细胞。

晶状体纤维构成晶状体的实质，晶状体实质又分为外周的皮质和中央的晶状体核，皮质的晶状体纤维呈细长的棱柱形，两端略尖，有的纤维中仍存在细胞核，成层状排列。晶状体核的纤维排列致密而不规则，细胞核和其他细胞器均已消失，纤维内充满晶状体蛋白。

8. 泪腺和哈氏腺

（1）泪腺（lacrimal gland）

犬的泪腺由眶泪腺和副泪腺（又称为瞬膜腺）组成。眶泪腺位于眼球的颞上方、额骨眶上突的下方，产生眼的 60% 泪液；副泪腺粉红色，位于软骨轴的基部，并被脂肪围绕，产生眼的 40% 泪液。

大鼠的泪腺是由位于眼眶外的眶外泪腺和位于眼眶内的眶内泪腺组成。眶外泪腺（见第九章消化系统第二节）位于耳前、腹侧的皮下，呈扁平豆状，其背腹方向长约 12 mm，宽约 9 mm，厚约 2 mm，其重量为体重的 0.02% ~ 0.04%。眶内泪腺位于外眦，与排出管相连，呈三角形，其水平方向和垂直方向都约长 7.5 mm，厚 2 mm，相当于体重的 0.004% ~ 0.009%。

兔泪腺部分位于上睑外眦，部分位于下睑外眦，为一不规则形肉色腺体，分泌浆液。

（2）哈氏腺（harderian gland）

大鼠哈氏腺围绕着眼球，呈锥体状，其尖端指向内侧，底部因受到眼球的挤压变得参差不齐，其重量约占体重的 0.1% ~ 0.12%，比眼球稍重些。

哈氏腺是管泡状腺，包含许多小叶，腺细胞呈锥体形，高度随着分泌会有变化，导管上皮是立方上皮。

【结膜】结膜可分为睑结膜、穹隆结膜及球结膜三部分。结膜起始于睑缘的皮肤黏膜交界处，表被非角化的复层鳞状上皮，表层细胞扁平状，并逐渐移行为柱状上皮，其间可见杯状细胞。因它和眼球毗邻，对眼球起保护作用，也是眼刺激实验中常需要检查的部位。常见的病变主要为炎症。

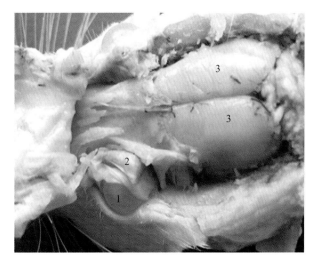

大体标本。1—眼球；2—哈氏腺；3—双侧大脑半球

图 27-52　眼球和哈氏腺（大鼠）

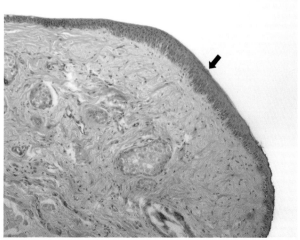

表面为复层扁平上皮（箭示），上皮下为结缔组织，深部可见睑板腺。（HE）

图 27-53　正常眼睑（兔）

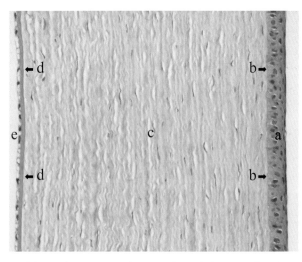

角膜为无血管的无色透明膜，从右到左依次为：a—上皮细胞层，为复层扁平上皮；b—前弹力膜（大鼠无此层结构）；c—实质层，主要由平行排列的胶原纤维束组成，其间有少量扁平的纤维细胞；d—后弹力膜；e—内细胞层。（HE）

图 27-54　正常角膜（兔）

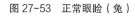

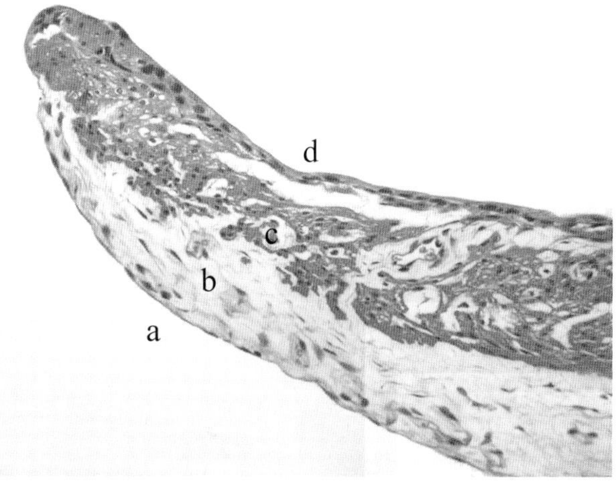

图为瞳孔周围的虹膜，可见：a—前缘层；b—虹膜基质；c—瞳孔括约肌；d—色素上皮层。（HE）

图 27-55　正常虹膜（兔）

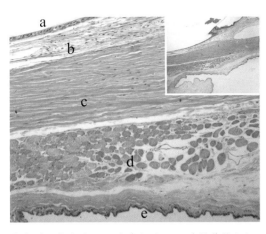

由上到下依次为：a—上皮细胞；b—疏松结缔组织；c—致密结缔组织；d—睫状肌；e—结膜。右上插图为睫状体整体观。（HE）

图 27-56　正常睫状体

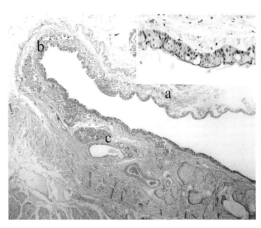

a—睑结膜；b—穹隆结膜；c—球结膜。右上插图为球结膜放大观。（HE）

图 27-57　正常结膜整体观

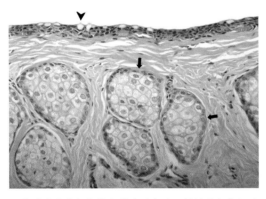

睑结膜被覆非角化的复层扁平上皮，其间有杯状细胞（箭头示），深部可见睑板腺（箭示）。（HE）

图 27-58　正常睑结膜

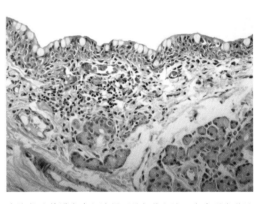

穹隆部睑结膜上皮细胞间可见杯状细胞，上皮下有淋巴细胞集聚，属正常现象。（HE）

图 27-59　睑结膜淋巴细胞灶

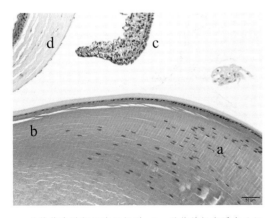

a—晶状体赤道部细胞细长形，b—晶体前极实质内无细胞，c—虹膜，d—角膜。（HE）

图 27-60　晶状体赤道部细胞（大鼠）

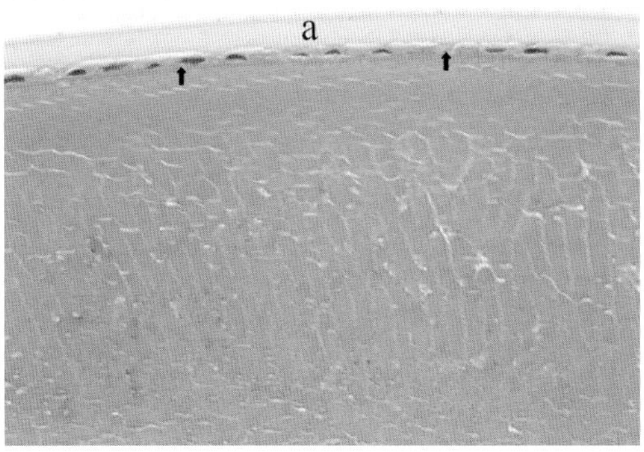

（a）表面为一层透明的无组织结构的囊膜，前极的晶体上皮（箭示）单层立方、扁平状，（b）晶状体纤维。

图 27-61　晶状体放大观（大鼠）

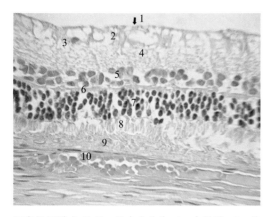

正常视网膜有10层，从内向外为：1—内界膜，2—神经纤维层，3—神经节细胞层，4—内网层，5—内核层，6—外网层，7—外核层，8—外界膜，9—视椎视杆层，10—色素上皮层（细胞无色素）。（HE）

图 27-62　视网膜（兔）

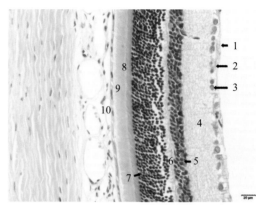
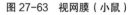

小鼠视网膜层次结构和兔一样，但神经节细胞较家兔明显。从内向外为：1—内界膜，2—神经纤维层，3—神经节细胞层，4—内网层，5—内核层，6—外网层，7—外核层，8—外界膜，9—视椎视杆层，10—色素上皮层（细胞无色素）。（HE）

图 27-63　视网膜（小鼠）

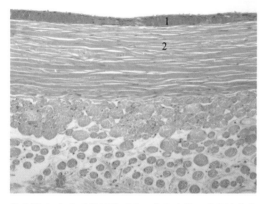

脉络膜（1）位于视网膜下方，富含血管，再外层为巩膜（2），为由少量成纤维细胞和大量胶原纤维组成的致密结缔组织，血管很少

图 27-64　脉络膜和巩膜

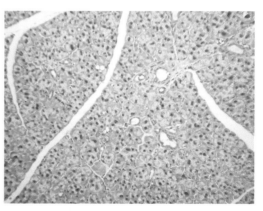

泪腺由浆液性腺泡及导管组成，分叶状。（HE）

图 27-65　眶外泪腺低倍观（大鼠）

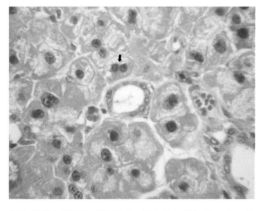

眶外泪腺由浆液性腺泡组成，腺细胞呈锥体形，有双核细胞（箭示）。（HE）

图 27-66　眶外泪腺（大鼠）

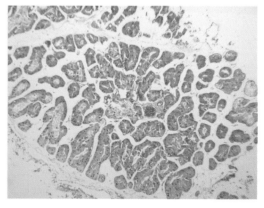

眶内泪腺是泡状腺，分叶状，腺上皮排列呈腺管样结构。（HE）

图 27-67　眶内泪腺低倍观（大鼠）

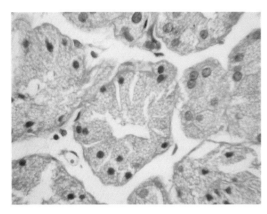

眶内泪腺腺泡细胞排列成腺管样结构，腺细胞为高柱状、锥体形，胞浆内充满细小的空泡，有双核细胞。（HE）

图 27-68　眶内泪腺高倍观（大鼠）

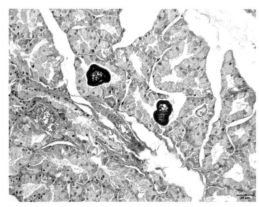

腺细胞为高柱状、锥体形，胞浆内充满细小的空泡，腺腔内可见棕褐色的嘌呤。（HE）

图 27-69　哈氏腺（大鼠）

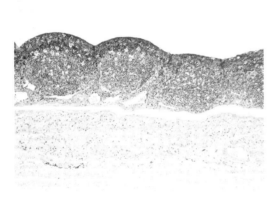

结膜内淋巴滤泡数量明显增多。

图 27-70　结膜淋巴滤泡增生低倍观

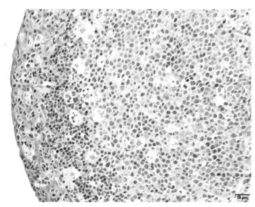

淋巴滤泡和身体其他部位的形态结构相似，其内巨噬细胞数量增多，吞噬明显，形成"星空现象"。

图 27-71　结膜淋巴滤泡增生放大观

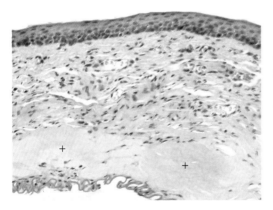

角膜基质层内有新生的毛细血管和成纤维细胞增生，致角膜浑浊（角膜翳）。深部明显胶原化，形成结节样均质红染的玻璃样变病灶（＋）。（HE）

图 27-72　角膜翳（大鼠）

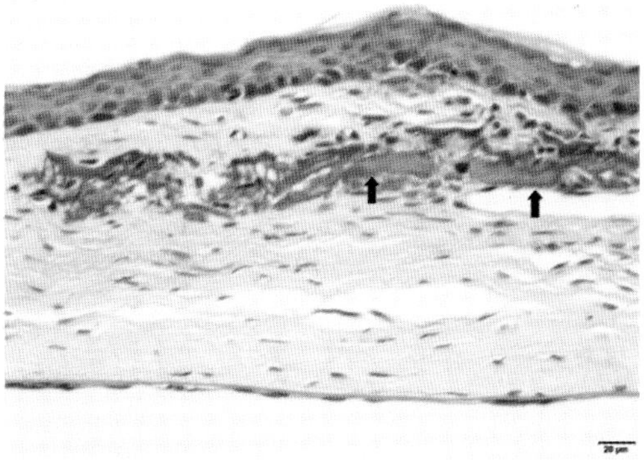

角膜基质层内见斑块状蓝染的钙盐沉积（箭示），基质纤维结缔组织较正常增多。（HE）

图 27-73　角膜基质钙化（大鼠）

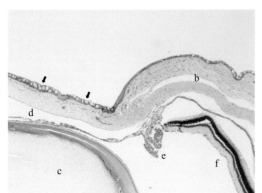

角膜上皮细胞内出现分泌黏液的杯状细胞（箭示）。a—角膜；b—结膜；c—晶状体；d—虹膜；e—睫状突；f—视网膜（制片过程中脱落）。虹膜和晶体部分粘连。（HE）

图 27-74　角膜杯状细胞化生（大鼠）

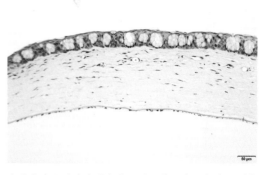
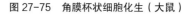

角膜上皮细胞内出现杯状细胞，数目多，部分已形成腺样结构。角膜实质内血管和成纤维细胞数量增多。（HE）

图 27-75　角膜杯状细胞化生（大鼠）

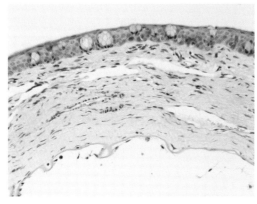

角膜上皮细胞内杯状细胞，部分已形成腺样结构。角膜基质内血管和成纤维细胞数量明显增多，尚见少量炎细胞。（HE）

图 27-76　角膜杯状细胞化生和血管翳形成（大鼠）

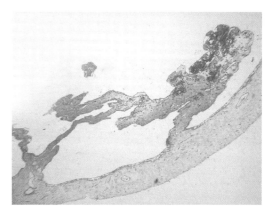

睫状体充血、出血、水肿，炎细胞浸润。（HE）

图 27-77　睫状突充血低倍镜观

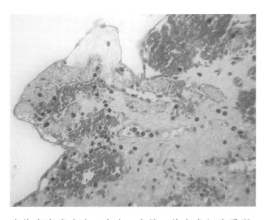

睫状突高度充血、出血、水肿，并有炎细胞浸润。（HE）

图 27-78　睫状突充血放大观

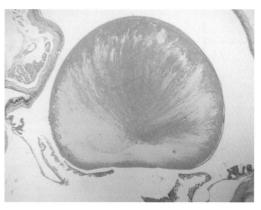

此为大鼠自发性浑浊的晶状体，晶状体纤维分解，形成不规则的淡染区。（HE）

图 27-79　晶状体浑浊（大鼠）

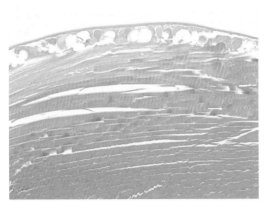

晶状体囊膜轻度变薄，皮质部出现空泡，并见马氏球形成。（HE）

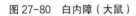

图 27-80　白内障（大鼠）

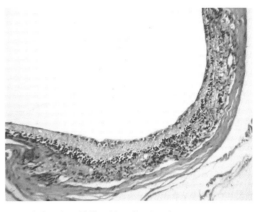

视网膜薄，各层结构分界不清。（HE）

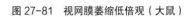

图 27-81　视网膜萎缩低倍观（大鼠）

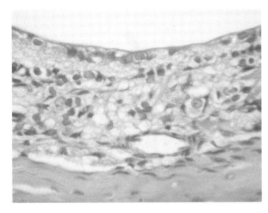

视网膜薄，各层结构分界不清，组织疏松，内外颗粒层细胞稀少。（HE）

图 27-82　视网膜萎缩放大观（大鼠）

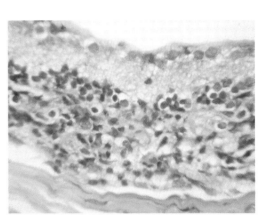

视网膜严重萎缩，各层正常结构明显丢失，血管增生。（HE）

图 27-83　视网膜萎缩放大观（大鼠）

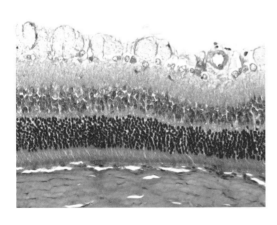

视网膜神经纤维层高度水肿，血管数量增多。（HE）

图 27-84　视网膜病变（大鼠）

参考文献

黄秀贞.眼科病理基础图谱［M］.北京：人民卫生出版社，2003.

（苏　宁）

【附】动物的自发性病变

动物的自发性病变研究较多的动物有大鼠、Beagle犬和狒狒，常与下列六种因素有关：① 动物饲养，② 实验操作，③ 发育异常，④ 其他病变，⑤ 感染与传染，⑥ 与年龄有关的动物自发性病变（详见表27-3～表27-6）。有关内容简介如下：

（1）与动物饲养有关的自发性病变：大鼠通常小群饲养在金属笼内，因而大鼠间争斗或大鼠与笼柜间摩擦可引起各种轻微的炎症性疾病，例如毛发丢失、皮炎。足部和耳的疾病也常遇见。这些疾病常是无意义的，但是在鉴别镇静剂是否能减少大鼠间的争斗，与对照组是否有差别等方面则有一定的意义。

（2）与操作有关的自发性病变：有些疾病与化学制剂的服用途径及取血方法有关。例如，灌胃可损伤食管，引起从食管急性炎症到损伤修复各个不同阶段的病变，早期表现为炎细胞浸润，后期可出现肌纤维的再生或纤维组织增生。静脉给药可引起静脉炎，肺内出现毛发片段。静脉穿刺甚至在肺内形成毛发栓子，引起肺血管的栓塞。眼球取血可引起眼周炎，严重者可引发视神经病。

（3）与发育异常有关的自发性病变：动物出生前后任何器官都可以出现发育异常，严重程度不等，轻者无任何意义，严重者可以致死。这些发育异常包括垂体囊肿、甲状腺内异位胸腺、肾盂积水。肾盂积水可由泌尿道梗阻引起，如果出现在对照组，则常认为是发育异常或先天性异常，此种情况常为单侧发生，积水程度轻，严重的双侧积水则需要考虑泌尿道梗阻。

（4）其他病变：各种轻微的变性、炎症及原因不明的增生性疾病在成年大鼠中也是常见的，如肾小管上皮细胞内出现透明小滴、肾小管再生、肾钙盐沉积、肺组织内出现泡沫细胞、睾丸萎缩等均属此类疾病。

① 肾小管透明小滴（renal hyaline droplets）：光镜下肾近曲小管细胞浆（质）内出现大小不等、轻微嗜伊红染的球形小滴。小滴为从肾小管漏出的小分子蛋白质，经肾近曲小管吞饮，在重新进入血循环前存留在溶酶体内。这种现象常见于雄性成年大鼠，通常较轻微。有时肾小管内透明小滴量增加，其原因不明，可能与受试物或代谢物有关。在某些情况下透明小滴的增加伴有局灶性肾小管变性，严重时可引起坏死，与氯化汞样复合物引起的肾小管坏死类似。正确鉴别正常现象或毒性病变在毒理学中有重要意义。

② 肾小管再生（renal tubular regeneration）：是雄性大鼠常见的另一种轻微病变，又称为蓝色小管，小管萎缩或嗜碱性小管。不同的名称反映了小管的病变特征，这种肾小管与周围嗜酸性的肾组织明显不同，仔细观察，肾小管轻微皱缩，上皮细胞立方状，胞浆嗜碱性，有时基底膜增厚。

③ 肾钙盐沉积（renal mineralization, nephrocalcinosis）：也是常见的轻微肾疾病，主要见于断乳期和性成熟的雌性大鼠。沉积的钙盐位于皮质髓质交界处肾小管内。其发病原因有多种，可能与饮食及激素水平有关。

④ 肺内出现泡沫细胞（foamy cells, lipidosis）：泡沫细胞常见于胸膜下肺组织的肺泡腔内，光镜下为噬有脂质的巨噬细胞，胞浆呈泡沫样。这种形态学表现与雄性大鼠肾小管内的透明小滴的形成有类似之处，与脂质的摄取、储存及再循环过程有关。某些化合物的应用可增加肺内泡沫细胞的数量。

⑤ 感染与传染（infection and infectation）：如线虫、病毒性肺炎、鼻炎副黏病毒、棒状杆菌感染，支原体病等。

表 27-4　成年大鼠自发性疾病的发生率

器官	诊断	疾病发生百分率 /%	
		雄	雌
心脏	白细胞灶（leukocyte foci）	7	2
肺	白细胞灶（leukocyte foci）	52	56
	细支气管炎（bronchiolitis）	8	2
	肺炎（pneumonitis）	20	18
	颌下淋巴结增生（mandibular lymph node hyperplasia）	40	26
	泡沫细胞聚集（foamy histiocytes）	20	16
	线虫病（nematodes）	8	3
肝	白细胞灶（leukocyte foci）	80	80
食管	肌炎（myositis）	2	6
肾	白细胞灶（leukocyte foci）	12	7
	透明小滴（hyaline droplets）	15	0
	小管再生（tubular regeneration）	32	4
	矿化（mineralization）	10	6
	肾盂积水（hydronephrosis）	10	10
甲状腺	异位胸腺（ectopic thymus）	2	3
睾丸	萎缩（atrophy）	2	—
子宫	子宫扩张（distension）	—	14
垂体	囊肿（cyst）	3	3
前列腺	白细胞灶（leukocyte foci）	14	—
皮肤	脱毛 / 毛发丢失（alopecia/fur loss）	5	9
	皮炎 / 溃疡（dermatitis / sore）	4	4
尾	皮炎 / 溃疡（dermatitis / sore）	5	3
	其他病变（others）	3	3
眼	眶骨膜炎（periorbititis）	10	11
	其他病变（others）	6	8

（引自：J R Glaister. Principles of Toxicological Pathology. London and Philadelphia Press, 1986）

表 27-5　老年大鼠常见的非肿瘤性病变

病变	器官	疾病
变性	肾	肾小球肾病（glomerulonephropathy）
	神经	神经根神经病（radiculoneuropathy）
	睾丸	萎缩（atrophy）
	卵巢	萎缩 / 囊肿（atrophy/cyst）
	肝	脂肪变性（steatosis）
		微囊性变（microcystic degeneration）
		毛细血管扩张（telangiectasis）
炎症	足	趾间炎 / 关节炎（pododermatitis/arthritis）
	尾	皮炎 / 毛囊炎（dermatitis/folliculitis）
	胰腺	胰腺炎（pancreatitis）
增生	肝	胆管增生（biliary proliferation）
		变异细胞灶 / 结节（altered cell foci/nodules）
	肾上腺	变异细胞灶 / 结节（altered cell foci/nodules）
	乳腺	增生（hyperplasia）

表 27-6　成年比格犬自发性疾病的发生率

器官	诊断	疾病发生率 /%	
		雄	雌
皮肤	溃疡（sores），创伤（wounds）等	7	4
眼	溃疡（sores），结膜炎（conjunctivitis）	4	4
舌	舌炎（glossitis）	2	1
心脏	白细胞灶（leukocyte foci）	1	1
血管	动脉炎（arteritis）	2	2
	动脉矿化（aortic mineralisation）	2	3
胃	矿化（mineralisation）	10	7
小肠	线虫病（nematode）	28	23
	肉芽肿（granuloma）	4	2
大肠	肉芽肿（granuloma）	1	3
肝	白细胞灶（leukocyte foci）	60	47
	肉芽肿（granuloma）	4	2
	白细胞灶（leukocyte foci）	4	1
肾	矿化（mineralisation）	74	69
	间质性肾炎（interstitial nephritis）	6	6
	肾盂肾炎（pyelitis）	4	7
	肉芽肿（granuloma）	0	4

续表

器官	诊断	疾病发生率/%	
		雄	雌
	白细胞灶（leukocyte foci）	18	17
	支气管炎（bronchitis）/ 细支气管炎（bronchiolitis）	8	2
肺	肺炎（pneumonitis）	22	28
	纤维性肺泡炎（fibrosing alveolitis）	3	1
	肉芽肿（granuloma）	7	6
	线虫病（nematode）	2	6
脾	毛细血管扩张症（telangiectasis）	14	7
肠系膜淋巴结	肉芽肿（granuloma）	27	21
胸腺	异位甲状腺（ectopic thyroid）	1	0
	囊肿（cyst）	1	0
甲状旁腺	囊肿（cyst）	24	26
垂体	囊肿（cyst）	1	1
	异位胸腺（ectopic thymus）	2	1
甲状腺	囊肿（cyst）	2	1
	C 细胞增生（c-cell hyperplasia）	8	9
	淋巴样增生（lymphoid hyperplasia）	2	0
前列腺	白细胞灶（leukocyte foci）	12	—
	前列腺炎（prostatitis）	12	—
睾丸	灶性萎缩（focal atrophy）	5	—
子宫	子宫扩张（distension）	—	11

（引自：J R Glaister. Principles of Toxicological Pathology. London and Philadelphia Press, 1986）

表 27-7　成年狒狒自发性疾病的发生率

器官	诊断	疾病发生率/%	
		雄	雌
皮肤和皮下组织	皮炎（dermatitis）	1	4
	肉芽肿（granuloma）/脓肿（abscess）	?	2
舌	肉芽肿（granuloma）	3	2
肌肉（Muscle）	肉孢子虫包囊（sarcocyst）	3	1
心	白细胞灶（leukocyte foci）	6	4
脑	白细胞灶（leukocyte foci）	4	4
气管	气管炎（trachea）	1	4

器官	诊断	疾病发生率 /%	
		雄	雌
肺	白细胞灶（leukocyte foci）	7	7
	组织细胞色素沉着（pigmented histiocytes）	68	70
	支气管炎（bronchitis）/ 细支气管炎（bronchiolitis）	3	4
	肺炎（pneumonitis）	2	5
	肉芽肿（granuloma）	1	3
肾	白细胞灶（leukocyte foci）	24	18
	间质性肾炎（interstitial nephritis）	12	9
	矿化（mineralisation）	11	7
唾液腺	白细胞灶（leukocyte foci）	23	24
胃	线虫病（nematodes）	2	2
	胃炎（gastritis）	1	2
大肠	肉芽肿（granuloma）	9	14
	线虫病（nematodes）	1	1
小肠	肉芽肿（granuloma）	2	?
	肠炎（enteritis）	1	2
	线虫病（nematodes）	3	1
	绦虫病（tapeworm）	1	?
肝	白细胞灶（leukocyte foci）	59	64
	肉芽肿（granuloma）	16	10
	脓肿（abscess）	2	?
	库否细胞色素沉着（Kupffer cell pigment）	5	2
胰腺	异位脾（ectopic spleen）	3	5
脾	滤泡性增生（follicular hyperplasia）	3	7
	色素沉着（pigment）	4	3
	包膜纤维化（fibrosing capsule）	4	1
淋巴结	增生（hyperplasia）	2	2
	色素沉着（pigment）	1	?
	肉芽肿（granuloma）	?	2
胸腺	囊肿（cyst）	?	3
甲状腺	异位胸腺（ectopic thymus）	50	60
垂体	囊肿（cyst）	10	17
	钙化（mineralisation）	?	3
肾上腺	脂肪变性（steatosis）	4	11
	矿化（mineralisation）	5	5
	骨异位（bone）	?	2

续表

器官	诊断	疾病发生率/%	
		雄	雌
睾丸	未成熟（immature）	94	—
卵巢	未成熟（immature）	—	87
	矿化（mineralisation）	—	40

（引自：J R Glaister. Principles of Toxicological Pathology. London and Philadelphia Press, 1986）

（李懿萍　苏　宁）

参考文献

［1］J R Glaister. Principles of Toxicological Pathology［M］. Taylor and Francis London and Philadelphia ,1986：131-155.

［2］Peter Bannasch, et al. Foci of Altered Hepatocyte［M］. 2nd ed.Springer-Verlag Berlin Press ,1997.

第二十八章 循环障碍、炎症、尘螨、肿瘤动物模型

第一节 微波诱导静脉血栓动物模型

微波是电磁波中的一个特定波段，一般频率为 300 MHz 至 300 GHz，一定强度的微波辐射会对人体造成不良影响。长期低强度的微波会对神经系统、免疫系统、内分泌系统、心血管系统等产生影响。故可利用微波造成血管内皮损伤进而形成静脉内血栓，模拟人体静脉血栓的形成及发展过程，并同时观察微波对周围组织的影响。

【模型复制】

（1）选用动物：选用山羊，体重 14 ~ 15 kg，速眠新注射液（长春农牧大学兽医研究所生产）。

（2）手术方法：速眠新（0.1 ml/kg 体重）肌内注射麻醉成功后，腹部备皮，常规消毒铺巾。分离腹壁浅静脉，将微波光纤插入浅静脉内，用微波治疗仪发射微波，功率 80 W，处理时长 3 s，一次成功后，撤出光纤。结扎静脉断端，缝合切口。术后肌肉注射抗生素预防感染，共 3 ~ 5 d。

（3）术后 3 d、12 d、19 d 分别沿腹壁浅静脉走行皮肤切口，取腹壁浅静脉 2 cm 长，置于 10% 福尔马林溶液固定。

【病理变化】

（1）微波处理后 3 d，病变血管扩张，静脉内膜结构有破坏，血管腔内红细胞瘀滞并黏附于血管壁一侧，受损血管周围脂肪组织和肌肉坏死，间质水肿，肌肉脂肪组织周围炎细胞浸润（图 28-1，图 28-2）。

（2）微波处理后 12 d，腹壁浅静脉血管全层皆有损伤，血管腔内的血栓有肉芽组织开始长入，部分机化并与管壁粘连，管腔消失。血管周围脂肪组织崩解、坏死，呈多灶性球形损伤，损伤处呈大小不等的圆形或椭圆形肉芽肿，炎症反应明显，较多炎细胞浸润，巨噬细胞增生明显。周围骨骼肌细胞亦有变性坏死，部分肌纤维溶解（图 28-3，图 28-4）。

（3）微波处理后 19 d，腹壁浅静脉血管全层皆有损伤，管壁结构不清，胶原纤维、弹力纤维增生。血管腔内血栓完全机化，管腔消失，部分裂隙样再通（图 28-5）。

【模型评价与注意事项】

（1）微波的功率和处理时间决定血管损伤的程度。

（2）造模需要使用大型动物，对手术操作要求较高。

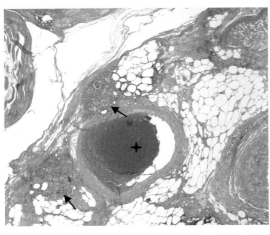

血管管壁内膜破坏，血管腔内红细胞淤滞并黏附于管壁一侧（黑星示），血管周围组织呈多灶性圆形或椭圆形损伤（黑箭示），脂肪及骨骼肌组织坏死，伴有炎细胞浸润。

图 28-1　微波处理山羊血管后 3 d

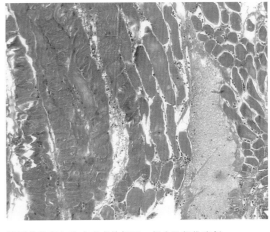

周围骨骼肌细胞出现变性坏死，部分肌纤维溶解。

图 28-2　微波处理山羊血管后 3 d

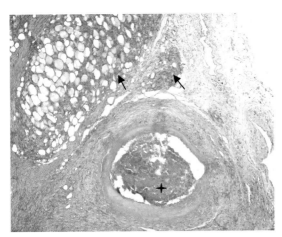

血管腔内血栓开始机化（黑星示），血管周围坏死的脂肪组织形成球形肉芽肿（黑箭示）。

图 28-3　微波处理山羊血管后 12 d

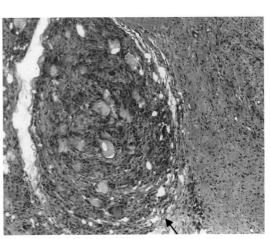

血管周围形成球形肉芽肿（黑箭示），其中含有少量坏死的脂肪组织。

图 28-4　微波处理山羊血管后 12 d

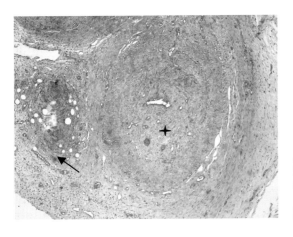

血管腔内血栓完全机化（黑星示），中间形成再通，周围仍可见肉芽肿（黑箭示）。

图 28-5　微波处理山羊血管后 19 d

（张爱凤）

第二节　大鼠盲肠穿孔炎症模型

通过手术结扎大鼠盲肠并刺穿其盲肠，挤出粪便污染伤口，从而导致大鼠术后发生脓毒血症。脓毒血症病程中产生的大量炎症因子可形成逐级放大的瀑布式炎症反应，并由此导致脓毒血症性休克及多脏器损伤，是一种致命的全身性炎症反应。该模型可广泛用于脓毒血症的相关研究。

【模型复制】

（1）动物及麻醉：SPF级SD大鼠，8周龄。手术前，动物需在实验室适应性饲养1周。腹腔注射戊巴比妥钠（40 mg/kg体重）麻醉，必要时可以补加。

（2）盲肠结扎及穿孔：皮剪剪去大鼠腹部毛发，并用碘伏消毒备皮后的皮肤。沿大鼠腹中线切开皮肤及腹膜，暴露大鼠肠道。为减少术后腹腔感染的发生，切口长度控制在2 cm以内。用消毒后的止血钳轻轻探到盲肠，并小心将其提出腹腔，暴露于手术野内。小心分离黏附在盲肠上的肠系膜及血管，穿4-0号缝合用丝线备用。从盲肠顶端开始计算，于30%盲肠长度处用预埋的丝线将盲肠结扎，随后用21号针头在结扎后的盲肠上穿刺致一对穿孔。轻轻挤压盲肠，使其内部的粪便从两个穿孔处渗漏出来，在盲肠的表面形成一个直径约为1 mm的粪球。用眼科镊将处理过的盲肠轻轻送回大鼠腹腔。关腹，缝合腹膜及皮肤。伤口处用75%乙醇消毒，随后将大鼠送回笼内，待苏醒后常规饲养。假手术组开腹后探寻盲肠，并对盲肠行肠系膜分离及穿线操作。不同的是，穿线后即将丝线抽出，随即关腹，缝合伤口，待其苏醒后常规饲养即可。

（3）为帮助手术大鼠术后苏醒，降低死亡率，提高模型的成功率，可于大鼠关腹后，于大鼠背部皮肤下注射37 ℃条件下预热的生理盐水，注射用量为5 ml/100 g体重。

（4）术后24 h即可对大鼠的血压、心功能指标、血液生化指标进行监测，此时造模组可观察到明显的脓毒血症症状。

【功能学改变及病理变化】

（1）功能学改变：模型大鼠体内TNF-α、IL-1β、IL-6、IL-10、HMGB1、CRP、PCT等因子显著升高。心脏功能迅速衰退，表现为平均动脉压显著下降、dp/dt_{max}及$-dp/dt_{max}$显著下降、LVSP及心率显著下降、LVEDP则显著升高；cTn-I、cTn-T和BNP等因子显著升高。

（2）病理变化：术后24 h心脏、肺脏和肠组织出现病变，随时间延长，病变程度逐渐加重，术后72 h病变最明显。各脏器主要病变表现为：心脏光镜下心肌细胞损伤，表现为嗜酸性变，细胞体积较正常小，胞浆嗜酸性增强，核小、固缩，病变加重时局部心肌细胞坏死；心肌间隙增宽，有淡伊红染水肿液；间质出现炎细胞浸润，炎细胞类型为单核巨噬细胞和中性粒细胞。肺组织病变主要为肺泡壁充血、水肿，有以中性粒细胞为主的炎细胞浸润，炎症区域肺泡腔有水肿液。结肠病变表现为黏膜上皮细胞变性，固有层乳糜管扩张，间质充血、水肿，有炎细胞浸润（图28-6 ~ 图28-17）。

【模型评价与注意事项】

（1）大鼠易于获得，形体适中，易于操作，成本较低。

（2）该模型成功率高，术后24 h即可现明显的脓毒血症症状。模型组动物会在术后8 d内陆续死亡，观测期相对较长，有利于药物疗效的考察。

（3）该模型可用于多种脓毒血症的相关研究，如炎症因子水平的改变、心肌功能的改变等等。

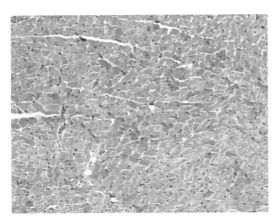

假手术后 24 h 心脏。（HE）

图 28-6 大鼠盲肠穿孔炎症模型

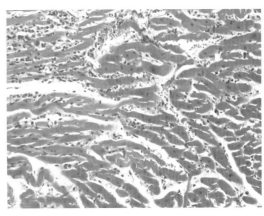

造模后 24 h 心脏，间质充血、出血，有炎细胞浸润。（HE）

图 28-7 大鼠盲肠穿孔炎症模型

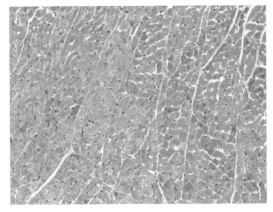

假手术后 48 h 心脏。（HE）

图 28-8 大鼠盲肠穿孔炎症模型

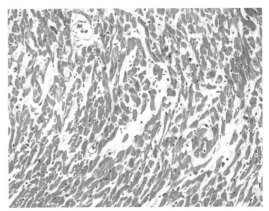

造模后 48 h 心脏，间质疏松、水肿，有炎细胞浸润。（HE）

图 28-9 大鼠盲肠穿孔炎症模型

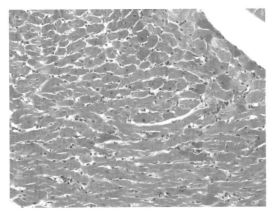

假手术后 72 h 心脏。（HE）

图 28-10 大鼠盲肠穿孔炎症模型

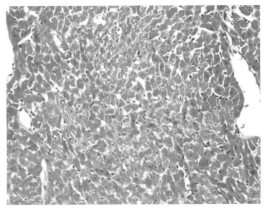

造模后 72 h 心脏。照片中央区心肌细胞淡染，肌纤维轮廓不清，细胞核消失，部分肌浆崩解颗粒状，并见嗜酸性变的心肌细胞。（HE）

图 28-11 大鼠盲肠穿孔炎症模型

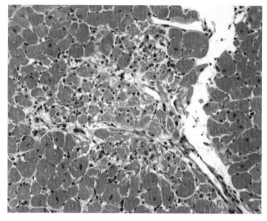

造模后 48 h 心脏，病变严重区域，心肌细胞坏死。（HE）

图 28-12　大鼠盲肠穿孔炎症模型

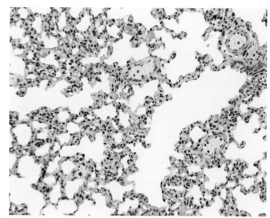

造模后 24 h 肺，局部肺泡壁增厚、充血，有炎细胞浸润。（HE）

图 28-13　大鼠盲肠穿孔炎症刺模型

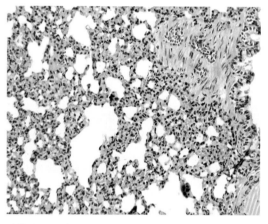

造模后 48 h 肺，局部肺泡壁增厚、充血，有炎细胞浸润。（HE）

图 28-14　大鼠盲肠穿孔炎症模型

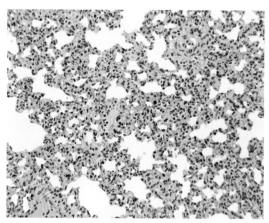

造模后 72 h 肺，局部肺泡壁明显增厚、充血，炎细胞数量增多。（HE）

图 28-15　大鼠盲肠穿孔炎症模型

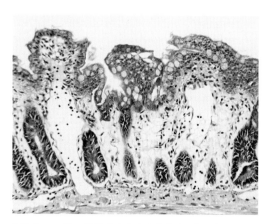

造模后 72 h 肠，肠绒毛中央乳糜管扩张。（HE）

图 28-16　大鼠盲肠穿孔炎症模型

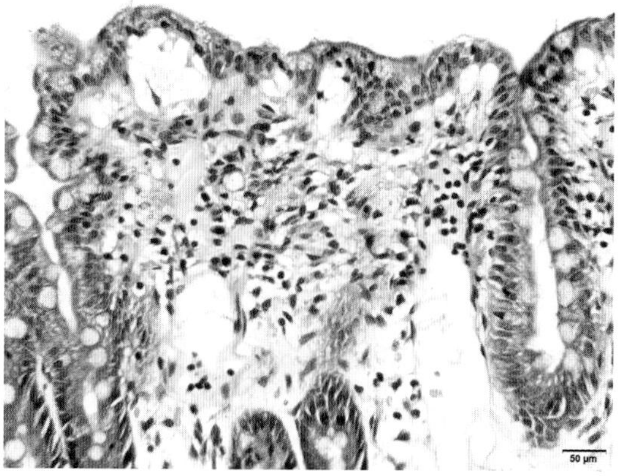

造模后 72 h 肠，除肠绒毛中央乳糜管扩张外，间质明显疏松、水肿，炎细胞数量增多。（HE）

图 28-17　大鼠盲肠穿孔炎症模型

参考文献

［1］Buras J A, Holzmann B, Sitkovsky M. Animal models of sepsis：setting the stage［J］. Nature Reviews Drug Discovery, 2005, 4（10）: 854-865.

［2］Rittirsch D, Huber-Lang M S, Flierl M A, et al. Immunodesign of experimental sepsis by cecal ligation and puncture［J］. Nature Protocols, 2008，4（1）: 31-36.

（孟政杰　苏　宁）

第三节　尘螨 HDM 诱导小鼠急性哮喘模型

近年来大量研究证实尘螨与支气管哮喘关系密切，是诱发支气管哮喘的重要诱发因素。屋尘螨以人体或动物脱落的皮屑为主要食物来源。床铺上的温度、湿度以及食物来源均适宜屋尘螨生长和繁殖。因此，卧具中的尘土含有较多的尘螨可能是尘螨过敏引起的支气管哮喘发作的重要原因之一。

通过屋尘螨免疫小鼠和气管内给予屋尘螨刺激小鼠，诱导小鼠急性哮喘模型。该模型可广泛用于急性哮喘的研究。本方法采用屋尘螨为造模剂，更好的模拟了临床的过敏原，使得模型更接近临床特征。

屋尘螨通过吸入到肺部，诱导形成滤泡辅助性 T 细胞 (T follicular helper cells, Tfh 细胞) 的记忆免疫细胞。到随后再次接触到屋尘螨致敏原时，Tfh 细胞被诱导分化为一种新类型的攻击这种过敏原的 II 型辅助性 T 细胞 (type 2 helper T cell, Th2 细胞)。这些 Th2 细胞在遭受屋尘螨过敏原的第二次攻击后迁移到肺部。在肺部，Th2 细胞招募被称作嗜酸性粒细胞的血细胞，产生破坏性的哮喘：呼吸困难，以及由于炎症的存在导致的粘液堆积和肺气管变窄。

【模型复制】

（1）屋尘螨 (house dust mite ,HDM)：Greer，货号：XPB70D3A25。用生理盐水配制。

（2）氢氧化铝凝胶 (Alum)：Thermo Scientific, Imject TM Alum Adjuvant, 货号：77161，浓度：40 mg/ml。

（3）实验动物：雌性 Balb/c 小鼠，8 周龄，饲养环境：SPF 级。

（4）造模方法：空白对照组小鼠气管内给生理盐水；模型组在 Day1、Day7 在尾根部皮下注射 0.2 ml 的含【HDM protein (25 μg) 和 Alum (1 mg)】的生理盐水混悬液致敏。Day15 开始每隔一天气管内给予 50 μg 的 HDM protein，共计 4 次；操作时，动物在麻醉状态下，用小鼠肺部给药装置吸取 100 μl 的溶液给予每只小鼠，给予后小鼠垂直至少 1min，使溶液均匀分布在气道中，建立哮喘模型。

（5）病理解剖：实验结束，经麻醉后腹腔静脉抽取血液、计数血清中免疫球蛋白 IgG 和 IgE 水平，随后处死动物，用生理盐水进行肺泡灌洗操作，收集肺泡灌洗液（BALF）用流式进白细胞（WBC）分类计数，并测定嗜酸性粒细胞数量。随后收集肺组织固定于 10% 福尔马林，常规取材，脱水，石蜡包埋，HE 和 Masson 染色。

（6）临床分析：肺泡灌洗液 BALF 的白细胞分类数据显示，给予 HDM 刺激的模型组的 WBC 均明显上升，其中嗜酸性粒细胞 EOS 与空白对照组比较明显升高。血清中免疫球蛋白 IgE 检测显示，模型组明显高于空白对照组，IgG 的结果也呈现相同的趋势。

（7）造模法临床表现基本相似，肺泡灌洗液中白细胞数量明显升高，血清中的免疫球蛋白明显升高，肺组织中炎症明显（详见图28-18 ~ 图28-21）。

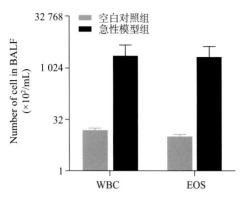

图28-18 肺泡灌洗液白细胞分类计数检测。（Mean ± SEM）

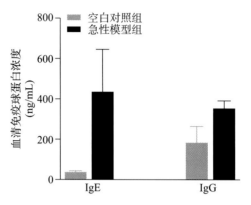

图28-19 血清 IgE 和 IgG 含量检测结果。（Mean ± SEM）

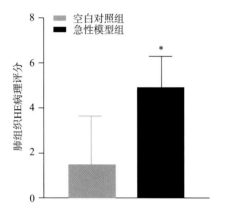

图28-20 肺组织 HE 病理检测结果。（Mean ± SEM）

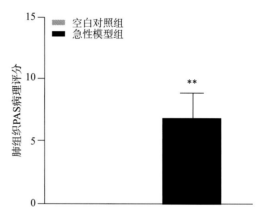

图28-21 肺组织 PAS 病理检测结果。（Mean ± SEM）

【病理变化】

光镜下 HE 主要病变位于肺内血管和支气管周围组织。小鼠血管周围间隙增宽，有大量炎细胞呈围管性浸润。炎细胞类型多种，有单核巨噬细胞、淋巴细胞和嗜酸性粒细胞。肺内支气管上皮细胞杯状细胞化生，有的小支气管完全为杯状细胞替代。肺泡壁也有炎细胞浸润，其中可见嗜酸性粒细胞。PAS 染色时杯状细胞着紫红色，根据杯状细胞数量多少不同，染色阳性细胞数目不等，染色评分标准详见参考文献。天狼猩红染色时，肺内支气管壁和血管壁呈薄层猩红色，本实验条件和周期内模型组肺内支气管壁和血管壁基底膜未见明显增厚，故猩红染程度和厚薄与空白对照组相似（图28-22 ~ 图28-27）。

【模型评价及注意事项】

（1）本方法简便，成功率高，重复性好，对实验人员安全。

（2）气管内应用 HDM 溶液刺激可建立哮喘模型，该方式优于滴鼻刺激，但气管刺激需要特殊的小鼠气管给药套件，且需要提前进行异氟烷气体麻醉小鼠，对实验人员的技能操作要求比较高。

（3）不同剂量的 HDM 及 HDM 造模后的不同时间，引起的肺损伤程度不同，根据实验需要选择合适的造模条件。

（4）选择低内毒素的屋尘螨造模剂进行实验，比较合适。

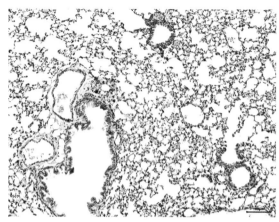

小鼠肺内血管周围间隙无增宽，无炎细胞浸润。照片中支气管上皮细胞间未见杯状细胞。（HE）

图 28-22 对照组

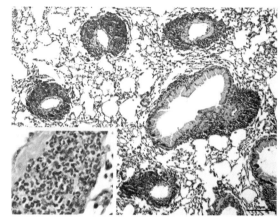

小鼠血管周围见大量炎细胞呈围管性浸润。支气管壁呼吸上皮为杯状细胞取代。左下插图显示血管周的嗜酸性粒细胞。（HE）

图 28-23 模型组

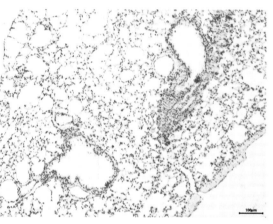

小鼠肺内支气管壁未查见紫红染色的的杯状细胞。（PAS）

图 28-24 对照组

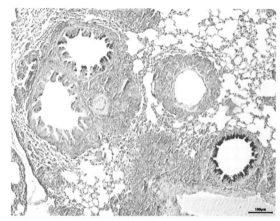

小鼠肺内支气管壁查见多少不等的紫红染色的的杯状细胞，右下支气管上皮细胞全为紫红染的杯状细胞。（PAS）

图 28-25 模型组

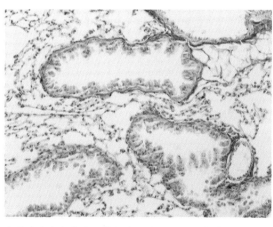

小鼠肺内支气管壁见薄层染天狼猩红的基底膜，猩红色。（天狼猩红）

图 28-26 对照组

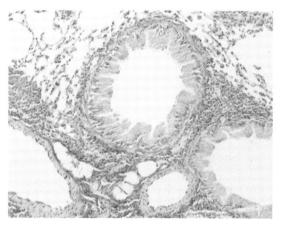

小鼠肺内支气管壁天狼星红阳性染色的基底膜未见明显增厚。（天狼猩红）

图 28-27 模型组

参考文献

［1］George T, Bell M, Chakraborty M, et all., Protective Roles for RGS2 in a Mouse Model of House Dust Mite-Induced Airway Inflammation. PLoS One 2017;12(1):e0170269.

［2］Saglani S, Mathie SA, Gregory LG, et all., Pathophysiological Features of Asthma Develop in Parallel in House Dust Mite--Exposed Neonatal Mice. Am J Respir Cell Mol Biol. 2009 Sep;41(3):281-289.

（邹筱芳　苏　宁）

第四节　移植瘤动物模型

一、小鼠白血病移植瘤模型

建立白血病细胞 HL60 的小鼠全身播散模型，为进一步研究 HL60 的靶向治疗药物奠定实验基础。

【模型复制】

小鼠：NCG 小鼠（在 NOD/ShiLtJNju 小鼠上敲除 *Prkdc* 及 *Il2rg* 基因），来自南京大学模式动物中心。

细胞：HL60（人白血病细胞 60），ATCC。

细胞培养：将 HL60 细胞置于含 10 % FBS 的 DMEM（内含青霉素 100 U/ml，链霉素 100 μg/ml）中，于体积分数 5% CO_2、37 ℃恒温培养箱中，取对数生长期细胞离心。台盼蓝染色，计数，拒染细胞≥95 % 以上者适用于实验。

移植：取对数生长期的 HL60 细胞（台盼蓝染色，活性大于 95%），对 NCG 小鼠尾静脉一次性注射 2×10^6 个 / 只（1×10^7 个 /ml），（40 ± 5）d，取肝脏、脾脏、股骨和骨髓组织常规病理制片，HE 染色，病理检查。

【病理变化】

肿瘤细胞胞体大、圆形或类圆形，细胞核大、多为圆形，核仁大而明显，核分裂象多见。肿瘤细胞浸润于肝脏、肺脏、脾脏和骨髓。

浸润在肝脏内的肿瘤细胞数量不同，形态表现不一，量少时主要见于肝窦内，单个或三五成群或数十个形成小结节。数量多时形成大的肿瘤结节，周围无包膜，呈浸润性生长。

浸润在脾脏内的肿瘤细胞主要位于红髓，或包膜下，肿瘤细胞形态同前，局部脾组织结构被破坏，脾小体可见易染性巨噬细胞，有的脾小体纤维组织增生。

浸润于肺脏的肿瘤细胞主要位于肺泡壁，有时血管内可见尚未穿出血管壁的肿瘤细胞。

浸润于骨组织的肿瘤细胞位于骨干或干骺端骨髓腔内。

【模型评价与注意事项】

模型以出现肝、肺转移为特征（图 28-28 ～ 图 28-33）。

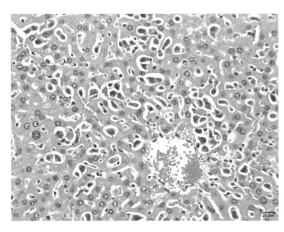

单个或数个白血病细胞位于肝窦内，肝细胞无坏死，肝组织结构未破坏。中部右下方为中央静脉。（HE）

图 28-28　小鼠白血病细胞肝转移

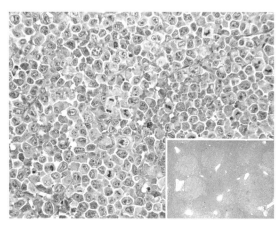

白血病细胞体大、类圆形，细胞大小不一，核大、深染，核仁明显，核分裂象易见。右下图为低倍观，肝组织内见多个白血病转移灶，呈大小不一的球形结节。（HE）

图 28-29　小鼠白血病细胞肝转移

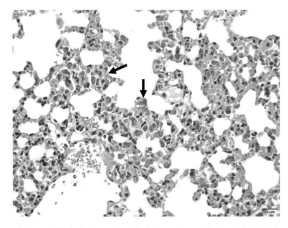

肺泡壁有散在的白血病细胞浸润，瘤细胞尚未形成明显的肿块（箭示）。（HE）

图 28-30　小鼠白血病细胞肺转移

白血病细胞浸润于脾脏，形成结节状（黑星示）或分散的不规则片块状。肿瘤生长处脾组织结构受到破坏。（HE）

图 28-31　小鼠白血病细胞脾转移

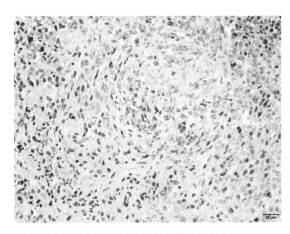

小鼠脾脏脾小体被破坏，其内纤维组织增生，纤维化。（HE）

图 28-32　小鼠白血病细胞脾转移

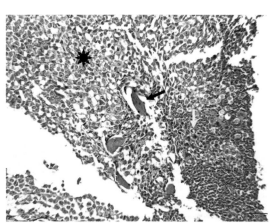

白血病细胞浸润于长骨骨髓内。黑星示白血病细胞，黄箭示原有骨髓组织，受挤压，黑箭示骨小梁片块。（HE）

图 28-33　小鼠白血病细胞长骨转移

623

参考文献

李蓉蔚，王诗韵，董慧娟，等．急性髓系白血病干细胞 NOD/SCID 小鼠白血病模型的建立［J］．生物医学工程与临床，2013，17（3）：213-217.

（严士海　苏　宁）

二、大鼠肝脏种植横纹肌肉瘤模型

大鼠横纹肌肉瘤模型生物学稳定，对多种治疗反应确切，在肿瘤研究中得到广泛应用。大鼠横纹肌肉瘤种植于肝脏后，可模拟富血供的肝转移癌，适于肿瘤治疗后的疗效评价研究。

【模型复制】

成年 Weg/Rij 大鼠，性别不拘，体重在 250 g 左右。将皮下种植横纹肌肉瘤的 Weg/Rij 大鼠作为供体，取其肿瘤边缘活组织块约 2 mm³，用 14 号套管活检针将其植入正常 Weg/Rij 大鼠肝脏，植入后在肝表面创口处用组织胶粘合以防出血。可于右叶及左叶各种植 1 块，术后约 14 d 肿瘤可生长至直径 1 cm 左右。

【病理变化】

肿瘤内部均匀，自发性坏死少，偶可见斑状出血。

在发病过程中，光学显微镜未能发现其他脏器的转移。偶见切口处肿瘤种植，并与肝脏表面粘连。镜下所见：横纹肌肉瘤与周围肝实质分界清晰，呈膨胀性生长。肿瘤主要由肉瘤细胞组成，有丝分裂明显，肿瘤周边可见明显供血动脉，偶见中心点状坏死（图 28-34 、图 28-35）。

【模型评价与注意事项】

（1）该模型可作为内脏肿瘤的代表，具有成功率高（100%），重复性好，易于操作等优点。

（2）选用的动物种属及年龄：大鼠横纹肌肉瘤仅生长于 Weg/Rij 种系。为适应肿瘤生长，宜选择体重 250 g 左右的成年 Weg/Rij 大鼠。

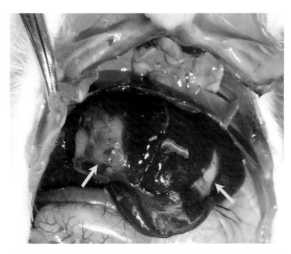

大鼠左右叶肝脏分别种植横纹肌肉瘤后 16 d，尸检可见肝脏表面的肿瘤呈白色（箭示），未见其他脏器的转移及明显粘连

图 28-34　大鼠肝脏种植横纹肌肉瘤后 16 d 大体观

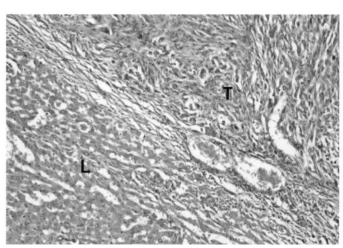

横纹肌肉瘤（T）与周围肝实质（L）分界清晰。肉瘤细胞大小形态不一，细胞核大、深染，核浆比增大，核分裂象明显，肿瘤边缘可见供血动脉

图 28-35　大鼠肝脏种植横纹肌肉瘤后 16 d 光镜观

参考文献

［1］Chen F, Sun X, Friedriek D K, et al. A rodent liver tumor model with implanted rhabdomyosarcoma：comprehensive characterization using magnetic resonance, microangiography and histopathology［J］. Radiology, 2006，239（2）：554-562.

［2］Ni Y, Wang H, Chen F, et al. Tumor models and specific contrast agents for small animal imaging in oncology［J］. Methods, 2009，48（2）：125-138.

（陈　峰）

附　录

附录一 常用的固定液、脱钙液及 HE 染色方法

第一节 常用的固定液和脱钙液配制

一、组织固定

（一）固定目的

固定的目的在于：保持组织的形态和结构的完整；破坏细胞内的溶酶体酶，避免组织离体后细胞死亡，释放的溶酶体酶将细胞溶解；杀死外来细菌，因为死亡组织是良好的细菌培养基，细菌的生长繁殖会导致组织腐败；沉淀细胞内原有成分，如蛋白质、糖类、脂质、各种无机盐和色素等；尽量保存组织中的抗原，使其不被破坏或扩散，以减少免疫组织化学中的非特异性染色或假阳性、假阴性结果；同时使组织保持一定的硬度和弹性，有利于以后的脱水等制片处理。

（二）固定所需时间

固定所需时间与组织块的大小、组织类型、固定组织存放的周围环境温度有关。固定时间由数小时至 3 天不等。犬脏器较大鼠大，固定时间要较大鼠长；气温低的环境下，固定时间要延长。判断组织是否固定好是制片的关键。固定良好的组织，刀从正中切开时，切面呈灰白色；固定不好，切面可见血色，含液体较多。固定好的组织质感较硬、有弹性，固定不好的组织保留柔软状态。

（三）固定后水洗

固定后脱水前，固定的组织需要一定时间的流水冲洗，其目的是洗去过多的固定液，清除固定液和组织作用生成的分解产物，避免污染组织、延长脱水剂的使用时间。流水冲洗时间为数小时至过夜，一般数小时，特殊的固定液需时较长，如含重铬酸钾的 Zenker 固定液则需要 12 ~ 24 h。组织固定的类型和方法很多，下面介绍常用的固定剂及其配制法。

（四）常用的固定剂及配制法

1. 醛类固定剂（formalin fixation）

纯甲醛是一种蒸气，其水溶液称为福尔马林，10% 的福尔马林是诊断病理和毒理病理中最常用的固定剂，即质量浓度约为 4% 的甲醛。

特点：穿透性强，收缩性小，但有交联作用，在做免疫组化染色前需要酶进行消化以便暴露抗原。

种类：甲醛、多聚甲醛和戊二醛，可单独使用或多种固定剂联合使用。

（1）10% 福尔马林配制法（配 1 000 ml）：

自来水	900 ml
甲醛原液（市售品为 37%～40%）	100 ml

（2）10% 中性缓冲福尔马林配制法（配 1 000 ml）：

PBS（0.01 mol/L，pH7.4）	900 ml
甲醛原液（市售品为 37%～40%）	100 ml

（3）10% 福尔马林－乙酸钙配制法（配 1 000 ml）：

自来水	900 ml
甲醛原液（市售品为 37%～40%）	100 ml
乙酸钙	20 g

此固定液保存脂肪较好。

（4）酒精福尔马林配制法（配 1 000 ml）：

甲醛原液（市售品为 37%～40%）	100 ml
无水乙醇	650 ml
蒸馏水	250 ml

备注：糖原的固定比糖复合物（黏蛋白和蛋白多糖）更严格，因为糖原是水溶性的，所以既往认为诊断糖原时应避免使用水溶性的固定剂，如福尔马林。但经多年经验的积累，现在认为在福尔马林固定的过程中，糖原的损耗不会影响它的检测方法（如使用 PAS 法），但要注意固定时间不要太长，酒精福尔马林的固定效果更好。由于糖原不稳定，易自溶，无论采用哪种固定法，离体后的组织应立即放入固定液中。

2. 4% 多聚甲醛磷酸缓冲液（polymethylene glycol）（配 1 000 ml）：

配制法：多聚甲醛	40 g
0.1 mol/L PBS	500 ml

搅拌加热至 60 ℃，滴加 1 mol/L NaOH 至溶液清澈，冷却后加 PBS 定容至 1 000 ml。

适用于：光镜、电镜动物取材灌注固定等。

多聚甲醛易潮解，需冷藏保存。

3. 戊二醛－多聚甲醛缓冲液

配制法：在前述 4% 多聚甲醛磷酸缓冲液中加入 0.5%～1% 戊二醛。

适用于：光镜、电镜与免疫组织化学研究。

4. Bouin 固定液

配制法：40% 甲醛	250 ml
冰醋酸	50 ml
饱和苦味酸	750 ml

适用于：免疫组织化学研究（较甲醛固定液更好）。

5. 丙酮及醇类固定剂

特点：使组织中的蛋白质和糖沉淀，穿透力强，对抗原保存效果较好，但对小分子保存效果较差。

常与其他固定剂混合使用。

（1）AAA 液：纯酒精 85 ml，冰醋酸 5 ml，浓甲醛 10 ml。

（2）Clzrke 改良液：纯酒精 95 ml，冰醋酸 5 ml。多用于冷冻切片后固定。

（3）Carnoy 液：纯酒精 60 ml，氯仿 30 ml，冰醋酸 10 ml。

适合癌基因蛋白、抗癌基因蛋白等抗原的固定保存。

（4）丙酮：常用于冷冻切片和细胞涂片的后固定，保存抗原较好，切片在冷丙酮中只需固定 5 ~ 10 min。

（5）乙醇：俗称酒精，常用体积分数：75% ~ 95%。

（6）甲醇：常用体积分数：80% 以上。

6. 电镜固定液

含戊二醛的固定剂多用于固定供电镜镜检的超薄切片，固定的组织较其他锇酸固定液固定的组织均匀，不宜用于固定供光镜观察用的稍大块组织。组织小块厚度不超过 4 mm，固定 6 ~ 18 h。

配制法：2.5% 戊二醛磷酸缓冲液　　　　　　　　　　1 000 ml

　　　　25% 戊二醛　　　　　　　　　　　　　　　100 ml

　　　　0.2 mol 磷酸缓冲液　　　　　　　　　　　　500 ml

　　　　加双蒸水定容到　　　　　　　　　　　　　1 000 ml

二、组织脱钙

骨组织和钙化病灶必须先将钙盐除去、组织软化后方可制片，否则因钙盐的存留，切片时切不出完整连续的组织片，刀片又会被损伤成锯齿状，所以含钙的组织在进行脱水透明前需要将组织中的钙用相关试剂（脱钙剂）去除。

优质的脱钙剂需要具达到下列标准：脱钙完全；不损伤组织中的细胞结构成分；对后续的染色效果影响小，能获得与未脱钙组织几乎相同的染色效果；脱钙速度要适当，不能太慢太长，以致影响实验的进程。

脱钙是否完成的判断方法是经常用大头针刺骨质部，如刺入时手感无阻力，脱钙基本完成。理想的方法是用草酸铵测定，但较为烦琐。脱钙后组织置于流水中冲洗半小时到数小时，以去除组织中的酸液，获得良好的染色效果，必要时可以放入 5% 的硫酸钠中 30 min，以后再进行常规的脱水、透明等后续处理。凡经过脱钙的组织细胞核难以着色，故染色时组织在苏木素中的染色时间需要延长，在伊红中的时间可以适当缩短。

常用的脱钙方法有酸类脱钙、电解脱钙、螯合剂脱钙、离子交换树脂脱钙，常用的脱钙剂及其配制方法如下：

常用的脱钙液

1. EDTA（螯合剂）脱钙液

（1）配制法：配制 10% EDTA 脱钙液 500 ml

EDTA-Na$_2$　　　　　　　　　　　　　　　　　　50.0 g

蒸馏水　　　　　　　　　　　　　　　　　　　　350 ml

如果溶液浑浊，加入氢氧化钠 5 g 左右使之中和，将 pH 调整到 7，即显透明。

（2）配制注意点

① EDTA-Na$_2$ 和蒸馏水混合后溶液混浊的，需要加入固体氢氧化钠，边加边搅动液体，使氢氧化钠

溶解，直至溶液透明（pH7）。

② 以上为各成分的比例，可以根据所需溶液量的多少以调节各试剂的用量。

（3）固定和脱钙法：

① 将骨组织放在10%福尔马林内固定2～3 d，然后再转入脱钙液内，每天晃动容器一次。

② 每周换脱钙液1～2次，并经常用大头针刺骨质部，如刺入时手感无阻力，脱钙基本完成。

此法的优点是组织不被破坏，细胞染色好，酶和抗原保存好，缺点是需时较长，如气温低的冬天，大鼠膝关节室内脱钙通常要2个月。气温高或小鼠膝关节脱钙所需时明显缩短。

2. 10%福尔马林 EDTA 脱钙液

（1）配制法：配制10%福尔马林 EDTA 脱钙液500 ml

EDTA–Na$_2$	50.0 g
蒸馏水	350 ml

用氢氧化钠5.0 g 使之中和到 pH7，即显透明，然后加

甲醛溶液（37%～40%储存液）	50 ml
最后定容到	500 ml

（2）配制注意点

① EDTA 二钠盐和蒸馏水混合后溶液为混浊的，需要加入固体氢氧化钠，边加边搅动液体，使氢氧化钠溶解，直至溶液显透明（pH7）。

② 然后再加入甲醛50 ml，混匀。

③ 最后加入蒸馏水到500 ml。

④ 按照以上为各成分的比例，可以根据所需溶液量的多少调节各试剂的用量。

此脱钙液有固定和脱钙双重作用。

3. 5%～50% 甲酸（formic acid）脱钙液

配制法：配制20%甲酸脱钙液500 ml

甲酸	20 ml
蒸馏水或自来水	480 ml

甲酸脱钙速度不如酸类快，但较 EDTA 对组织破坏轻，通常能获得较好的染色效果，已成为药物安全评价中心常用的脱钙法。

4. 硝酸（nitric acid）

硝酸为强酸，脱钙迅速，脱钙过程中要注意个人防护。此法脱钙迅速，脱钙时间约数小时至一天，但对经验缺乏者，易影响组织结构，染色效果差。

常用浓度为5%～10%，可以自来水配制。

5. 盐酸（hydrochloric acid）

常用浓度为3%～10%，也是一种强酸，脱钙速度快，对细胞核染色效果差，一般不单独应用。

6. 混合甲酸脱钙液

配制法：

甲酸	10 ml
盐酸	10 ml
蒸馏水	80 ml

这种脱钙液对组织破坏较小，但脱钙时间较长些。

7. 表面脱钙

在石蜡包埋的组织切片过程中，如果发现软组织内有部分钙化骨或矿物质沉积，则可用以下方法进行表面脱钙补救。首先找到钙化灶，将石蜡块上暴露的组织面置入 1% 的盐酸、10% 的甲酸或特定的酸溶液中 15~60 min，然后自来水冲洗，去除酸性溶液，后面的操作同常规切片。但要注意新的脱钙层很薄，须仔细切片以免浪费表层的脱钙面。

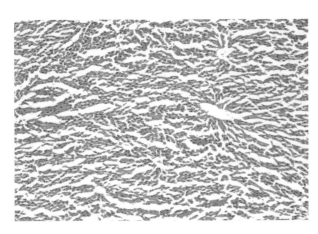

附录图 1-1　肝组织因冻融后再固定制片，导致组织内先有较多的冰晶形成，挤压肝组织，产生较多的裂隙，影响肝脏结构的观察

（张爱凤　苏　宁）

第二节　组织脱水、浸蜡、包埋和染色步骤

一、组织脱水浸蜡程序

（1）80% 乙醇	40~50 min
（2）95% 乙醇 I	20~30 min
（3）95% 乙醇 II	20~30 min
（4）正丁醇 I	2~3 h
（5）正丁醇 II	2~3 h
（6）二甲苯	20~30 min
（7）石蜡 I	30~40 min
（8）石蜡 II	30~40 min

二、组织包埋

向包埋皿内注入石蜡，用加温的镊子从包埋盒中取出组织块，放进包埋皿。

三、石蜡切片苏木素－伊红（HE）染色（即常规 HE 染色）程序

（1）二甲苯Ⅰ   5 ~ 10 min

（2）二甲苯Ⅱ   5 ~ 10 min

（3）无水乙醇Ⅰ   1 ~ 3 min

（4）无水乙醇Ⅱ   1 ~ 3 min

（5）95% 乙醇Ⅰ   1 ~ 3 min

（6）95% 乙醇Ⅱ   1 ~ 3 min

（7）80% 乙醇   1 min

（8）蒸馏水   1 min

（9）苏木素液染色   5 ~ 10 min

（10）流水洗去苏木素液   1 min

（11）1% 盐酸－乙醇   1 ~ 3 s

（12）稍水洗   1 ~ 2 s

（13）返蓝（用温水或 1% 氨水等）   5 ~ 10 s

（14）流水冲洗   1 ~ 2 min

（15）蒸馏水洗   1 ~ 2 min

（16）0.5% 伊红液染色   1 ~ 3 min

（17）蒸馏水稍洗   1 ~ 2 s

（18）80% 乙醇   1 ~ 2 s

（19）95% 乙醇Ⅰ   2 ~ 3 min

（20）95% 乙醇Ⅱ   2 ~ 3 min

（21）无水乙醇Ⅰ   3 ~ 5 min

（22）无水乙醇Ⅱ   3 ~ 5 min

（23）石炭酸－二甲苯   3 ~ 5 min

（24）二甲苯Ⅰ   3 ~ 5 min

（25）二甲苯Ⅱ   3 ~ 5 min

（26）二甲苯Ⅲ   3 ~ 5 min

（27）中性树胶封固

注意点：上述程序正式操作之前，要进行预实验，因不同人操作，取材厚度、动物种类、脏器类型，甚至环境温度等都将影响各步骤的时间。即使是新购置的仪器、自动带的程序，也要进行预操作，选择各实验步骤的理想时间。

（张爱凤　苏　宁）

附录二　常用的特殊细胞化学染色法

第一节　Masson 三色染色法

Masson 三色染色法是由 Mallory 氏苯胺蓝橘黄 G 发展改良而来，但对于固定液有一定的选择性，虽然可用于染色任何固定液固定后的组织，但最好是用 Zenker 固定液或 Bouin 固定液固定组织。福尔马林固定的标本切片，在染色前以 3% 升汞做第二次固定 1 h 以上则可增强着色效果。

【操作方法】

（1）切片常规脱蜡至水，蒸馏水洗。

（2）Weigent 氏铁苏木素液染核 30 min。

（3）自来水洗。

（4）1% 盐酸分化（在显微镜下控制染色，除核为黑色，片中其他均混为白色）。

（5）自来水洗。

（6）丽春红 – 品红溶液洗。

（7）1% 醋酸水溶液洗。

（8）1% 磷钼酸分化直到各种成分被染清晰（胶原纤维呈淡红色，肌纤维、纤维素呈鲜红色）。

（9）1% 醋酸水溶液洗。

（10）2% 淡绿液染 2 ~ 5 min（或用 2% 苯胺蓝水溶液替代）。

（11）水洗。

（12）常规脱水、透明、封片。

【结果】

胶原纤维呈绿色（或蓝色），肌肉、纤维素呈红色，红细胞呈橘黄色，核呈蓝黑色。

【试剂配制】

（1）丽春红 – 品红溶液：

丽春红	0.7 g
酸性品红	0.3 ~ 0.5 g
冰醋酸	1 ml
蒸馏水	100 ml

（2）1% 冰醋酸水溶液：

冰醋酸	1 ml
蒸馏水	99 ml

（3）淡绿液：

淡绿	2.0 g
冰醋酸	2 ml
蒸馏水	98 ml

【注意事项】

1. Weigert 氏铁苏木素染色液为 A、B 两液，在临用前等量混合。

2. 如丽春红 – 品红溶液及淡绿液染色较深时，可加一定量蒸馏水稀释染液。

第二节　糖原过碘酸 –Schiff 染色法

　　糖类从组织化学技术角度来分，可分为多糖、中性黏液物质、酸性黏液物质、黏蛋白及黏脂质。多糖主要指糖原，它以胶样液态存在于肝细胞、骨骼肌、心肌等处。因在肝脏、心肌疾患以及某些肿瘤的病变中，糖原分布和量都有一定改变，故糖原的染色在临床病理诊断上具有重要意义。糖原为大小不等的颗粒，遇碘则变褐色，易溶于水。机体坏死后，糖原即受到破坏，因此须采取新鲜标本并及时固定。糖原不等于糖类，只是糖类的一种。

　　在组织学上，糖原过碘酸 –Schiff 染色法主要用来检测组织中的糖类（包括糖原、中性黏多糖及部分酸性黏多糖）。过碘酸把糖类相邻两个碳上的羟基氧化成醛基，再用 Schiff 试剂和醛基反应使之呈现紫红色，该方法简称 PAS 法。

【操作方法】

（1）石蜡切片脱蜡至水。

（2）0.5% 过碘酸水溶液［或 1% 过碘酸 95% 乙醇溶液（过碘酸再结晶应重新配制使用）］作用 5 min。

（3）蒸馏水洗，70% 乙醇洗。

（4）Schiff 试剂 15 ~ 30 min（Schiff 试剂从冰箱取出升至室温使用）。

（5）流水冲洗 10 min。

（6）苏木素浸染细胞核 2 ~ 3 min。

（7）脱水、透明、封盖。

【结果】

糖原呈红色，细胞核呈蓝色。

【试剂配制】

（1）5% 过碘酸（HIO_4）水溶液或 70% 乙醇溶液。

（2）Schiff 试剂：

碱性品红	1.0 g
蒸馏水	200 ml
1 mol/L 盐酸（98.3 ml 密度为 1.16 g/ml 的盐酸，加入蒸馏水定容至 1 000 ml）	20 ml
焦亚硫酸钠（或焦亚硫酸钾）	1.0 g

碱性品红 1.0 g 加入 200 mL 蒸馏水，搅拌加热沸腾，待冷却至 50 ℃过滤，加入 20 ml 1 mol/L 盐酸，至 25 ℃时加入 1 g 焦亚硫酸钠。置于暗处，两天后溶液变橘黄色或草黄色，然后加入少量活性炭并振荡、过滤，此时溶液应为无色。冰箱保存备用。溶液如显浅红色或草黄色，染色效果较差。

【注意事项】

（1）糖原的固定要及时，而且标本要新鲜。

（2）如用无水乙醇作糖原的固定剂，有一定弊端，因无水乙醇渗透较慢，而且容易发生极化（糖原颗粒趋向于细胞的一端）。故用 Gendre 固定液效果较佳，其配制法如下：

苦味酸饱和 95% 乙醇溶液	85 ml
40% 甲醛	10 ml
冰醋酸	5 ml

（3）各种试剂至少为化学纯，焦亚硫酸钠须有浓厚气味，器皿必须洁净而干燥，染色缸亦是。

（4）如果 Schiff 试剂在经活性炭吸附漂白后不显无色，首先应考虑试剂中的焦亚硫酸钠是否失效。如果焦亚硫酸钠气味不浓，使用时可考虑适当增加用量。其次考虑碱性品红本身，虽属同一生产厂家，但批号不同，其效果就可能不同，应特别引起注意。

【糖原染色应用】

（1）肝及心肌糖原沉着症的诊断：糖原染色显示肝或心肌细胞内有大量糖原存在即可确诊。

（2）糖尿病性肾小球硬化症或血管病的诊断。

（3）戈谢病与尼曼 – 匹克病的鉴别：做此染色较易鉴别，前者为阳性，后者为阴性。

（4）骨内、骨外尤因肉瘤的诊断：此瘤 80% 细胞内有较多糖原，糖原染色为阳性，所以（大多数细胞）糖原染色为阳性可以协助诊断。

（5）腺泡状软组织肉瘤与化感瘤：前者棒状小体糖原染色为阳性。

（6）间皮瘤或滑膜肉瘤与其他癌的鉴别：前者分泌含透明质酸的黏液，糖原染色为阳性，但透明质酸酶消化后即呈阴性反应，如有此染色特点，有助于诊断滑膜肉瘤或间皮瘤而不是癌。

第三节　黏液染色法

黏液从组织源上分上皮细胞分泌性黏液及结缔组织性黏液两种。黏液一般有以下几点特性：

（1）对盐基性染料有亲合力，因此在 HE 染色中，切片上的黏液呈污秽蓝色。

（2）对某种盐基性人工合成染料如硫堇或甲苯胺蓝有异染性。

（3）遇醋酸发生沉淀，胃黏蛋白则除外。

（4）溶于弱碱溶液。

黏液染色有助于某些疾病的诊断。常用的黏液染色法有以下几种：

1. PAS 染色法

操作方法同前。结果：中性黏液物质、某些酸性黏液物质呈红色，核呈蓝色。

2. AB-PAS 染色法

McManus 在 1946 年最先使用高碘酸 -Schiff 技术显示黏蛋白，该法常用来显示糖原和其他多糖，该方法的特点是能区分出酸性和中性黏液物质，该技术不仅能显示糖原，还能显示中性黏液物质和某些酸性物质。阿尔新蓝（又称阿尔辛蓝、爱先蓝等）和 PAS 技术联合使用可鉴别同一组织切片中的中性黏蛋白和酸性黏蛋白，AB-PAS 染色液核心成分为阿尔新蓝染色液和 Schiff 试剂，多用于黏液物质染色。

【操作方法】

（1）切片常规脱蜡入水。

（2）3% 醋酸液洗 2 min，放入 1% 阿尔新蓝醋酸液（pH2.5）10 ~ 20 min。

（3）蒸馏水洗。

（4）按 PAS 染色程序操作。

（5）苏木素淡染 2 ~ 3 min，水洗。

（6）常规脱水、封片。

【结果】

糖原、中性黏蛋白、各种糖蛋白呈紫红色，酸性黏液呈蓝色，细胞核呈淡蓝色。

【注意事项】

阿尔新蓝 -PAS 联合技术的染色顺序可影响最终结果。PAS 技术在阿尔新蓝染色之前时，中性黏蛋白和糖原可染成紫色。与此相反，阿尔新蓝染色在 PAS 技术之前时，则可将这些物质染成预期的紫红色。

3. 高铁二胺（HID）-AB 染色法

该方法的特点是能同时显示唾液酸性黏液物质和硫酸化酸性黏液物质。

【操作方法】

（1）切片常规脱蜡入水。

（2）加入高铁二胺溶液反应 18 ~ 24 h（或 37 ℃过夜）。

（3）蒸馏水洗。

（4）接 AB（pH 2.5）染色程序。

（5）常规脱水封片。

【结果】

唾液酸性黏液物质呈蓝色，硫酸化酸性黏液物质呈棕黑色。

【试剂配制】

（1）1% 阿尔新蓝醋酸液（pH 2.5）

阿尔新蓝	1.0 g
冰醋酸	3 ml
蒸馏水	97 ml

（2）高铁二胺（HID）液

二甲基间苯二胺二盐酸盐	1.2 g
二甲基对苯二胺二盐酸盐	0.2 g
40% 氯化铁	1.4 ml
蒸馏水	50 ml

临用时新配。溶液 pH 1.5～1.6。

【黏液染色应用】

（1）水肿与黏液变性的鉴别：皮肤真皮水肿与黏液变性有时较难以从组织学上区别，黏液染色有助于鉴别两者。

（2）硬皮病与硬肿病的鉴别：后者胶原纤维增生，纤维之间黏液阳性物质增多，有助于这两者之间的鉴别。

（3）黏液细胞癌的诊断与鉴别：胃活检时，印戒细胞与黄瘤细胞或泡沫细胞不易鉴别，黏液染色即可确定是否为印戒细胞。

（4）胃癌分型：有人将胃癌分为肠型及胃型，这种分型与流行病学、年龄及预后有一定关系，利用AB-PAS 染色，胃癌细胞分泌中性黏液为胃型，分泌酸性黏液为肠型。

（5）慢性萎缩性胃炎伴肠化类型的鉴定：肠化是胃黏膜损伤的一种指标，肠化的上皮包括吸收细胞、杯状细胞及潘氏细胞等。化生的肠上皮细胞所分泌的黏液物质与胃黏膜分泌的黏液有所不同，前者主要是酸性黏蛋白，后者主要是中性黏蛋白。在常规 HE 染色下两种黏液物质较难区分，而应用特异性的PAS-AB 染色就可以很容易地辨别，胃上皮细胞胞浆中的中性黏液被 PAS 染成红色，肠化的上皮中的杯状细胞多含酸性黏液，被阿尔新蓝（AB）染成蓝色。

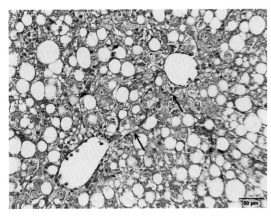

显示早期肝纤维化病变中肝脏内少量胶原纤维沉积，染色呈蓝色（黑箭示）。

附录图 2-1　Masson 染色

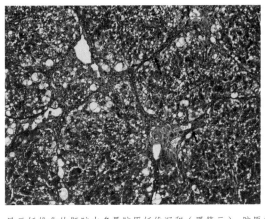

显示纤维化的肝脏内多量胶原纤维沉积（黑箭示），胶原纤维染成蓝色分割肝脏，原有肝脏结构破坏。

附录图 2-2　Masson 染色

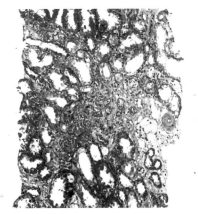

显示肾间质有纤维结缔组织增生，部分肾小管萎缩。

附录图 2-3　Masson 染色

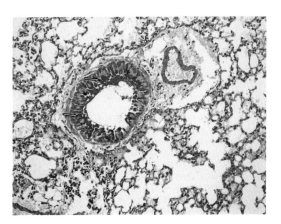

显示支气管黏膜上皮中的杯状细胞胞浆内含黏蛋白而被染成紫红色（蓝箭示）。

附录图 2-4　PAS 染色

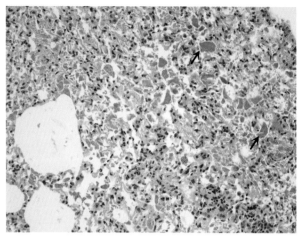

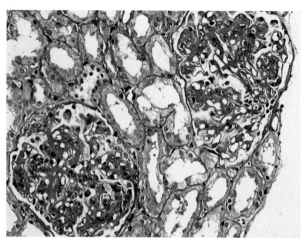

显示肺泡腔内大量紫红色物质沉积（黑箭示），为糖原蛋白渗出沉积。

附录图 2-5　PAS 染色

显示肾小球系膜区内大量紫红色物质沉积（蓝箭示），为沉积的胶原和增生的系膜基质。肾小管基膜因含有糖原等物质也有染色。

附录图 2-6　PAS 染色

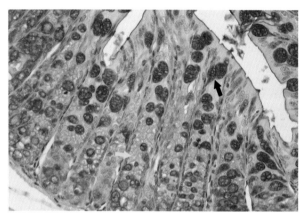

小鼠结肠上皮中靠近顶部的杯状细胞内含的黏液成分染成紫红色（黑箭示），黏膜底部杯状细胞内以含酸性黏液为主，黏液染成深蓝色（黄箭示），部分柱状细胞胞浆染成淡蓝色。

附录图 2-7　AB-PAS 染色

参考文献

［1］杜卓民 . 实用组织学技术［M］. 2 版　北京：人民卫生出版社，1998.

［2］孟运莲 . 现代组织学与细胞学技术［M］. 武汉：武汉大学出版社，2004.

［3］Bancroft J D, Garnble M. 组织学技术的理论与实践［M］. 6 版 . 周小鸽，刘勇，译 . 北京：北京大学医学出版社，2010.

（张爱凤　陈平圣）

第四节　特殊细胞的染色——神经元的高尔基染色方法

重铬酸钾和硝酸银反应生成黑色的铬酸银，由于组织的嗜银性而沉积于神经元。高尔基染色法可以染单个神经元，使其从周围交错的轴突、树突等神经之中分离显现出来；通过高尔基（Golgi–Cox）染色就可以明显地看到神经元的形状和大小变化有其独特性。

针对神经元的高尔基染色方案和处理：

1. 配制高尔基溶液（1 L 容量）

A 溶液（5% 重铬酸钾溶液）：

重铬酸钾 5.0 g+ 蒸馏水 200 ml（最好在通风的情况下，用玻璃棒在烧杯中搅拌均匀）。

B 溶液（5% 升汞）：

升汞 10.0 g+ 蒸馏水 200 ml（最好在通风的条件下，用玻璃棒在烧杯中不断搅拌，适当加热直至溶解。

C 溶液（5% 铬酸钾溶液）：

铬酸钾 8.0 g+ 蒸馏水 160 ml（最好在通风情况下，用玻璃棒在烧杯中搅拌均匀）。

将 A 溶液和 B 溶液倒入 500 ml 烧杯中搅拌均匀，C 溶液倒入 1 000 ml 烧杯中，用 400 ml 蒸馏水稀释，在不断搅拌中缓慢将 A、B 混合溶液倒入 C 溶液中，保存在带有棉花塞子的玻璃瓶中熟化 5 d（黑暗中）。

备注：根据下面的比例以及需要配制溶液的量加以配制。

　　　5 体积的 5% 重铬酸钾溶液；

　　　5 体积的 5% 升汞；

　　　4 体积的 5% 铬酸钾溶液；

　　　10 体积的蒸馏水。

2. 将高尔基溶液转入小玻璃瓶中

用塑料吸管从大玻璃瓶中吸取高尔基溶液（尽量避免吸入红色沉淀物）放入小玻璃瓶中，大约为整瓶体积的 3/4（剩下的容积足够容纳一只动物大脑）。

3. 用盐水注射技术处死动物

动物麻醉后，绑在空饲养盒子上（可以让血流入盒子中），打开胸腔暴露心脏，将 0.9% 生理盐水 60 ml 注入右侧心室（即动物的左心室）底部，剪开左侧心室（即动物的右心室）底部，缓慢注入生理盐水，直至左侧心室的血液全部消除（可能需要注射 3 次），断头取脑，放入配制好的高尔基溶液中，在黑暗中储存 14 d，2 d 后更换新鲜高尔基溶液。

4. 将脑组织转入蔗糖溶液中

30% 蔗糖溶液配制：300.0 g 蔗糖 +1 000 ml 蒸馏水（用玻璃棒在烧杯中不断搅拌，适当加热直至溶解），然后放入冰箱中冷藏（一旦变冷即可使用）。

倒掉高尔基溶液，将脑组织在滤纸上轻轻吸干，用蒸馏水冲洗广口瓶，放入 3/4 蔗糖溶液（有足够空间容纳脑组织），然后将脑组织放入广口瓶中（脑组织会漂浮起来），放入冰箱储存。脑组织一旦下沉，就可以准备切片。

5. 使用振动切片机切片

将刀片在二甲苯中浸泡 5 min 去除油脂后（在通风条件下），取出擦干。配制 6% 的蔗糖溶液（蔗糖 6.0 g+100 ml 蒸馏水），在室温或低于室温条件下保存。将 6% 蔗糖溶液倒入振动切片机的储存室直至刀片被覆盖。将脑组织（直到整个大脑的 1/2）用强力胶固定在振动切片机的平台上（需要 57 min 或更长时间，以确保组织在切片上被粘牢）。然后将粘有脑组织的平台插入储存室。将切片机的速度和幅度均调至中点（可根据不同的仪器和安全要求进行操作），选择 200 μm 或需要的厚度切片（超过 400 μm 的切片分析有困难）。用小画笔将切片移动到明胶化的玻璃片上。用石蜡膜覆盖组织。玻片比较平的一面用吸水海绵覆盖，石蜡膜一侧也用吸水海绵覆盖，用手掌轻轻压，尽量不要移动位置（目的是将组织切片压在玻片的明胶上，在染色过程中能够黏附在玻片上），取掉海绵纸将玻片放在湿润的环境中。

6. 染色

配制新鲜的溶液（足够覆盖所有玻片）：

蒸馏水（3 体积）；

氨水（1 体积，在通风环境下）；

柯达固定液（1 体积，在通风条件下，黑暗中）；

50% 乙醇（1 体积）；

70% 乙醇（1 体积）；

95% 乙醇（1 体积）；

100% 乙醇（3 体积）；

CXA 溶液（1 体积）；

柯达固定液：将以下所有成分放在烧杯中，按顺序混合（避光）。1 010 ml 蒸馏水 +251 ml 柯达固定液 A+28 ml 柯达固定液 B+2 020 ml 蒸馏水。（可根据需要每次配 1/2 或 1/3，柯达固定液 A、B 为市售品）

CXA 溶液：1 000 ml 氯仿 +1 000 ml 二甲苯 +1 000 ml 乙醇。（可根据需要每次配 1/2 或 1/3，必要的话揭掉玻片上的石蜡膜，将玻片放入玻璃托盘通过以下环节染色。）

（1）用蒸馏水冲洗 1 min；

（2）氢氧化铵溶液中浸泡 30 min（黑暗中）；

（3）用蒸馏水冲洗 1 min；

（4）柯达固定液浸泡 30 min（黑暗中）；

（5）用蒸馏水冲洗 1 min（只要在水中就可以开灯）；

（6）用 50% 乙醇脱水 1 min；

（7）用 70% 乙醇脱水 1 min；

（8）用 95% 乙醇脱水 1 min；

（9）用 100% 乙醇脱水 5 min；

（10）用 100% 乙醇脱水 5 min；

（11）用 100% 乙醇脱水 5 min；

（12）在 CXA 溶液中放置 15 min（在通风条件下，玻片保存在 CXA 溶液中，当盖片时，依次取出玻片）。

备注：经常换手套，在 CXA 溶液中手套易破裂。

7. 用中性树胶盖玻片，然后晾干

如果可能，所有的玻片都应该在通风环境中盖片，玻片应该在通风环境中平放保存 24 h，依次从 CXA 溶液中取出玻片，用玻璃滴管在组织上滴两滴中性树胶（切片很快就变干，不要提前从 CXA 溶液中取出玻片，玻片在空气中的时间不要超过 20 s）。将盖玻片贴在切片上，尽量避免产生气泡。

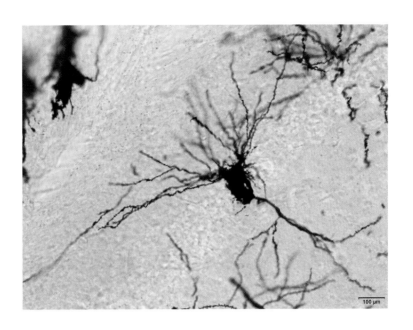

可见海马区域锥体神经元的轴突和树突染成黑色，神经元结构清晰可见。

附录图 2-8　高尔基染色

（张爱凤　陈平圣）

附录三　其他与实验动物相关的资料

现代生物医学的研究离不开动物实验，而实验动物是研究的基础和重要支撑条件。如生物医学中的药物评价和毒性实验及对肿瘤学、老年疾病学、遗传学和传染性疾病的研究等等都离不开实验动物。不同的研究选择的动物不同，不同的动物生物特性也有异同。在动物实验中需要依据正常值范围选定符合要求的受试动物，并且在实验过程中需要根据正常值标准进行分类判别和综合评价。因此确定正常值在研究内容和研究方法方面都具有重要意义。实验动物种类较多，这里主要介绍医学实验中最常用的 4 种动物：小鼠、Wistar 大鼠、Beagle 犬和猕猴。本附录归纳了文选中常用实验动物各项指标正常值数据并阐明其临床意义，为动物实验工作者查询提供方便。

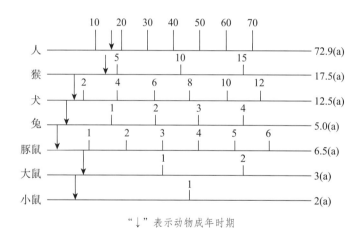

"↓" 表示动物成年时期

附录图 3-1　各种动物平均生命的相应时期

附录表 3-1　常用实验动物生命过程中某些数值

种类	妊娠期 /d	哺乳期	性成熟期	寿命 /a
猕猴	170	3 个月	♂ 4.5 a 4~4.5 a ♀ 3.5 a	20
Beagle 犬	63	1 个月稍多	平均 180 天 126~240 天	15
小鼠	18~22	17~21 d	♂ 45~60 d ♀ 35~50 d	2~3
Wistar 大鼠	18~22	20~25 d	♂ 60~80 d ♀ 50~80 d 8~10 周	2~3

引自：李凤奎，王纯耀. 实验动物学与动物实验方法学［M］. 郑州：郑州大学出版社，2007.

附录表 3-2　常用实验动物常用繁殖生物学数据

动物	成熟体重	繁殖适龄期（生后）	发情周期 /d	发情持续时间	繁殖季节	由发情开始至排卵
猕猴	♀ 4 kg 以上 ♂ 5 kg 以上	48 个月	28 （23～33）	4～6 d	11 月 — 翌年 3 月发情一次	月经开始第 11～15 d
Beagle 犬	5～20 kg	12 个月	9	9（4～13）d	春、秋两次	1～3 d
Wistar 大鼠	♀ 160 g ♂ 180 g （6 周龄）	3 个月	4～5	13.5 （8～20）h	全年	8～10 h
小鼠	♀ 28 g ♂ 32 g （6 周龄）	8 周	4	12 （8～20）h	全年	2～3 h

引自：李风奎，王纯耀.实验动物学与动物实验方法学［M］.郑州：郑州大学出版社，2007.

附录表 3-3　常用实验动物生殖生理指标

动物	妊娠期 /d	产仔数 / 只	新生体重 /g	哺乳时间	离乳时间
猕猴	164（156～180）	1	300～600	7～14 月	7～14 月
犬	60（58～63）	7	200～500	40～60 d	40～60 d
大鼠	20（19～22）	6～12	5～6	21 d	20～21 d
小鼠	19（18～20）	4～13	1.5	21 d	21 d

引自：王彦平.医学实验动物学［M］.长春：吉林大学出版社，2009.

附录表 3-4　常用实验动物一次最大灌胃量

动物种类	体重 /g	最大灌胃量 /ml
小鼠	20～25 > 25～30 > 30	0.8 0.9 1.0
大鼠	100～200 > 200～250 > 250～300 > 300	3.0 4.0～5.0 6.0 8.0
犬	10 000～15 000	200～500

引自：李风奎，王纯耀.实验动物学与动物实验方法学［M］.郑州：郑州大学出版社，2007.

附录表 3-5　常用实验动物不同给药途径的最大注射量

注射途径	小鼠 /（ml/10 g 体重）	大鼠 /（ml/100 g 体重）	犬 /（ml/ 只）
皮下	0.10～0.20	0.3～0.5	3～10
肌内	0.05～0.10	0.1～0.2	2～5
腹腔	0.10～0.20	0.5～1.0	5～15
静脉	0.10～0.20	0.3～0.5	5～15

引自：李风奎，王纯耀.实验动物学与动物实验方法学［M］.郑州：郑州大学出版社，2007.

附录表 3-6　常用实验动物饲料量、饮水量、产热量

动物	饲料量 / (g/d)	饮水量 / (ml/d)	热量 / (cal/h)
猕猴	113 ~ 907	450 (200 ~ 950)	253.50 ~ 780.00
犬	300 ~ 500	350	312.00 ~ 585.00
大鼠	12 ~ 15 (9.3 ~ 18.7)	35 (20 ~ 45)	15.60
小鼠	4 ~ 6 (2.8 ~ 7.0)	6 (4 ~ 7)	2.34

引自：吕秋军. 新药药理学研究方法 [M]. 北京：化学工业出版社，2007.

附录表 3-7　常用实验动物的血容量

实验动物	全血量 / (ml/kg 体重)	血量占体重 /%	血浆量 / (ml/kg)
猕猴	75.0 ± 14.0	6.0 ~ 7.0	44.7 ± 13.0
Beagle 犬	92.6 ± 29.5	8.0 ~ 9.0	53.8 ± 20.1
小鼠	74.5 ± 17.0	6.0 ~ 7.0	48.8 ± 17.0
Wistar 大鼠	50.8 ± 14.0	6.0 ~ 7.0	31.3 ± 12.0

引自：李风奎，王纯耀. 实验动物学与动物实验方法学 [M]. 郑州：郑州大学出版社，2007.

附录表 3-8　常用实验动物的采血部位和采血量

实验动物	采血部位	常规采血量 /ml	最大安全采血量		最小致死采血量 /ml
			/ (ml/kg 体重)	/ml	
猕猴	取中量血：后肢外侧皮下小隐静脉、前肢内侧皮下头静脉	2.0	6.6	15.0	> 60.0
Beagle 犬	取少量血：耳静脉、舌下静脉 取中量血：颈静脉、后肢外侧皮下小隐静脉、前肢内侧皮下头静脉	3.0 ~ 5.0	9.9	50.0	500.0
小鼠	取少量血：尾静脉 眼底静脉丛	0.1 0.2 ~ 0.3	7.7	0.1	> 0.3
Wistar 大鼠	取少量血：尾静脉 眼底静脉丛	0.4 0.5 ~ 1.0	5.5	1.0	> 2.0

引自：王彦平. 医学实验动物学 [M]. 长春：吉林大学出版社，2009.
　　李风奎，王纯耀. 实验动物学与动物实验方法学 [M]. 郑州：郑州大学出版社，2007.

附录表 3-9　常用实验动物的一般生物学数据参考值及临床意义

项目	猕猴	Beagle 犬	小鼠	Wistar 大鼠	临床意义
成年体重 /g	♂ 4 500 ~ 5 500 ♀ 4 000 ~ 5 000	7 000 ~ 10 000	18 ~ 45	♂ 300 ~ 600 ♀ 250 ~ 500	反映动物生长发育状况
寿命 / 年	10 ~ 30	10 ~ 20	2 ~ 3	2 ~ 3	作为研究种群选择参考
染色体	2 n=42	2 n=78	2 n=40	2 n=42	作为研究种群选择参考
体温 /℃	白天 38 ~ 39 晚上 36 ~ 37	38.5 ~ 39.5	37 ~ 39	39 （38.5 ~ 39.5）	高提示发烧， 动物术后呈低温状态
呼吸频率 / （次 / 分）	40（31 ~ 52）	20（10 ~ 30）	84 ~ 230	85.5 （66 ~ 114）	反映呼吸系统功能状态
心率 / （次 / 分）	168 ± 30	80 ~ 120	470 ~ 780	370 ~ 580	高提示发烧或心脏病变
红细胞比容	0.42 （0.32 ~ 0.52）	0.46 （0.38 ~ 0.53）	0.42	0.46 （0.39 ~ 0.53）	评估循环系统功能状态
血 pH	—	7.36	7.2 ~ 7.4	7.35	超出正常范围提示酸碱 平衡失调

引自：李风奎，王纯耀 . 实验动物学与动物实验方法学［M］. 郑州：郑州大学出版社，2007.

附录表 3-10　常用实验动物脏器质量

动物	性别	平均体重	脏器质量占体重 /%				
			肝脏	脾脏	肾脏	心脏	肺
猕猴	♀ ♂	♀ 3.6 kg ♂ 3.3 kg	♀ 3.19 ♂ 2.66	2.9	♀ 0.70 ♂ 0.61	♀ 0.29 ♂ 0.34	♀ 0.79 ♂ 0.53
犬	—	13 kg	2.94	0.54	0.30	0.85	0.94
大鼠	—	201 ~ 300 g	4.07	0.43	0.74	0.38	0.79
小鼠	♂	20 g	5.18	0.38	0.88	0.5	0.74
动物	脏器质量占体重 /%						
	脑	甲状腺	肾上腺	下垂体	眼球	睾丸	胰腺
猕猴	♀ 2.57 ♂ 2.78	0.001	♀ 0.03 ♂ 0.02	0.001 4	—	♂ 0.542	—
犬	0.59	0.02	0.01	♀ 0.000 7 ♂ 0.000 8	0.10	0.2	0.2
大鼠	0.29	0.009 7	♀ 0.02 3 ♂ 0.01 5	♀ 0.002 5 ♂ 0.004 1	0.12	0.87	0.39
小鼠	1.42	0.01	0.016 8	0.007 4		0.598 0	0.34

引自：吕秋军 . 新药药理学研究方法［M］. 北京：化学工业出版社，2007.

附录表 3-11　常用实验动物的正常血压数值

动物种类	麻醉情况	血压 /mmHg	
		收缩压	舒张压
猕猴	不麻醉	120 ± 26	84 ± 12
Beagle 犬	麻醉	12.66 ～ 18.15	6.39 ～ 9.59
小鼠	麻醉	95 ～ 138	67 ～ 90
Wistar 大鼠	麻醉	88 ～ 138	90

引自：李凤奎，王纯耀 . 实验动物学与动物实验方法学［M］. 郑州：郑州大学出版社，2007.

附录表 3-12　常用实验动物外周血红细胞及血小板计数指标

动物	红细胞平均血红蛋白量（MCH）/pg	红细胞平均血红蛋白浓度（MCHC）/（g/L）	血小板计数（PLT）/（$\times 10^9$/L）	网织红细胞（Ret）计数/（$\times 10^{12}$/L）
猕猴	25.6 ± 4.1（16.7 ～ 29.8）	339.8 ± 35.9（288.5 ～ 374.0）	408.6 ± 225.9（236.0 ～ 908.5）	5.5 ± 4.5（1.0 ～ 11.5）
Beagle 犬	24.2 ± 6.1（12.2 ～ 38.4）	356.2 ± 83.5（177.5 ～ 535.5）	324.9 ± 187.6（163.0 ～ 605.5）	5.5 ± 6.3（1.0 ～ 19.0）
Wistar 大鼠	♀ 21.2 ± 2.9（18.2 ～ 25.5）♂ 20.8 ± 2.9（15.7 ～ 25.9）	340.1 ± 84.1（288.0 ～ 478.0）323.4 ± 49.0（272.0 ～ 402.0）	1005.8 ± 235.2（704.0 ～ 1225.2）1000.5 ± 302.2（673.0 ～ 1468.0）	0.11 ～ 0.38
KM 种小白鼠	16.7 ± 2.2（14.6 ～ 19.2）	340.1 ± 53.5（306.0 ～ 393.0）	967.1 ± 622.1（534.0 ～ 1436.0）	—

引自：吕秋军 . 新药药理学研究方法［M］. 北京：化学工业出版社，2007.

附录表 3-13　常用实验动物外周血白细胞指标

动物	中性粒细胞绝对值/（$\times 10^9$/L）	淋巴细胞绝对值/（$\times 10^9$/L）	单核细胞绝对值/（$\times 10^9$/L）	嗜酸性粒细胞绝对值/（$\times 10^9$/L）	嗜碱性粒细胞绝对值/（$\times 10^9$/L）
猕猴	5.97 ± 5.58（1.80 ～ 21.78）	4.06 ± 3.47（1.75 ～ 11.67）	0.07 ± 0.18（0 ～ 0.52）	0.19 ± 0.37（0 ～ 1.31）	0.05 ± 0.16（0 ～ 0.36）
Beagle 犬	9.40 ± 4.23（4.86 ～ 16.26）	3.78 ± 2.21（1.57 ～ 6.48）	0.31 ± 0.73	0.59 ± 0.80（0.082 ～ 0.02）	0.01 ± 0.08（0 ～ 0.26）
Wistar 大鼠	♀ 4.70 ± 3.52（2.23 ～ -9.03）♂ 5.49 ± 3.23（2.83 ～ -8.91）	14.22 ± 6.98（7.31 ～ 20.83）15.54 ± 8.86（7.60 ～ 26.80）	0 ～ -2.14 0.13 ± 0.45（0 ～ 1.12）0.11 ± 0.47（0 ～ 1.02）	0.27 ± 0.49（0 ～ 0.84）0.28 ± 0.71（0.001 ～ 1.85）	0 0

引自：吕秋军 . 新药药理学研究方法［M］. 北京：化学工业出版社，2007.

附录表 3-14　常用实验动物外周血血细胞指标

动物	红细胞计数（RBC）/（×10¹²/L）	血红蛋白浓度（HGB）/（g/L）	血细胞比容（HCT）/%	平均红细胞容积（MCV）/f1
猕猴	5.21±0.88（3.93~6.49）	133.0±28.0（97.0~163.5）	0.391±0.064（0.300~0.483）	75.2±8.0（59.0~85.1）
Beagle 犬	6.73±1.7（3.28~9.38）	161.1±28.2（80.0~215.3）	0.456±0.108（0.226~0.636）	67.6±6.7（34.5~72.9）
Wistar 大鼠	♀ 7.48±2.0（6.08~10.85）♂ 7.40±1.9（5.85~10.20）	158.4±27.8（128.0~205.0）153.54±33.3（119.0~209.0）	0.472±0.125（0.324~0.649）0.479±0.114（0.381~0.655）	63.0±11.2（49.8~72.2）64.7±11.2（55.0~75.7）
小鼠	8.18±4.7（4.44~10.53）	137.5±83.5（72.0~177.0）	0.400±0.219（0.226~0.558）	49.4±6.3（43.2~55.3）

附录表 3-15　常用实验动物凝血和纤溶系统指标

项目	凝血酶时间（TT）/s	凝血酶原时间（PT）/s	活化部分凝血酶时间（APTT）/s	纤维蛋白原含量（Fbg）/（g/L）	a2-抗纤溶酶活性（a2-Pl）/%
猕猴	20.45±2.97（14.33~25.93）	12.81±1.13（10.00~15.05）	30.54±4.70（22.46~46.97）	2.98±0.25（2.52~3.73）	71.0±18.2（31.9~95.0）
Beagle 犬	12.27±0.98（10.05~14.55）	8.05±1.04（6.02~10.28）	14.87±3.49（10.22~21.71）	1.42±0.24（1.05~2.25）	139.0±21.0（99.2~187.1）
Wistar 大鼠	♀ 39.98±9.61（30.66~62.53）♂ 41.19±7.78（32.14~65.72）	♀ 14.8±1.75（11.42~18.14）♂ 16.12±2.15（13.68~21.35）	♀ 27.64±6.38（15.66~37.82）♂ 30.56±6.14（18.02~37.69）	♀ 1.66±0.85（0.56~3.27）♂ 1.84±0.70（1.08~2.67）	♀ 143.0±20.7（118.6~178.6）♂ 133.9±16.8（118.2~182.4）
临床意义	延长提示凝血机制差	延长提示凝血机制差	延长提示凝血机制差	纤维蛋白原含量多提示有血栓	高提示有血栓

引自：吕秋军.新药药理学研究方法［M］.北京：化学工业出版社，2007.

附录表 3-16　常用实验动物的血液学常规检测参考正常值及临床意义

项目	猕猴	比格犬	小鼠	Wistar 大鼠	临床意义
白细胞总数（×10⁹/L）	14（7~8）	9（6~13）	8	5~15	高提示炎症
中性粒细胞占比/%	21~47	68（62~80）	28	22（9~34）	高提示炎症
淋巴细胞占比/%	47~65	21（10~28）	69.5	73（65~84）	高提示病毒或感染
单核细胞占比/%	0.1~1.5	5.2（3~9）	1.5	2.3（0~5）	高提示感染

续表

项目	猕猴	比格犬	小鼠	Wistar 大鼠	临床意义
嗜碱性粒细胞占比 /%	0 ~ 2	0.7（0 ~ 2）	0.5	0.5（0 ~ 1.5）	高提示血液病或中毒
血小板 /（×10⁹/L）	35.4 ± 6.7	382 ± 105	0.1 ~ 0.4	1 ~ 3	低提示易出血
血细胞比容 /%	0.42（0.32 ~ 0.52）	0.46（0.38 ~ 0.53）	0.1 ~ 0.4	0.46	低提示贫血
红细胞总数 /（×10¹²/L）	5.2（3.6 ~ 6.8）	6.3（4.5 ~ 8.0）	7.3 ~ 12.5	8.9（7.2 ~ 9.6）	低提示贫血
血红蛋白 /（g/L）	126 100 ~ 160	148（110 ~ 180）	100 ~ 190	148（120 ~ 175）	低提示贫血
嗜酸性粒细胞占比 /%	0.0 ~ 8.0	0.51 ~ 2.7	3.5	1.4 ± 2.9	—

引自：李风奎，王纯耀.实验动物学与动物实验方法学［M］.郑州：郑州大学出版社，2007.

附录表 3-17　实验动物血清生化指标正常参考值及临床意义

项目	胆固醇 /（mmol/L）	肌酐 /（μmol/L）	葡萄糖 /（mmol/L）	尿素氮 /（mmol/L）	尿酸 /（×10⁻²mg）
猕猴	4.10 ± 1.78 1.40 ~ 6.10	87.7 ± 34.9（41.0 ~ 142.0）	4.68 ± 1.69（2.60 ~ 7.20）	4.97 ± 3.03 2.36 ~ 10.15	0.90 ± 0.11 1.29 ± 0.14
Beagle 犬	4.14 ± 1.16（3.00 ~ 5.63）	76.8 ± 28.0（55.3108.0）	5.84 ± 1.17（3.70 ~ 6.80）	5.59 ± 2.47 3.00 ~ 8.17	0.55 ± 0.11 0.42 ± 0.10（0.20 ~ 0.90）
大鼠	♀ 1.70 ± 0.76（0.90 ~ 2.70）♂ 1.68 ± 0.67（1.00 ~ 2.40）	♀ 79.2 ± 26.0（33.0 ~ 102.0）♂ 79.9 ± 26.7（54.0 ~ 116.0）	♀ 5.63 ± 2.52（3.00 ~ 10.80）♂ 5.75 ± 2.39（3.00 ~ 11.30）	♀ 6.36 ± 2.41 4.62 ~ 11.7 ♂ 5.82 ± 11.77（3.86 ~ 8.88）	1.99 ± 0.25 1.79 ± 0.24（1.20 ~ 7.50）
小鼠	—	—	—	—	4.121.10 3.90 ± 0.95（1.20 ~ 5.00）
临床意义	高提示高胆固醇血症、动脉粥样硬化、脂肪肝；低见于营养不良、贫血、肝硬化	高提示严重肾病及急慢性肾功能不全。在鉴别尿毒症方面有一定意义	升高或降低见于：1. 生理性或暂时性；2. 病理性升高或降低提示血糖病症；3. 药物影响	升高提示器质性肾功能损害情况。因灵敏度不高不能作为早期肾功能指标	高提示痛风，具有形成肾结石等高度风险。低提示恶性贫血复发、肾功能不全、肾炎

引自：吕秋军.新药药理学研究方法［M］.北京：化学工业出版社，2007.

附录表 3-18　常用实验动物血清生化指标正常值参数

项目	丙氨酸氨基转移酶（ALT）/ [（nmol·s⁻¹）/L]	天冬氨酸氨基转移酶（AST）/ [（nmol·s⁻¹）/L]	碱性磷酸酶（ALP）/ [（μmol·s⁻¹）/L]	蛋白总量（TP）/（g/L）	胆红素总量（BIL）/（μmol/L）	白蛋白（ALB）/（g/L）
猕猴	655.1±341.1（341.7~1 083.6）	1 350.8±1 900.4（733.5~2 858.9）	3.37±1.28（1.36~6.62）	68.3±9.40（55.0~77.0）	4.63±2.47（2.39~8.21）	40.0±9.99（21.0~48.0）
Beagle犬	542.1±283.8（283.4~900.2）	794.1±335.9（511.2~1 316.9）	2.04±1.45（0.70~5.43）	69.8±8.42（61.3~80.0）	5.13±2.18（2.39~9.06）	36.6±5.09（30.0~41.0）
Wistar大鼠	♂ 606.9±290.2（266.7~883.5）♀ 688.2±320.6（300.1~1 150.2）	♂ 1548.3±603.2（166.7~2 217.1）♀ 1622.6±619.9（916.9~2 317.1）	♂ 2.17±1.13（1.02~4.88）♀ 2.39±1.21（1.22~1.54）	♂ 7.2 ♀ 5.2	♂ 6.04±3.88（2.05~12.14）♀ 5.10±2.57（1.71~9.06）	♂ 34.0±6.27（28.0~42.0）♀ 33.8±6.07（24.0~41.0）
临床意义	增高提示肝细胞损伤、心血管疾病，可用于监测病情的发展并做预后判断	增高提示心肌梗死、中毒性肝炎	主要用于诊断肝胆和骨骼疾病	增高提示高度脱水（如腹泻、呕吐等）。降低提示营养不良和消耗增加	升高提示肝功能障碍、溶血性贫血、黄疸型肝炎、肝硬化、胆石症	增高常见于严重失水。降低与蛋白总量降低原因相同

附录表 3-19　常用实验动物血清生化指标正常值参数

项目	肌酸激酶（CK）/（U/L）	甘油三酯（TG）/（mmol/L）	低密度脂蛋白胆固醇（LDL-C）/（mmol/L）	高密度脂蛋白胆固醇（HDLC）/（mmol/L）
Beagle犬	248.8±62.8（109.0~385.0）	0.56±0.41（0.26~1.14）	—	—
Wistar大鼠	♂ 339.9±162.2（94.0~613.0）♀ 316.6±152.3（100.0~667.0）	♂ 0.85±0.39（0.24~1.59）♀ .87±0.42（0.24~1.89）	♂ 0.20±0.16（0.01~0.96）♀ 0.26±0.09（0.11~0.58）	♂ 1.09±0.19（0.59~1.50）♀ 1.09±0.19（0.62~1.51）
临床意义	增高见于心肌损伤和心肌梗死	原发性升高见于遗传性三酰甘油血症。继发性升高见于糖尿病等病。降低见于肝功能严重低下	增高是导致动脉粥样硬化发生、发展的主要脂类危险因素。降低见于糖尿病、肝硬化	降低见于冠心病、肝病等

附录表 3-20　动物尿沉渣中成分和数量

成分	数量
上皮细胞	少量到中等量
红细胞	0~5/hpf
白细胞	0~8/hpf
管型	稀少的玻璃样管型和颗粒管型（<2/hpf）
结晶	少量的草酸钙或磷酸盐结晶
细菌	无

引自：苏玉丽　南京警犬研究所犬病中心医院．

附录表 3-21　常用实验动物尿液分析指标

项目	尿红细胞（BLD）/hpf	尿白细胞（LEU）/hpf	pH	比密（specific gravity，SG）
猕猴	0 ~ 5	0 ~ 8	—	—
Beagle 犬	0 ~ 5	0 ~ 8	5.5 ~ 7.0	1.015 ~ 1.045（1.001 ~ 1.065）
Wistar 大鼠	0 ~ 5	0 ~ 8	6.2	8
临床意义	高提示出血	升高提示感染	提示动物体内酸碱情况与饮食关系。是评估尿石症极重要的检测指标	高见于体内脱水如失水、尿毒症。低提示存在肾脏或其他系统疾病，抑制肾脏正常浓缩能力

（张爱凤　郑凯儿）

附录四　骨髓正常血细胞形态学

一、红系细胞形态学

红系细胞分化顺序：原红细胞→早幼红细胞→中幼红细胞→晚幼红细胞→网织红细胞→红细胞。有核红细胞由原红细胞至晚幼红细胞的过程中，形态学变化主要有以下特点：胞体，圆形或椭圆形；胞核，圆形且居中；胞质，深蓝色→蓝灰色→灰红色→淡红色，胞质无颗粒。

1. 原红细胞

胞体圆形或椭圆形，时有瘤状突起；胞核圆形、居中，核染色质均匀、粗粒状，核仁可见；胞质较少，深蓝色，不透明，在核周围常形成淡染区，无颗粒。

2. 早幼红细胞

胞体、胞核较原红细胞变小，胞体圆形或椭圆形，核圆形、居中，核染色质浓集，比原红细胞粗糙，呈粗颗粒状，核仁模糊或消失；胞质量增多，嗜碱性减弱，呈不透明蓝色或深蓝色，无颗粒，瘤状突起消失。

3. 中幼红细胞

此阶段是红细胞发育过程中跨度最长的阶段。胞体圆形，胞核圆形、居中，核染色质凝集，呈块状，中间有空白点，副染色质明显且透亮，核仁无。胞质无颗粒，嗜多色（灰蓝色）。

4. 晚幼红细胞

胞体圆形，胞核圆形、居中或偏位，核染色质聚集成数个大块或呈紫黑色团块状，副染色质可见或消失，胞质多，淡红色、灰红色或红中透灰，完全正色素性在正常形态中少见，无颗粒。

二、粒系细胞形态学

粒系细胞分化顺序：原粒细胞→早幼粒细胞→中幼粒细胞→晚幼粒细胞→杆状核粒细胞→分叶核粒细胞。从中幼粒细胞开始根据颗粒特性不同分为中性、嗜碱性和嗜酸性三种。

粒系细胞分化中最显著的特点是细胞核的变化，从原早阶段的圆形至成熟阶段的杆状分叶。粒细胞由原粒细胞至发育成熟的过程中，形态学变化主要有以下特点：胞体，圆形或类圆形；胞核，圆形→椭圆形→核一侧平坦→肾形→杆状→分叶；胞质，天蓝色→蓝灰色→淡红色→淡粉红色；胞质颗粒，无颗粒→非特异性颗粒→特异性颗粒→特异性颗粒增多，非特异性颗粒减少→只有特异性颗粒。

1. 原粒细胞

胞体圆形或类圆形。胞核圆形或椭圆形，多偏位，一边常略显平坦，染色质呈均匀细砂状，无浓集，核仁清晰可见。胞质较少，常位于细胞一侧，呈透明天蓝色，无颗粒或有少许颗粒。

2. 早幼粒细胞

胞体比原粒细胞大，圆形或椭圆形。胞核圆形、椭圆形或一侧微凹陷，核染色质开始聚集，较原粒细胞粗，可见核仁或核仁痕迹。胞质呈蓝色或深蓝色，含有嗜天青颗粒（大小不均，数目不等，紫红色），颗粒分布不均匀，常于近核处先出现，少许覆盖于核上。

3. 中性中幼粒细胞

胞体呈圆形或椭圆形。胞核一侧明显扁平，收缩程度约为核假设直径的1/2，核染色质聚集为条索状或块状，核仁消失。胞质丰富，内含大小一致的中性颗粒，呈淡红色。

4. 中性晚幼粒细胞

胞体圆形。胞核呈肾形或凹陷的半圆形，核凹陷程度在核假设直径的1/2～3/4之间，小于1/2者为中幼粒细胞，大于3/4者为杆状核细胞；染色质进一步聚集，呈粗条块状，排列更加紧密，核仁无。胞质内充满细小的淡紫红色的中性颗粒。

5. 中性杆状核细胞

胞体圆形。胞核凹陷程度大于核假设直径的3/4，核呈杆状、"S"形或环形，核染色质粗块状。胞质丰富，呈淡红色，含有紫红色的中性颗粒。

6. 中性分叶核粒细胞

胞体圆形。胞核分叶，通常2～3叶者居多，叶与叶之间以细丝相连，胞质呈淡红色，含有紫红色的中性颗粒。

7. 嗜酸性和嗜碱性粒细胞

嗜酸性/嗜碱性粒细胞的细胞核形态与中性粒细胞基本相似。一般从早幼粒细胞阶段起即可区分各自的特殊颗粒。嗜酸性/嗜碱性粒细胞各阶段细胞形态、大小，核的结构与中性粒细胞各阶段大致相似，仅胞质内颗粒不同，嗜酸性粒细胞颗粒多而粗大，有折光感，呈橙红色至褐色和棕色，嗜碱性粒细胞颗粒粗大，暗紫黑色或暗紫红色，颗粒少，常散在于胞核上。

（刘　莎）

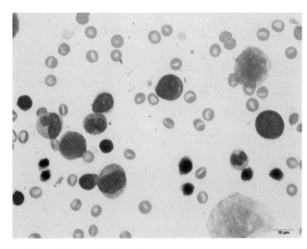 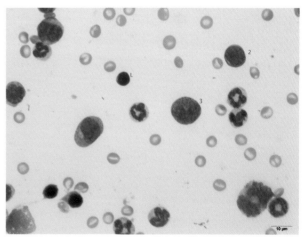

1—原红细胞；4—晚幼粒细胞　　　　　　　　2—早幼红细胞；3—中幼粒细胞；L—淋巴细胞

附录图 4-1　大鼠正常骨髓涂片　　　　　　　附录图 4-2　大鼠正常骨髓涂片

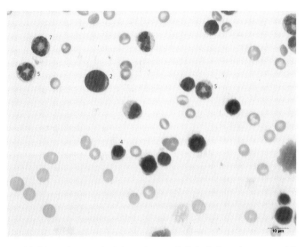

2—早幼红细胞；4—晚幼红细胞；5—中性杆状核细胞；7—环形杆状核细胞

附录图 4-3　大鼠正常骨髓涂片

1—原粒细胞；3—中幼红细胞；4—晚幼红细胞；5—中性杆状核细胞；L—大淋巴细胞

附录图 4-4　大鼠正常骨髓涂片

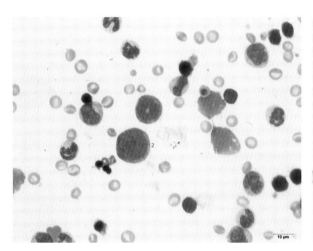

2—早幼粒细胞

附录图 4-5　大鼠正常骨髓涂片

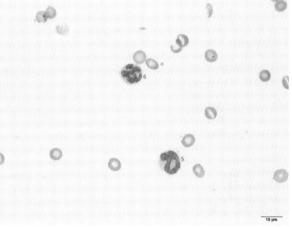

5—中性杆状核细胞；6—中性分叶核细胞

附录图 4-6　大鼠正常骨髓涂片

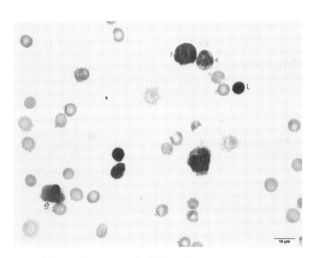

6—中性分叶核细胞；7—嗜酸性杆状核细胞；L—小淋巴细胞

附录图 4-7　大鼠正常骨髓涂片

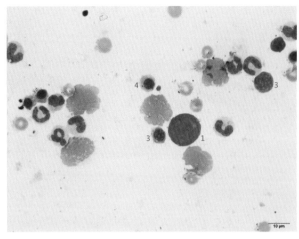

1—原红细胞；3—中幼红细胞；4—晚幼红细胞

附录图 4-8　Beagle 犬正常骨髓涂片

2—早幼红细胞；3—中幼红细胞；4—晚幼红细胞

附录图 4-9　Beagle 犬正常骨髓涂片

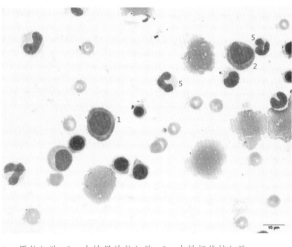

1—原粒细胞；2—中性早幼粒细胞；5—中性杆状核细胞

附录图 4-10　Beagle 犬正常骨髓涂片

2—早幼粒细胞

附录图 4-11　Beagle 犬正常骨髓涂片

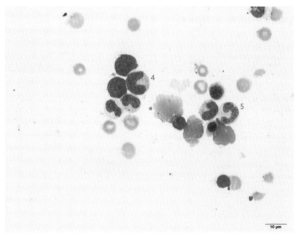

4—中性晚幼粒细胞；5—中性杆状核细胞

附录图 4-12　Beagle 犬正常骨髓涂片

三、巨核细胞形态学

巨核细胞的分化顺序：原巨核细胞→幼巨核细胞→巨核细胞→血小板。巨核细胞由幼稚到发育成熟的过程中，形态学变化主要有以下特点：胞体不规则，大而深染。胞核不规则，有分叶，但不分离，胞质量增加。

1. 原巨核细胞

在正常骨髓涂片中不见或很少见。胞体较其他原始细胞大，呈圆形或不规则，有毛刺状突起；胞核大、类圆形，核染色质呈疏松网状，核仁2-4个，淡蓝色；胞质量较少，边缘不规则，深蓝色，染色不均匀。

2. 幼巨核细胞

胞体较原巨核细胞大，外形不规则。胞核巨大，多为几个细胞核重叠或扭转在一起，或呈分叶状，核染色质呈粗颗粒状或聚集呈小块状，排列紧密，核仁不明显；胞质增加，深蓝色，可在靠近细胞核区域出现颗粒，少数幼巨核细胞质内可见少量血小板。

3. 巨核细胞

胞体较幼巨核细胞明显增大，胞核进一步增大，重叠在一起呈不规则状或互相聚集呈环状或半环状，核染色质粗密条纹状；胞质十分丰富，含细小紫红色颗粒的巨核细胞称为颗粒型巨核细胞。胞体和胞核细胞形态同颗粒型巨核细胞，若胞质有部分已裂成血小板的，则称为产血小板型巨核细胞，但是在SD大鼠和Beagle犬的骨髓涂片中很少能见到这类巨核细胞。巨核细胞发育成熟后，胞质解体分裂为血小板后，仅剩下细胞核的，即为裸核巨核细胞。

4. 血小板

一般为圆形或椭圆形的双凹盘状，常成群出现，胞质周围有染成淡蓝色，称为透明区，中央部分含有细小紫红色颗粒，成为颗粒区。

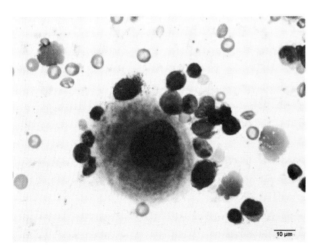 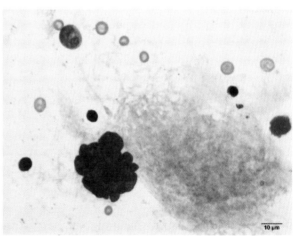

附录图 4-13　大鼠颗粒型巨核细胞　　　　　　附录图 4-14　大鼠裸核巨核细胞

（刘　莎）

附录五　样本取材要点和注意事项

一、取材的基本原则

（1）同一脏器取材部位要一致。

（2）尽可能选取脏器的最大切面。

（3）根据病变情况，决定取材数量。

（4）有病变的脏器，要选取病变处、交界处和周围正常组织。

（5）器械要锋利，避免挤压组织。

（6）选取样本的大小要小于盖玻片，最大的盖玻片（5cm×2.5cm），样本厚度3~5mm。

（7）要备有肉眼观察记录单和量度尺，及时记录和测量出现的病变及其大小。

（8）取材面一般是纵切或横切，左右两个脏器在取材时要注意区分，如采用左长右短，或左三角，右方形等形状区分，或一侧用红汞、另侧不同染料等方法。脏器分叶多的，如肝脏、肺脏取材时也可参照。

二、取材范例

1. 有腔道的器官：如：血管、气管、支气管、食管、各段肠管、子宫、阴道、膀胱等横切时如环形，纵切时长形，纵切时要注意切片中能充分显示管腔。

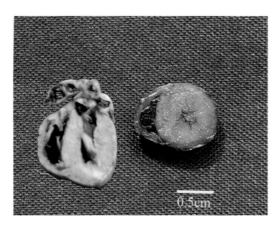

左侧心为纵切面，可见左右心室，左右心耳，左右心室壁和室间隔，左心室乳头肌。
右侧为心脏横切面，可见左右心腔，左右室壁，室间隔。
（大动物如犬，猴要分别切取左、右室壁和室间隔）

附录图 5-1　小动物心脏纵切面和横切面

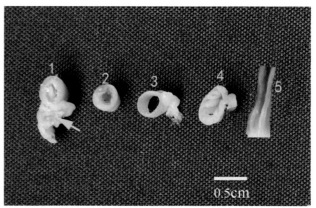

1、十二指肠横切面，箭示胰腺组织；
2、空肠横切面；3、回肠横切面；
4、直肠横切面；5、直肠纵切面

附录图 5-2　空腔脏器取材实例（消化道）

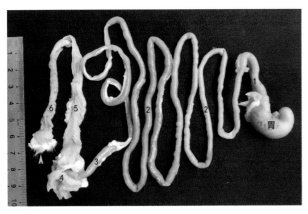

1—十二指肠；2—空肠；3—回肠；
4—盲肠（已剖开）；5—结肠
6—直肠，箭头示肛门部。

附录图 5-3　胃肠肉眼观

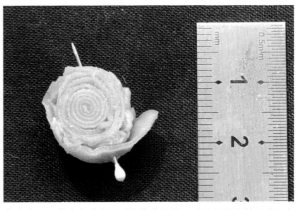

为了在一个样本内观察尽可能长的肠管，可以将肠壁剖开后，定
向卷起。

附录图 5-4　卷肠（瑞士卷）

2. 实质性器官：除有腔道的其他器官，如肝脏、脾脏、肾脏、脑、消化腺（唾液腺，胰腺等），垂体、肾上腺、淋巴结、睾丸、附睾、精囊腺、前列腺、泪腺，肌肉、神经等。上述脏器一般横切或纵切。

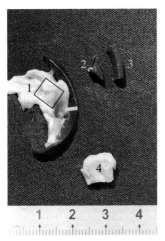

1—胰腺；2—脾脏横切面；3—脾脏纵切面；4—胰腺横切面；

附录图 5-5　脾脏、胰腺取材

位于胸腺中部切取，充分显示皮质和髓质。

附录图 5-6　胸腺取材

3. 肺脏取材：方法多种，根据实验需要进行横切，方向与肺内支气管走行方向垂直，故切面中肺内各级支气管和血管多数为环形，可以观察血管壁增厚的情况，进行测量等定量分析。纵切指沿肺内支气管分支方向从肺门部向肺边缘部切取，最大面的显示肺内支气管管腔及其伴随的血管腔的走行。

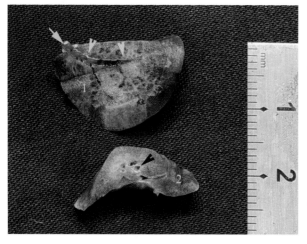

1—上图纵切，蓝箭示肺内支气管分支，纵向行走；
2—下图横切，显示肺内支气管、血管环形分布。

附录图 5-7　肺脏取材

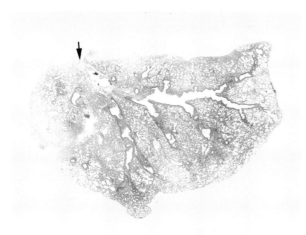

纵切切片上可见自肺门部起始的叶支气管和在肺内的分支。箭示肺门。（HE）

附录图 5-8　小鼠肺脏纵切

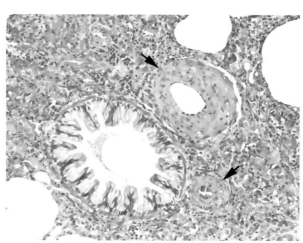

切片显示肺内动脉和支气管分支的横切面，2个小动脉壁明显增厚（箭示），高血压肺。（HE）

附录图 5-9　小鼠肺脏横切

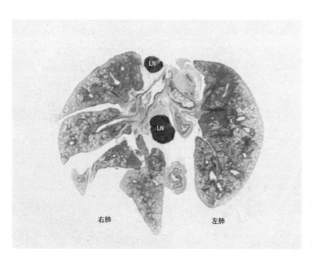

切片上可见多叶肺，这种包埋法有利于检查肺病变，更适用于分析肿瘤的肺转移。

LN 为肺门和 / 或纵膈淋巴结，因本例小鼠肺部严重感染，致淋巴结反应性增生肿大或炎症。切片拍照

附录图 5-10　小鼠肺脏整体包埋

4. 睾丸和附睾取材：

双侧睾丸外侧缘为弧形，略隆起，内侧缘较平坦，可见血管纹理。取材时要包括睾丸网。

附睾分为附睾头、附睾体、附睾尾。附睾尾是精子储存的场所，如每只动物只取1个样本，就取附睾尾，它容易发现精子数量的变化，需要时可以加取附睾头，或分别对附睾头、附睾尾做纵切、横切，或同时选取附睾头、体、尾。

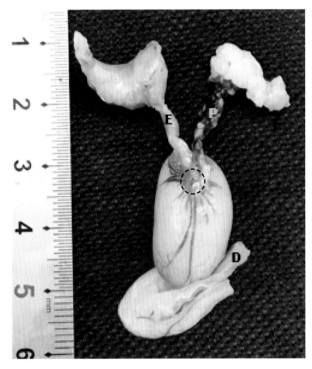

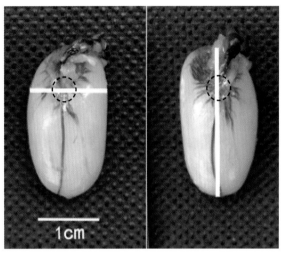

左样本：E输出管；D输精管；P蔓状血管，黑虚线圈为睾丸网所在部位。
右样本：双侧睾丸，经睾丸网处分别作纵切或横切。

附录图5-11　大鼠睾丸取材

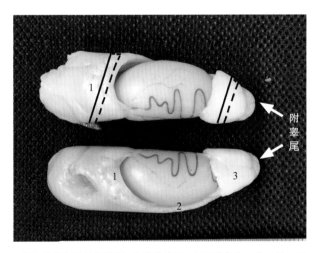

黑色实线为取材起始面，虚线为背面，也可附睾头、体、尾一同切取。1，附睾头；2，附睾体；3附睾尾。附睾头上方为附睾周脂肪。

附录图5-12　附睾取材

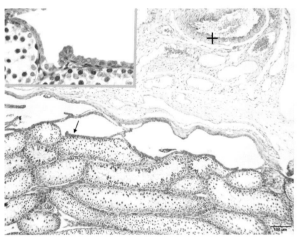

图中下部为睾丸曲细精管，中央部为睾丸网，上部为部分蔓状血管（＋）。插图为箭指处睾丸网放大观，上皮细胞立方状。

附录图5-13　睾丸组织片

三、取材注意点

1. 肾脏：取材时要注意皮质、髓质和肾乳头同时要展示在切片上，故纵切或横切都要经过肾门部位。

2. 肾上腺、卵巢：需要切取包埋面，以确保切片中能显示肾上腺皮质和髓质，卵巢经过修片后能显示最大面，避免整个肾上腺或卵巢直接置入包埋盒内进行脱水、制片。

3. 皮肤、乳腺：样本取出后最好贴附在纸上固定，比如滤纸，以确保组织平坦。取材时切记刀面与皮肤垂直，以免组织中出现过多的斜行的皮肤附件。

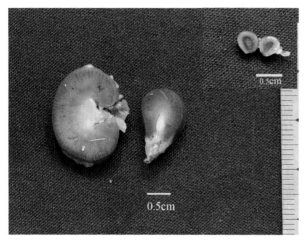
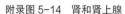

A 肾组织纵切面或横切面都要显示肾皮质、髓质和乳头。
B，切开的肾上腺，显示外缘色淡的皮质和中间色深的髓质

附录图 5-14　肾和肾上腺

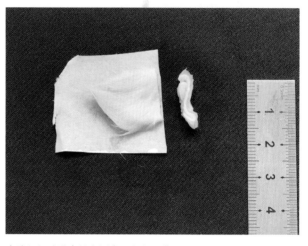

皮肤组织贴附在纸上固定，组织平整。

附录图 5-15　皮肤取材

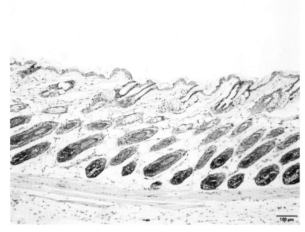

皮肤切面不当，真皮显示多量的皮肤毛囊。（HE）

附录图 5-16　皮肤组织切片

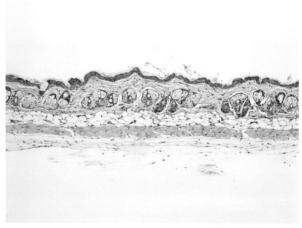

皮肤切面合适，各层组织结构清楚。（HE）

附录图 5-17　皮肤组织切片

4. 脑组织：脑组织取材常用的切面有矢状面和冠状面（又称额状面），根据需要选取合适的取材面和取材部位（详见神经系统章节中有关内容）。

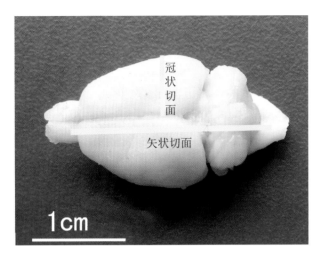

脑组织矢状切面和冠状切面（或称额状切面）。冠状切面也可双侧同时切取。

附录图 5-18　脑组织切片

5. 大、小鼠鼻腔取材和常见病变：

鼻腔结构复杂，解剖部位不同，组织结构不一，功能各异。在呼吸吸入实验中，大鼠以口腔腭部和牙齿作为定标依据，通常在 4 个水平面取材。第一切面的最佳切片，光镜下主要显示呼吸上皮和复层扁平上皮（鳞状上皮），如果取材后移，背鼻道可出现嗅上皮。第二切面光镜下查见 3 种类型的上皮，即复层扁平上皮、呼吸上皮和嗅上皮。第三切面光镜下查见呼吸上皮和嗅上皮，嗅上皮面积增大。第四切面光镜下以嗅上皮为主。小鼠吸入实验中，特别是使用年龄小的动物时，难以取到 4 个切面，故只取 3 个切面，第一、第二与大鼠相同，第三切面位于第二磨齿的中部。

关于取材部位和数量可以根据实验要求，结合各部位的结构特点，选取 1 个、2 个或多个切面。

鼻腔取材常用于吸入实验。接触毒性因子时鼻腔最早期的形态学改变为上皮细胞的纤毛丢失，细胞空泡变，细胞间间隙增大。最常见的变性是上皮细胞内包涵体蓄积（又名嗜酸性小体，透明小滴）。主要见于嗅上皮细胞的支持细胞或称塞托尼细胞（Sustentacular cells），此外也可见于呼吸上皮细胞，浆液腺或粘黏液腺细胞。该病变多见于呼吸上皮和嗅上皮结合部，推测为蛋白源性，与感觉细胞的丢失有关。这种改变也常见于老年大鼠。其他病变如鼻甲萎缩，分泌黏液的杯状细胞增多，黏膜上皮细胞坏死、糜烂、溃疡形成，血管扩张充血，急性或慢性炎症，肿瘤等病变也可以在鼻黏膜发生，基本病变与其他组织的相同。

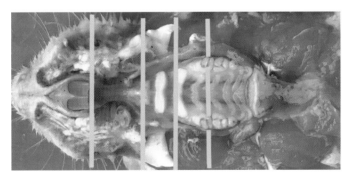

由左向右分别为：
第一切面在门齿后。
第二切面切齿乳头。
第三切面在额嵴后。
第四切面在第一磨齿部位，
切面虚线间为第一磨齿。（大体）

附录图 5-19　大鼠鼻腔取材的 4 个切面

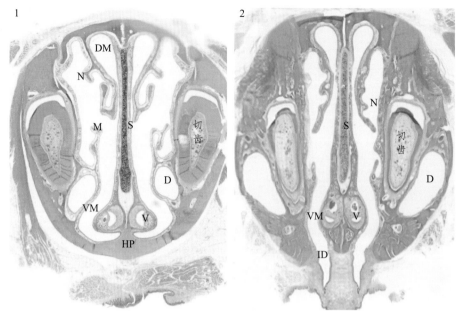

1，2分别代表第1和第2切面。DM 背鼻道，N 鼻鼻甲，M 上颌鼻甲，VM 腹鼻道，S 鼻中隔，D 鼻泪管，V 犁鼻器，HP 硬腭，ID 切齿管。（HE）

附录图 5-20　大鼠鼻腔第 1，第 2 切面

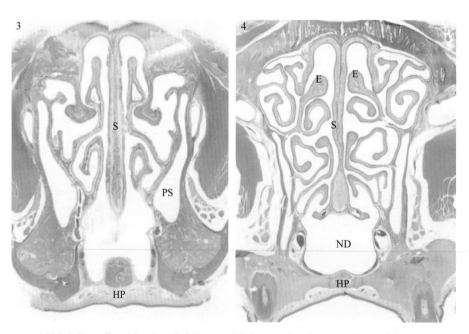

3，4分别代表第3，第4个切面。S 鼻中隔，PS 副鼻窦，ND 鼻咽管，HP 硬腭，E 筛鼻甲。（HE）

附录图 5-21　大鼠鼻腔第 3，第 4 切面

【附注】

DM 背鼻道（dorsal meatus）	D 鼻泪管（nasolacrimal dubt）	HP 硬腭（hard palate）	I 切齿（incisor）
ID 切齿管（incisive duct）	M 上颌鼻甲（maxilloturbinate）	N 鼻鼻甲（nasoturbinate）	ND 鼻咽管（nasopharynx duct）
PS 副鼻窦（paranasal sinus）	S 鼻中隔（nasal septum）	V 犁鼻器（vomeronasal organs）	VM 腹鼻道（ventral meatus）
E 筛鼻甲（ethmoid turbinate）			

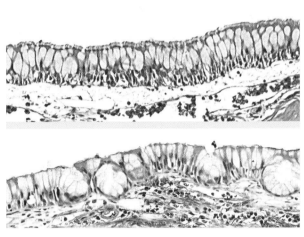

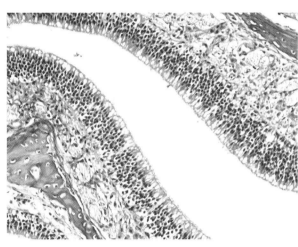

上图鼻黏膜呼吸上皮内杯状细胞数量明显增多，下图增生的杯状细胞间出现假隐窝样结构（HE）

嗅上皮细胞空泡变性

附录图 5-22　大鼠鼻腔呼吸上皮杯状细胞增生

附录图 5-23　大鼠鼻腔嗅上皮细胞空泡变

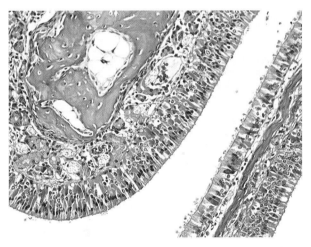

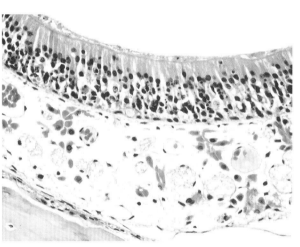

左侧鼻甲表被嗅上皮细胞和右侧呼吸上皮细胞内均可见均质、嗜酸性、亮伊红染的嗜酸性小体。（HE）

第四切面背鼻道后部黏膜嗅上皮细胞变性坏死，出现核碎片；固有层疏松水肿，神经束和嗅腺变性坏死，结构不清。（HE）

附录图 5-24　大鼠鼻腔上皮细胞嗜酸性小体

附录图 5-25　大鼠鼻腔嗅上皮细胞坏死

参考文献

［1］George L Foley.Overbiew of Male Reproductive Paheology［J］.Toxicologic Pathology,2001,29（1）：49-63.

［2］Kittel B, Ruehl-Fehlert C, Morawietz G, et al. Revised guides for organ sampling and trimming in rats and mice Part 2［J］. Exp Toxic Pathol, 2004, 55：413-431.

［3］Roger R, Amy Bric, Kack Harkema,.et al.Proliferative and Nonproliferative Lesiond of the Rat and Mouse Respiratory Tract［J］. Toxicologic Pathology,2009,37：5S-73S.

（苏　宁　赵文杰）

附录六　主要的生化指标

第一节　心肌损伤的生化标志物

急性缺血性心脏病在欧美国家具有很高的死亡率，我国急性缺血性心脏病发病率近年来有明显增长的趋势。典型的病例可以根据病史、症状及心电图（ECG）的特殊改变进行诊断。急性心肌缺血（acute myocardial ischemia，AMI）是引起心肌梗死（myocardial infarction, MI）的重要原因。大量临床资料显示，约有25%的急性心肌梗死病人发病早期没有典型的临床症状，约50%的AMI病人缺乏ECG的特异改变。在这种情况下，急性缺血性心肌损伤生化标志物的检测在诊断AMI，尤其是早期AMI或临床症状不典型、ECG未出现明显改变的心肌梗死时尤为重要。动物实验常用异丙肾上腺素引起大鼠、小鼠或其他动物急性心肌缺血，心电图和生化指标是判断造模是否成功的重要方法。理想的生化指标要求：① 对心肌具有高度特异性，在心肌中具有高浓度，而在其他组织中不存在或极少；② 在心肌损伤时能够迅速、大量地释放到血液中，从而保证可以早期、灵敏地诊断AMI；③ 其异常可以在血液中持续较长时间，稳定，利于检测；④ 测定时间短，费用低廉。

一、酶学标志物

（一）肌酸激酶

肌酸激酶（creatine kinase，CK）相对分子质量为86 kD，主要催化磷酸基的转移，广泛存在于细胞质和线粒体中，为肌肉收缩和运输系统提供能量来源。人体三种肌肉组织（骨骼肌、心肌和平滑肌）中都含有大量的CK。细胞质CK的酶蛋白部分由两个亚基组成，根据不同亚基的组合可将其分为CK-MM、CK-MB、CK-BB三种同工酶。心肌是含CK-MB较多的器官，而且心肌不同部位CK-MB含量也不尽相同，前壁＞后壁，右心室＞左心室，所以不同部位AMI时MB的释放量不仅与梗死面积、程度有关，也和梗死部位有关。骨骼肌里几乎都是CK-MM，胎儿肌肉组织和富含平滑肌的器官，如胃肠道、膀胱、子宫也都有一定量CK，但CK-BB含量相对高，脑中CK-BB含量明显高于其他组织。肝、胰、红细胞等也含有极少量的CK。

【临床意义】

（1）当发生AMI时，CK活性在3～8 h间升高，血中半衰期约为15 h，峰值在10～36 h之间，3～4 h后恢复至正常水平。AMI时CK活性一般升高为参考值上限的数倍，很少超过参考值上限的30倍。

（2）施行心律转复、心导管和无并发症的冠状动脉成形术等均会引起 CK 值的升高。

（3）心脏手术和非心脏手术后都将导致 CK 活性的增高，且增高的幅度与肌肉的损伤范围的大小以及手术时间的长短密切相关。心肌炎时 CK 活性可轻度增高。

（4）生理性增高。

（5）在急性脑外伤、恶性肿瘤时 CK 活性也可增高。

（6）长期卧床，CK 活性可有下降。

（二）肌酸激酶同工酶

肌酸激酶同工酶是由 M 和 B 亚单位组成的二聚体，形成三种同工酶，CK-MB 同工酶主要存在于心肌中，CK-MM 同工酶主要存在于骨骼肌和心肌中，CK-BB 同工酶主要存在于脑组织中，此外在线粒体中还存在一种同工酶 CK-MiMi。

【临床意义】

（1）血浆中的 CK-MB 来自心肌，若患者具有 CK-MB 活性升高和下降的序列性变化，且峰值超过参考值上限 2 倍，又无其他原因可解释时，应考虑 AMI。

（2）AMI 发作后如未进行溶栓治疗，CK-MB 活性通常在 3～8 h 内出现升高，在发病后 9～30 h 达峰值，于发病后 48～72 h 恢复至正常水平。

（3）不稳定性心绞痛。

（4）CK-MB 并不对心肌完全特异，在骨骼肌中也少量存在。

（三）天冬氨酸氨基转移酶

天冬氨酸氨基转移酶（aspartate aminotransferase，AST）为心肌酶谱的传统项目。由于 AST 在 AMI 发作后动态变化与 LD 相似，且无特异性，现已不用作心肌损伤的标志。

（四）乳酸脱氢酶及其同工酶

乳酸脱氢酶的相对分子质量为 135～140 kD，由 H 和 M 两种亚单位组成，按不同的形式排列组合，形成含 4 个亚基的 5 种同工酶，即：LD1（H4）、LD2（MH3）、LD3（M2H2）、LD4（M3H）、LD5（M4）。LD 催化丙酮酸与乳酸之间的还原与氧化反应，在碱性条件下促进乳酸向丙酮酸方向的反应，而在中性条件下促进丙酮酸向乳酸的转化。LD 是参与糖无氧酵解和糖异生的重要酶。

【临床意义】

（1）用于 AMI 和亚急性 MI 的辅助诊断。

（2）由于 LD 特异性低，通常可用于观察是否存在组织、器官损伤。

（3）各种疾病的急性时相反应、血液病、心肺疾患、肝胆疾患、恶性肿瘤、肾疾患、脑血管病变、肌病、休克等，LD 及其病变部位相应优势的同工酶含量均可增高。

二、心肌损伤的蛋白标志物

在过去三十年中，实验室诊断 AMI 主要通过测定心肌酶谱。但是酶学指标存在许多不足，酶活性一般在发病后一段时间才出现升高，因而对 AMI 早期诊断不很敏感。另外酶学指标特异性较差，在机体其他组织，尤其骨骼肌中大量存在，这些组织疾病也可导致心肌酶活性升高。此外，酶学指标在 AMI 后持续时间不很长，各自的诊断时间窗较短。20 世纪 80 年代，CK-MB 活性测定曾被认为是诊断 AMI 的金标准，但其在骨骼肌损伤时出现假阳性。此外，所有酶学指标均无法有效地诊断微小心肌损伤，这对不稳定心绞痛的诊断、预后和治疗极为不利。由于酶学指标的上述缺点，人们不断地寻找新的指标来代替它们，使得心肌缺血损伤可能在发病早期检出，肌红蛋白目前是急性冠脉综合征（acute coronary syndrome, AES）时最早升高的标志物，心肌肌钙蛋白是 ACS 的确诊标志物。ACS 是指动脉粥样硬化斑块脱落，血小板聚集，血栓形成，致使冠状动脉狭窄、阻塞，引起心肌缺血以及梗死的病理现象。临床表现可以症状不明显，或为不稳定性心绞痛，或为 AMI，甚至心律失常导致突然死亡。

（一）肌红蛋白

肌红蛋白（myoglobin, Mb）相对分子质量为 17.8 kD，是一个具有 153 个氨基酸的多肽链和一个含铁血红素辅基组成的亚铁血红素蛋白，存在于骨骼肌和心肌等组织。它能可逆地与氧分子结合，增加氧扩散进入肌细胞的速度。由于骨骼肌和心肌组织中的 Mb 免疫学性质相同，因此用免疫学方法无法将其分辨开。近年来随着单克隆技术的发展，建立了荧光酶免疫法、化学发光法等双抗体夹心法测定 Mb，灵敏度达到了"ng"水平，操作简单，可在数十分钟内完成测定，已越来越广泛地为临床所接受。

血清 Mb 水平随年龄、性别及种族的不同而异。

【临床意义】

（1）由于 Mb 的相对分子质量小，可以很快从破损的细胞中释放出来，在 AMI 发病后 2 ~ 3 h 血中浓度迅速上升，6 ~ 9 h 达峰值，12 h 内几乎所有 AMI 患者 Mb 都有升高，升高幅度大于各心肌酶，24 ~ 36 h 恢复至正常水平，Mb 阴性预测价值为 100%，因此可以作为 AMI 的早期诊断标志物。

（2）由于 Mb 半衰期短（15 min），胸痛发作后 2 ~ 12 h 内不升高，有助于排除 AMI，是筛查 AMI 很好的指标。

（3）由于在 AMI 后血中 Mb 很快从肾脏清除，发病 24 ~ 36 h 内可完全恢复至正常水平。故 Mb 测定有助于在 AMI 病程中观察有无再梗死或者梗死再扩展。Mb 频繁出现增高，提示原有心肌梗死仍在延续。

（4）Mb 是溶栓治疗中判断有无再灌注的较敏感而准确的指标。

【注意事项】

由于 Mb 也存在于骨骼肌中，而且仅从肾小球滤液中清除，所以急性肌肉损伤以及各种原因引起的肌病患者，长时间的休克、急性或慢性肾功能不全时 Mb 都会升高。当 Mb 作为早期、定量诊断 AMI 的生化标志物时应排除上述疾病或与之有关的疾病。详见第四节汇总表（附录表 6-4）。

（二）心肌肌钙蛋白

肌钙蛋白是肌肉收缩的调节蛋白。心肌肌钙蛋白由三种不同基因的亚基组成：心肌肌钙蛋白（cTn）T、心肌肌钙蛋白 I、心肌肌钙蛋白 C。目前，用于 ACS 实验室诊断的 cTnT 和 cTnI。

【临床意义】

（1）是早期诊断 AMI 最好的标志物。AMI 患者 cTn 于发病后 3 ~ 6 h 升高，发病 10 ~ 120 h 内检测敏感性达 100%，高峰于发病后 10 ~ 24 h 左右出现，呈单相曲线，可达参考上限值的 30 ~ 40 倍。峰值出现较晚或峰值较高的患者增高可持续 2 ~ 3 周，对于 Q 波 MI、亚急性 MI 或用 CK-MB 无法判断预后的患者更有意义。

（2）对 UAP 预后的判断。UAP 患者常有 MMD 发生，但又达不到 AMI 的诊断标准。这种缺血性心肌损伤可通过 cTn 升高得以发现。

（3）对于 ST 段抬高的 AMI 患者，迅速再血管化已成为临床标准的治疗方案；溶栓治疗和 PTCA 可通过冠脉和减少死亡率。目前较为理想的无创性的溶栓疗效的判断组合为：生化标志物加典型的临床表现或 ECG 变化。冠脉再灌的早期指标有 CK-MB、Mb。cTn 对于再灌的评估不够理想。

（4）估计梗死面积和心功能。

【注意事项】

（1）在对 AMI 诊断方面，cTnT 和 cTnI 价值相同。

（2）最好建立本实验室参考值。

（3）血浆和血清的分析结果有所差异，要注意试剂盒对样本的要求。

（4）严重的溶血将影响测定结果，但轻微的溶血或脂血对结果无影响。

第二节　肝胆功能常用的实验室检查项目

　　肝脏具有独特的形态结构、丰富的血液供应和重要的生理、生化及免疫功能。为了解肝脏各种功能状态而设计的众多实验室检测方法，统称为肝功能试验（liver function test），如蛋白质检查，糖代谢、脂质代谢、胆红素代谢、胆汁酸代谢等功能的检查，酶学检查，肝纤维化标志物的检查，肝脏摄取与排泄功能检查等。这些实验室检查对于诊断肝脏疾病，观察疗效，判断预后和某些相关疾病的预防均有十分重要的意义。

一、血清酶测定

　　肝脏是人体含酶最丰富的器官，酶蛋白含量约占肝总蛋白含量的 2/3。肝细胞中所含酶种类已知数百种，在全身物质代谢及生物转化中都起重要作用，测定血清中某些酶的活性或含量可用于诊断肝胆疾病。有些酶存在于肝细胞内，当肝胞损伤时细胞内的酶释放入血流。酶的释出有两个原因，一是肝细胞坏死，二是细胞膜通透性增大，有的酶，即使肝细胞损伤未达到坏死的程度，但由于细胞膜通透性增大，此时细胞内的酶也可以溢出。有些酶活性升高的程度常与病变的严重程度呈正相关，如丙氨酸氨基转移酶（ALT）、天冬氨酸氨基转移酶（AST）、醛缩酶、乳酸脱氢酶（LDH）。有些酶是由肝细胞合成，当患肝病时，这些酶活性降低，如凝血酶。凝血因子Ⅱ、Ⅶ、Ⅸ、Ⅹ合成需维生素 K 参与，而维生素 K 在肠道的吸收依赖于胆汁中的胆汁酸盐，故当胆汁淤积时这些凝血因子合成不足。肝脏和某些组织合成的酶释放到血液中，从胆汁中排出，当胆道阻塞时，其排泄受阻，致使血清中这些酶的活性升高，如碱性磷酸酶（ALP）、γ- 谷氨酰转肽酶（γ-GT）。有些酶活性与肝纤维组织增生有关，当肝脏纤维化时，血清中这些酶活性增高，如单胺氧化酶（MAO）、Ⅲ型前胶原肽（PⅢP）、透明质酸（HA）、脯氨酰羟化酶（PH）等。因此，血清中的这些酶活性变化能反映肝脏的病理状态，是肝脏病实验室检查中最活跃的一个领域。

　　同工酶是指具有相同催化活性，但分子结构、理化性质及免疫学反应等都不相同的一组酶，因此又称同工异构酶。这些酶存在于人体不同组织，或存在于同一组织、同一细胞的不同亚细胞结构内。因此同工酶测定可提高酶学检查对肝胆系统疾病诊断及鉴别诊断的特异性。下面是几种常用的肝功能实验室检测项目及其临床意义。

（一）血清氨基转移酶

氨基转移酶（aminotransferase）简称转氨酶（transaminase），是一组催化氨基酸与 α – 酮酸之间的氨基转移反应的酶类，主要用于肝细胞障碍和心肌、骨骼肌损伤的诊断。用于肝功能检查的主要是丙氨酸氨基转移酶和天冬氨酸氨基转移酶。

1. 丙氨酸氨基转移酶（alanine aminotransferase，ALT）

在氨基转移时以磷酸吡哆醛和磷酸吡哆胺为其辅酶，催化 L– 丙氨酸与 α – 酮戊二酸之间的氨基转移反应，生成 L– 谷氨酸和丙酮酸，因而旧称谷氨酸丙酮酸转移酶（GPT）。ALT 分布于全身各组织，在肝细胞中最多，其次是肾脏；而心肌、骨骼肌及其他脏器（胰、脾、肺和红细胞）中较少。在肝细胞中，ALT 主要存在于细胞质中，属于非特异性细胞内功能酶。正常时血清的含量很低，但当肝细胞受损时，肝细胞膜通透性增加，胞浆内的 ALT 释放入血浆，若有 1/100 肝细胞损伤就可导致血清 ALT 的酶活性升高 1 倍，且丙氨酸氨基转移酶（ALT）的活性升高持续时间更长，因而 ALT 酶活性是肝细胞受损最敏感的指标之一。

【临床意义】

ALT 增高多见于肝胆疾病，急性心肌梗死、心肌炎及心力衰竭等心血管疾病，骨骼肌疾病，休克，严重外伤以及某些毒物应用后。但当病人患有非复杂性心肌梗死时，其丙氨酸氨基转移酶的活性仅会有轻微增加。

【影响因素】

（1）引起增高的因素：应用部分解热镇痛药、抗生素类、抗真菌药、抗焦虑药、雌激素或雄激素类药物。采集标本时溶血也可以引起升高。

（2）引起降低的因素：维生素 B$_6$ 缺乏（有维生素 B$_6$ 缺乏症的病人，其血清中的转氨酶活性会降低），于应用五味子治疗期间检测，检测器材污染或残留部分金属离子及去污剂，血标本保存不当或加入的标本量不足。

2. 天冬氨酸氨基转移酶（aspartate aminotransferase，AST）

在氨基转移时以磷酸吡哆醛和磷酸吡哆胺为其辅酶，催化 L– 天冬氨酸与 α– 酮戊二酸之间的氨基转移反应，生成 L– 谷氨酸和草酰乙酸，所以旧称谷氨酸草酰乙酸转移酶（GOT）。AST 主要分布在心肌，其次在肝脏、骨骼肌和肾脏组织中；而胰腺、脾脏、肺脏中相对较少。在肝细胞中，70% ~ 80% 的 AST 存在于线粒体内。和 ALT 一样，AST 也为非特异性细胞内功能酶，正常时血清中含量很低，当肝细胞受损时，细胞膜通透性增加，胞浆内的 AST 释放入血浆，致使血清 AST 的活性升高。

【临床意义】

AST 增高：常见于急性心肌梗死、各种肝病、肌炎、肾炎、肺炎等，肝硬化、转移性癌和病毒性肝炎等都会出现血清 AST 活性升高。心梗病人随着病情的进展，也可以检测出血清 AST 活性升高，并在发病两天后达到一个峰值。

【影响因素】

（1）引起增高的因素：应用损害肝脏的药物进行治疗，如抗抑郁药物、吩噻类药物、柔红霉素、阿霉素、强心苷、多巴胺、去甲肾上腺素、垂体后叶素和阿司匹林等。

（2）引起降低的因素：病人血液透析，维生素 B$_6$ 缺乏，于应用五味子治疗期间检测，采用草酸盐抗凝，检测器材污染或残留部分金属离子及去污剂，血标本保存不当或加入的标本量不足等。

3. ALT 和 AST 的相对关系

（1）中等程度肝细胞损伤时，ALT 逸出率远大于 AST；由于 ALT 的血浆半衰期远远长于 AST，因此 ALT 测定结果反映肝细胞损伤的灵敏度较 AST 为高。但在肝细胞严重损伤时，线粒体膜亦损伤，可导致线粒体内 AST 的释放，血清中 AST/ALT 比值升高。

（2）病毒引起的肝炎急性期 ALT 与 AST 活性均显著升高，但 ALT 活性升高更明显，ALT/AST>1，以后 ALT/AST 比值逐渐恢复正常。在恢复期，如转氨酶活性不能降至正常或再上升，提示急性肝炎转为慢性。如在症状恶化时，黄疸进行性加深，酶活性反而降低，即出现"疸酶分离"现象，提示肝细胞严重坏死，预后不佳。

（3）酒精性肝病、药物性肝炎、脂肪肝、肝癌等非病毒性肝病，转氨酶活性轻度升高或正常，且 ALT/AST<1。酒精性肝病 AST 活性显著升高，ALT 活性几近正常，可能与酒精具有线粒体毒性及酒精抑制吡哆醛活性有关。

（4）肝内、外胆汁淤积，转氨酶活性通常正常或轻度上升。

（5）急性心肌梗死后，AST 活性增高，其值与心肌坏死范围和程度呈正相关。

（6）其他疾病：如骨骼肌疾病（皮肌炎、进行性肌萎缩）转氨酶活性轻度升高。

［详见本附录第四节汇总表（附录表 6-5）］

（二）碱性磷酸酶测定

碱性磷酸酶（alkaline phosphatase，ALP）是一种含锌的糖蛋白，在碱性环境中能水解各种天然的或人工合成的酸单酯化合物，产生磷酸。在体内 ALP 广泛分布，按酶活性从大到小，依次为肝脏、肾、胎盘、脾、小肠、胰腺、骨骼、胆汁、胃、脑、胆囊。血清中 ALP 以游离的形式存在，极少量与脂蛋白、免疫球蛋白形成复合物，由于血清中大部分 ALP 来源于肝脏（成年期）与骨骼（幼年期），因此常作为肝脏疾病的检查指标之一，胆道疾病时可能由于 ALP 生成增加而排泄减少，血清中 ALP 活性升高。

【临床意义】

（1）增高：常见于肝胆系统疾病和骨骼疾病。

① 各种肝内、外胆管阻塞性疾病，如胆道结石引起的胆管阻塞、原发性胆汁性肝硬化、肝内胆汁淤积等，ALP 活性明显升高，且与血清胆红素升高相平行。

② 累及肝实质细胞的肝胆疾病（如肝炎、肝硬化），ALP 活性轻度升高；骨骼系统的疾病例如佩吉特病、甲状旁腺功能亢进症、佝偻病、骨软化症以及骨折，恶性肿瘤也可导致 ALP 活性的升高。

③ ALP 活性的明显升高也可见于儿童和青少年。原因是骨骼生长迅速，成骨细胞的活性明显增加。

（2）鉴别黄疸类型：ALP 和血清胆红素、转氨酶活性同时测定有助于黄疸鉴别诊断。

① 胆汁淤积性黄疸，ALP 和血清胆红素活性明显升高，转氨酶活性仅轻度增高。

② 肝细胞性黄疸，血清胆红素中度增加，转氨酶活性很高，ALP 活性正常或稍高。

③ 肝内局限性胆道阻塞（如原发性肝癌、肝脓肿等），ALP 活性明显增高，ALT 活性无明显增高，血清胆红素大多正常。

④ 骨骼疾病：如纤维性骨炎、骨折愈合期，血清 ALP 活性升高。

⑤ 生长中儿童、妊娠中晚期血清 ALP 活性生理性增高。

发生不同疾患时 ALP 活性升高程度不同，见附录表 6-1。

附录表 6-1　血清 ALP 水平增高常见原因

肝胆疾病	骨骼疾病	其他
阻塞性黄疸（+++）	纤维性骨炎（+++）	愈合性骨折（+）
胆汁性肝硬化（+++）	骨肉瘤（+++）	生长中儿童（+）
肝内胆汁淤积（+++）	佝偻病（++）	后期妊娠（+）
占位性病变（肉芽肿、脓肿）（+）	骨软化症（++）	
传染性单核细胞增多症（++）	骨转移癌（++）	
病毒性肝炎（+）	甲状旁腺功能亢进（++）	
酒精性肝硬化（+）		

【影响因素】

（1）引起增高的因素：高糖、高脂饮食，应用吩噻类药物、雄激素、抗癫痫药、抗风湿药、解热镇痛药、抗血脂药、抗心律失常药、抗酸药，食后采集标本等。

（2）引起降低的因素：高蛋白、高钙饮食，营养不良，采集标本时溶血，采用草酸盐、枸橼酸盐、EDTA-Na$_2$ 抗凝（一般建议血浆采用肝素锂抗凝），检测器材污染或残留部分金属离子及去污剂，脂血未处理或加入的标本量不足等。

（三）γ-谷氨酰转移酶

γ-谷氨酰转移酶（γ-glutamyltransferase，γ-GT，GGT），旧称 γ-谷氨酰转肽酶（γ-glutamyl transpeptidase），它是催化谷胱甘肽上 γ-谷氨酰基转移到另一个肽或另一个氨基酸上的酶。GGT 主要存在于细胞膜和微粒体上，参与谷胱甘肽的代谢。广泛存在于机体许多组织中，含量顺序依次为肾、前列腺、胰、肝、脾、肠、脑等。血清中 GGT 主要来自肝胆系统，少量来自肾脏、胰腺与小肠等组织。GGT 在肝脏中广泛分布于肝细胞的毛细胆管一侧和整个胆管系统，因此当肝内合成亢进或胆汁排出受阻时，血清中 GGT 水平增高。

【临床意义】

增高：常见于许多肝胆疾病，急性、慢性胰腺炎，急性心肌梗死。

① 胆道阻塞性疾病，肝癌时由于肝内阻塞，诱使肝细胞产生多量 GGT，同时癌细胞也合成 GGT，均可使 GGT 水平明显升高。

② 急、慢性酒精性肝炎，药物性肝炎，GGT 水平可呈明显或中度以上升高。

③ 其他：脂肪肝、胰腺炎、胰腺肿瘤、前列腺肿瘤等，GGT 水平可轻度增高。

【影响因素】

（1）引起增高的因素：肥胖个体，应用吩噻类药物、雄激素、抗癫痫药、抗风湿药、解热镇痛药、抗血脂药、抗心律失常药、抗酸药等。

（2）引起降低的因素：采集标本时溶血，采用草酸盐、氟化物或枸橼酸抗凝，加入的标本量不足，甘氨酸干扰未处理。

（四）乳酸脱氢酶

乳酸脱氢酶（1actate dehydrogenase，LDH）：LDH 是一种糖酵解酶，能可逆地催化乳酸转变成丙酮酸的氧化反应。LDH 广泛存在于机体的各种组织中，其中以心肌、骨骼肌和肾脏含量最丰富，其次为肝脏、脾脏、胰腺、肺脏和肿瘤组织，红细胞中 LDH 含量也极为丰富。由于 LDH 几乎存在于人体各组织中，所以 LDH 活性对诊断具有较高的灵敏度，但特异性较差。

【临床意义】

增高：

① 心脏疾病：急性心肌梗死（AMI）时 LD 活性增高较 CK 增高出现晚。病程中 LD 活性持续增高或再次增高，提示梗死面积扩大或再次出现梗死。

② 肝脏疾病：急性病毒性肝炎、肝硬化、阻塞性黄疸、心力衰竭时的肝瘀血、慢性活动性肝炎等，LD 活性显著增高。

③ 其他：巨幼细胞性贫血、播散性癌、肺梗死、骨骼肌损伤、进行性肌营养不良、休克、肾脏病等，LD 活性均明显增高。

【影响因素】

（1）引起增高的因素：高脂蛋白血症，低钾血症，营养不良，采集标本时溶血，富含血细胞的标本未处理。

（2）引起降低的因素：应用抗坏血酸、尿素治疗时检查，X 射线照射后检测，采用草酸盐、EDTA 抗凝，标本用冰箱保存，脂血标本未处理，加入的标本量不足，巯基试剂、硼酸、丙二酸、草酸污染反应体系。

二、血清总蛋白和白蛋白 / 球蛋白比值测定

（一）血清总蛋白和白蛋白、球蛋白的来源

血清（血浆）蛋白的总量称为血清（血浆）总蛋白（serum total protein，STP）。90％以上的血清总蛋白和全部的血清白蛋白（albumin，A）是由肝脏合成，因此血清总蛋白和白蛋白含量是反映肝脏功能的重要指标。白蛋白是正常机体血清中的主要蛋白质组分，在维持血液胶体渗透压、体内代谢物质转运及营养等方面起着重要作用。总蛋白含量减去白蛋白含量，即为球蛋白（globulin，G）含量。球蛋白是多种蛋白质的混合物，其中包括含量较多的免疫球蛋白和补体、多种糖蛋白、金属结合蛋白、多种脂蛋白及酶类。球蛋白与机体免疫功能及血浆黏度密切相关。根据白蛋白与球蛋白的量，可计算出白蛋白与球蛋白的比值（A/G）。

【临床意义】

血清总蛋白水平降低一般与白蛋白减少相平行，总蛋白水平升高同时有球蛋白水平升高。由于肝脏具有强大的代偿能力，且白蛋白半衰期较长，因此只有当肝脏病变达到一定程度和在一定病程后才能出现血清总蛋白的改变，急性或局灶性肝损伤时 STP、A、G 及 A/G 多为正常。因此它常用于检测慢性肝损伤，并可反映肝实质细胞的储备功能。

（1）血清总蛋白及白蛋白水平病理性降低

① 肝细胞损害影响总蛋白与白蛋白合成时：常见肝脏疾病有亚急性重症肝炎、慢性中度以上持续性

肝炎、肝硬化、肝癌等。白蛋白水平减少常伴有球蛋白增加，白蛋白含量与有功能的肝细胞数量呈正比，白蛋白水平持续下降，提示肝细胞坏死进行性加重，预后不良；动物经药物或化合物处理后白蛋白水平上升，提示肝细胞再生，治疗有效。

② 营养不良：如蛋白质摄入不足或消化吸收不良。

③ 蛋白丢失过多：如肾病综合征（大量肾小球性蛋白尿）、蛋白丢失性肠病、严重烧伤、急性大失血等。

④ 消耗增加：见于慢性消耗性疾病、甲状腺功能亢进及恶性肿瘤等。

⑤ 血清水分增加：如水钠潴留或静脉补充过多的晶体溶液。

（2）血清总蛋白及白蛋白水平病理性升高：主要由于血清水分减少，单位容积总蛋白浓度增加，而全身总蛋白量并未增加，如各种原因（严重脱水、休克、饮水量不足）导致的血液浓缩、肾上腺皮质功能减退等。

（3）血清总蛋白及球蛋白水平增高：当血清总蛋白水平增高主要是因为球蛋白水平增高，其中又以 γ 球蛋白水平增高为主时，常见原因有：① 慢性肝脏疾病：包括自身免疫性慢性肝炎、慢性活动性肝炎、肝硬化、慢性酒精性肝病、原发性胆汁性肝硬化等。球蛋白增高程度与肝脏疾病严重性呈正相关。② 其他原因有自身免疫性疾病，慢性炎症与慢性感染。

（4）血清球蛋白浓度降低：主要因合成减少，见于长期应用肾上腺皮质激素或免疫抑制剂，造成免疫功能抑制。

（5）A/G 倒置：白蛋白水平降低或球蛋白水平增高均可引起 A/G 倒置，见于严重肝功能损伤。

【影响因素】

（1）引起增高的因素：应用促肾上腺皮质激素、促蛋白合成类激素、皮质类固醇、雄激素、黄体酮、生长激素、甲状腺胰岛素、葡萄糖、甘露醇、果糖、山梨醇等输液期间取样本测定，溶血标本中存在血红蛋白，标本为含脂类较多的乳糜标本，测定时标本加入量过多等。

（2）引起降低的因素：长期低蛋白饮食，应用抗癫痫药物、大剂量青霉素、二氧化碳、四氯化碳、雌激素，大量静脉输液应用期间检测，测定时加入标本量不足，试验体系有氨、铵离子污染等。

三、胆红素的代谢和检测

胆红素是血液循环中衰老红细胞在肝、脾及骨髓的单核巨噬细胞系统中分解和破坏的产物。细胞破坏释放出血红蛋白，然后代谢生成游离珠蛋白和血红素，血红素（亚铁原卟啉）经微粒体血红素氧化酶的作用，生成胆绿素，进一步被催化还原为胆红素。正常人由红细胞破坏生成的胆红素占总胆红素的 80% ～85%，其余 15% ～20% 来自含有亚铁血红素的非血红蛋白物质（如肌红蛋白、过氧化氢酶及细胞色素酶）及骨髓中无效造血的血红蛋白，这种胆红素称为旁路胆红素（shunt bilirubin）。通过以上途径形成的胆红素称为游离胆红素（free bilirubin），在血液中与清蛋白结合形成的复合体称为非结合胆红素（unconjugated bilirubin）。非结合胆红素不能自由透过各种生物膜，故不能从肾小球滤过。以清蛋白为载体的非结合胆红素随血流进入肝脏，在窦状隙与清蛋白分离后，迅速被肝细胞摄取，在肝细胞内和 Y、Z 蛋白（主要是 Y 蛋白，又称配体结合蛋白）结合，并被运送到肝细胞的光面内质网（SER），在那里胆红素与配体结合蛋白分离，在葡萄糖醛酸转移酶存在时，形成单葡萄糖醛酸胆红素和双葡萄糖醛酸胆红素，即结合胆红素（cognjugated bilirubin）。结合胆红素被转运到与小胆管相连的肝窦状隙的肝细胞膜表面，直接被排入小胆管，而非结合胆红素不能穿过肝细胞膜。一旦胆红素进入胆小管，便随胆汁排入肠道，在肠道细菌作用下进行水解、还原反应，脱去葡萄糖醛酸和加氢，生成尿胆原（urobilinogen）和尿胆素（urobilin），大部分随粪便排出，约 20% 的尿胆原被肠道重吸收，经门脉入肝，重新转变为结合胆红素，再随胆汁排入肠腔，这就是胆红素的肠肝循环，在肠肝循环过程中仅有极少量尿胆原逸入体循环，从尿中排出。

红细胞破坏过多（溶血性贫血）、肝细胞对胆红素转运缺陷（Gilbert 综合征）、结合缺陷（Crigler-Najjar 综合征）、排泄障碍（Dubin-Johnson 综合征）及胆道阻塞（各型肝炎、胆管炎症等）均可引起胆红素代谢障碍，临床上通过检测血清总胆红素、结合胆红素、非结合胆红素、尿内胆红素及尿胆原，借以诊断有无溶血及判断肝、胆系统在胆色素代谢中的功能状态。

（一）血清总胆红素测定

血清中胆红素与偶氮染料发生重氮化反应有快相与慢相两期，前者发生反应的为可溶性结合胆红素，后者发生反应的为不溶解的非结合胆红素。应用 Jendrassik-Grof 比色法，使用茶碱和甲醇作为溶剂，以保证血清中结合与非结合胆红素完全被溶解，并与重氮盐试剂起快速反应，即可测得血清中的总胆红素（serum total bilirubin，STB）。

【临床意义】

（1）判断有无黄疸、黄疸程度及演变过程：当 STB>17.11 μmol/L 但 <34.2 μmol/L 时为隐性黄疸或亚临床黄疸，在 34.2 ~ 171 μmol/L 之间为轻度黄疸，在 171 ~ 342 μmol/L 之间为中度黄疸，>342 μmol/L 时为高度黄疸。在病程中检测可以判断疗效和指导治疗。

（2）根据黄疸程度推断黄疸病因：溶血性黄疸 STB 通常 <85.5 μmol/L，肝细胞黄疸 STB 为 17.1 ~ 171 μmol/L，不完全性梗阻性黄疸 STB 为 171 ~ 265 μmol/L，完全性梗阻性黄疸 STB 通常 >342 μmol/L。

（3）根据总胆红素、结合及非结合胆红素升高程度判断黄疸类型：若 STB 增高伴非结合胆红素明显增高提示为溶血性黄疸，总胆红素增高伴结合胆红素明显升高提示为胆汁淤积性黄疸，三者均增高提示为肝细胞性黄疸。

（二）尿内胆红素检查

非结合胆红素不能透过肾小球屏障，因此不能在尿中出现；而结合胆红素为水溶性，能够透过肾小球基底膜在尿中出现。正常成年人尿中含有微量胆红素，大约为 3.4 μmol/L，通常的检验方法不能发现，当血中结合胆红素浓度超过肾阈（34 mmol/L）时，结合胆红素可自尿中排出。采用加氧法检查，胆红素被氧化为胆绿素而使尿呈绿色；若用重氮反应法检查，胆红素与重氮试剂反应生成重氮胆红素，尿呈紫色。正常人尿胆红素定性为阴性。

【临床意义】

（1）尿胆红素试验阳性提示血中结合胆红素增加，见于：

① 胆汁排泄受阻：肝外胆管阻塞，如胆石症、胆管肿瘤、胰头癌等；肝内小胆管压力升高，如门脉周围炎症、纤维化，或因肝细胞肿胀等。

② 肝细胞损害，如病毒性肝炎、药物或中毒性肝炎、急性酒精肝炎。

③ 碱中毒时胆红素分泌增加，可出现尿胆红素试验阳性。

（2）黄疸鉴别诊断：肝细胞性及梗阻性黄疸尿内胆红素阳性，而溶血性黄疸则为阴性。先天性黄疸中 Dubin-Johnson 和 Rotor 综合征尿内胆红素阳性，而 Gilbert 和 Crigler-Nallar 综合征则为阴性。

（三）尿中尿胆原检查

在胆红素肠肝循环过程中，仅有极少量尿胆原逸入血液循环，从肾脏排出。尿中尿胆原为无色不稳定物质，可与苯甲醛（Ehrlich 试剂）发生醛化反应，生成紫红色化合物，从而可进行定性和定量的检查。

【临床意义】

尿内尿胆原在生理情况下仅有微量，但受进食和尿液酸碱度的影响。在餐后或碱性尿中，由于肾小管对尿胆原重吸收减少和肠道尿胆原生成增加，故尿中尿胆原稍增加；相反，在酸性尿中尿胆原则减少。若晨尿稀释 4 倍以上仍呈阳性，则为尿胆原增多。

（1）尿胆原增多

① 肝细胞受损，如病毒性肝炎、药物或中毒性肝损害及某些门脉性肝硬化。

② 循环中红细胞破坏增加及红细胞前体细胞在骨髓内破坏增加，如溶血性贫血及巨幼细胞贫血。

③ 内出血时由于胆红素生成增加，尿胆原排出随之增加；充血性心力衰竭伴肝淤血时，影响胆汁中尿胆原转运及再分泌，进入血中的尿胆原增加。

④ 其他疾病，如肠梗阻、顽固性便秘，使肠道对尿胆原回吸收增加，使尿中尿胆原排出增加。

（2）尿胆原减少或缺如

① 胆道梗阻，如胆石症、胆管肿瘤、胰头癌、Vater 壶腹癌等，完全梗阻时尿胆原缺如，不完全梗阻时则减少，同时伴有尿胆红素增加。

② 新生儿及长期服用广谱抗生素个体，由于肠道细菌缺乏或受到药物抑制，使尿胆原生成减少。

临床上，血中结合胆红素、非结合胆红素测定及尿内尿胆红素、尿胆原的检查对黄疸诊断与鉴别诊断有重要价值（附录表 6-2）。

附录表 6-2 正常人及常见黄疸患者的胆色素代谢检测结果

对象	血清胆红素 /（μmol/L）			尿内胆色素	
	CB	UCB	CB/STB	尿胆红素	尿胆原 /（μmol/L）
正常人	0 ~ 6.8	1.7 ~ 10.2	0.2 ~ 0.4	阴性	0.84 ~ 4.20
梗阻性黄疸患者	明显增加	轻度增加	>0.5	强阳性	减少或缺少
溶血性黄疸患者	轻度增加	明显增加	<0.2	阴性	明显增加
肝细胞性黄疸患者	中度增加	中度增加	>0.2，<0.5	阳性	正常或轻度增加

四、血清脂类

血清脂类包括胆固醇、胆固醇酯、磷脂、甘油三酯及游离脂肪酸。胆固醇按来源分为内源性和外源性两种，血清内胆固醇主要为内源性胆固醇，由机体自身合成，少量外源性胆固醇从食物中摄取。食物中胆固醇主要来自动物内脏、蛋黄、奶油、肉等动物性食物，植物性食物不含胆固醇，但含植物固醇，过多摄入植物固醇可抑制胆固醇的吸收。内源性胆固醇（cholesterol）80% 是由肝脏合成，血浆中卵磷脂胆固醇脂肪酰基转移酶（lecithin-cholesterol acyl transferase，LCAT）全部由肝脏合成，在 LCAT 作用下，卵磷脂的脂肪酰基转移到胆固醇羟基上，生成胆固醇酯。当肝细胞损伤时，胆固醇及 LCAT 合成和分泌

续表

功能降低，使血中胆固醇及其他脂类减少，导致胆固醇酯的含量减少。肝脏除合成胆固醇、脂肪酸等脂类外，还能利用食物中脂类及脂肪组织来源的游离脂肪酸，合成甘油三酯及磷脂等，并能合成极低密度脂蛋白、初生态高密度脂蛋白，以及酰基转移酶等；血液中的胆固醇及磷脂也主要来源于肝脏。在人类中，胆固醇5%分布在脑和神经组织中，10%~20%分布在血液中，胆固醇也是所有细胞膜和细胞器膜的重要组成成分，还是胆汁酸的唯一前体及所有类固醇激素的前体等。

（一）血清总胆固醇

血清中的胆固醇包括胆固醇酯（CE）和游离胆固醇（FC），分别占70%和30%，两者合称为总胆固醇（total cholesterol，TC）。当肝细胞损伤时，脂肪代谢发生异常，因此测定血浆脂蛋白及脂类成分，尤其是胆固醇及胆固醇酯的改变，是评价肝脏脂类代谢功能的重要手段。

【临床意义】

（1）病理性升高：常见于高胆固醇血症、高胆固醇饮食、糖尿病、肾病综合征、甲状腺功能减退、胆管结石、肝胆胰腺肿瘤等。在胆道阻塞，胆汁淤积时，由于胆汁排出受阻而反流入血，血中出现阻塞性脂蛋白X（lipoprotein，LP-X），同时肝合成胆固醇能力增加，血中总胆固醇增加，其中以游离胆固醇增加为主。在脂肪运输障碍时可导致肝细胞内脂肪沉积，形成脂肪肝。

（2）病理学降低：常见于重症肝炎、急性肝坏死、肝硬化、严重营养不良及甲状腺功能亢进症、血中总胆固醇减少、再生障碍性贫血、溶血性贫血等。肝细胞受损时，LCAT合成减少，胆固醇的酯化发生障碍，血中胆固醇酯减少；在肝细胞严重损害如肝硬化、暴发性肝衰竭时，血中总胆固醇也降低。

【影响因素】

（1）引起增高的因素：长期高脂饮食、高热量饮食，应用部分抗癫痫药、糖皮质激素、促肾上腺皮质激素、抗精神异常药物、免疫抑制剂、肝素（停用后）、树脂类、某些口服避孕药、β受体阻滞剂、抗甲状腺素药等治疗期间检测，标本中血红蛋白较高。

（2）引起降低的因素：应用氯磺丙脲、降糖灵（苯乙双胍）、雌激素、甲状腺激素、胰岛素、消胆胺（考来烯胺）、洛伐他汀、辛伐他汀、普伐他汀、氟伐他汀、阿托伐他汀等药物治疗期间检测，应用新霉素、卡那霉素、氨基水杨酸、钙离子阻滞剂治疗期间检测，应用过量维生素C、甲基多巴及肾上腺素治疗期间检测，应用酚磺乙胺、盐酸异丙嗪、复方丹参治疗时检测，标本中胆红素过高。

（二）甘油三酯

甘油三酯（triglyceride，TG）又称中性脂肪，由3分子脂肪酸和1分子甘油酯化而成，是体内能量的主要来源。主要在肝脏和脂肪组织中合成，也可经小肠黏膜从食物中吸收合成。TG处于脂蛋白的核心，在血中以脂蛋白形式运输。TG的代谢可分为外源性和内源性两条途径。在人体中甘油三酯处于动态平衡，血清中TG主要存在于极低密度脂蛋白和乳糜微粒中，血脂的含量可随膳食的改变而改变，而且变动范围很大。另外，其含量随年龄增长而上升。

甘油三酯需要采静脉血2 ml，分离血清测定。采血前2~3 d少食高脂类食物。

【临床意义】

病理性增高：常见于动脉粥样硬化、肾病综合征、原发性高脂血症、糖尿病、胰腺炎、脂肪肝、阻塞性黄疸、妊娠期、避孕药物等。

【影响因素】

（1）引起增高的因素

① 机体一般状况：肥胖、妊娠。

② 药源性因素：在应用糖皮质激素、雌激素、口服避孕药、速尿（呋塞米）、噻嗪类、氯氮平、氯丙嗪、异维甲酸、酮康唑、安体舒通（螺内酯）、阿司匹林、β 受体阻滞剂、降压药期间检测。

③ 标本因素：室温放置标本时间过长，餐后、富含饱和脂肪酸类的饮食后采集标本，应激状态下采集标本，标本甘油干扰未处理，BUN、GLU、CK、ALT、AST 5 种试剂干扰未处理。

（2）引起降低的因素

① 机体一般状况：长期禁食者。

② 药源性因素：在应用雄激素、肾上腺素、胺碘酮、格列本脲、肝素、降脂药物、右旋甲状腺素、维生素 C、磺酰脲类等期间检测。

③ 标本因素：标本严重黄疸或高胆红素，抗坏血酸未处理，采用 EDTA-Na$_2$ 抗凝。

（三）高密度脂蛋白胆固醇

血清高密度脂蛋白胆固醇（high density lipoprotein chlesterol，HDL-C）是脂蛋白中密度最大的脂蛋白，由蛋白质、磷脂、胆固醇及甘油三酯等所组成。HDL 中蛋白质主要是载脂蛋白（Apo）Al 和 AH，主要脂类是磷脂，卵磷脂最多，鞘磷脂和溶血磷脂次之，胆固醇是 HDL 中含量第二的脂类，酯化和游离的胆固醇之比约为 3:1。HDL 可通过酶和受体的作用，将周围组织的胆固醇移至肝脏降解处理，同时抑制细胞结合和摄取低密度脂蛋白，阻止胆固醇在动脉壁的沉积，故 HDL 被认为是动脉粥样硬化（AS）的预防因子。

【临床意义】

降低常见于慢性肝病、肝硬化、冠心病、慢性肾功能不全等。

【影响因素】

（1）引起增高的因素

① 药源性因素：在雌激素、胰岛素、肾上腺皮质激素、服用避孕药、杀虫剂、苯妥英钠、西咪替丁、降脂药、HMG-CoA 还原酶抑制剂等药物应用期间检测。

② 标本因素：室温放置标本时间过长，采用 EDTA-Na$_2$ 抗凝，采集标本时严重溶血，pH 值及温度不当，CM、VLDL 和 LDL 干扰处理，溶血标本未处理。

（2）引起降低的因素

① 机体一般状况：长期高糖饮食及素食者。

② 药源性因素：在雄激素、噻嗪类利尿剂、β 受体阻滞剂、黄体酮、异维甲酸、安体舒通等药物应用期间检测。

③ 标本因素：应激状态下采集标本，严重黄疸标本未处理。

（四）低密度脂蛋白胆固醇

低密度脂蛋白胆固醇（low density lipoprotein cholesterol，LDL-C）为富含胆固醇的脂蛋白，蛋白含量为 20% ~ 25%，主要是载脂蛋白 B-100（ApoB-100）和少量载脂蛋白 E（ApoE）与载脂蛋白 CII（ApoCII），胆固醇的含量约是血清中总量的 2/3。LDL 主要在血管内合成，是通过受体途径进行降解的。

当 LDL 经化学修饰后，经清道夫受体介导，可使巨噬细胞摄取修饰 LDL 而转变成泡沫细胞，这被认为是导致动脉粥样硬化的主要脂类危险因素。

【临床意义】

（1）增高：常见于富含胆固醇饮食、低甲状腺素血症、肾病综合征、慢性肾衰竭、肝脏疾病、糖尿病、血卟啉症、神经性厌食及妊娠等。

（2）降低：常见于动脉粥样硬化、冠心病、脑血管疾病等。

【影响因素】

（1）引起增高的因素

① 机体一般状况：高饱和脂肪酸饮食、长期高胆固醇饮食、肥胖。

② 药源性因素：在雄激素、β 受体阻滞剂、氯氮平、氯丙嗪、环孢菌素、糖皮质激素、黄体酮、噻嗪类等药物应用期间检测。

③ 标本因素：采集标本时严重溶血，室温放置标本 48 h 以上。

（2）引起降低的因素

① 机体一般状况：纯素食。

② 药源性因素，在降脂药、雌激素、干扰素、甲状腺素等药物应用时检测。

③ 标本因素：血清存放时间长，胆红素、维生素 C、谷胱甘肽、氟化物干扰未处理。

第三节　肾功能生化检测

肾脏是人体最重要的排泄器官，具有排泄代谢产物，维持水、电解质和酸碱平衡以及稳定内环境的作用。此外还具有一些内分泌功能，如合成分泌促红细胞生成素、肾素、前列腺素、1，25- 二羟骨化醇等多种生物活性物质。对红细胞的生成、血压、钙 – 磷代谢等也具有重要作用。肾脏部位不同，其功能不完全相同（附录图 6-1）。

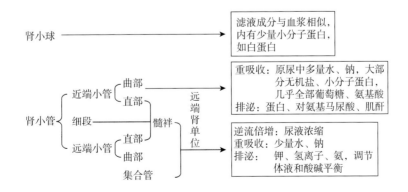

附录图 6-1　肾小管基本结构和功能的关系

从上图可以看出，如果损伤部位不同，将影响不同的代谢功能，同时当肾脏受到损害功能减退时，也将导致机体各个系统形态结构、代谢功能的障碍，最终可危及生命。因此，肾功能检查极其重要，对了解有无肾脏疾病、疾病的严重程度，选择治疗方案，了解预后均有重要意义。肾功能检查项目多，广义的可以分为以下几类：

① 反映肾小球滤过功能：血中含氮代谢物的测定，与肾小球有关的肾脏清除率测定。

② 反映肾小管分泌、重吸收、浓缩、稀释以及酸碱平衡功能的检查：尿比密及渗透压测定，浓缩、稀释试验，纯水清除率测定，肾小管重吸收葡萄糖和排泄对氨基马尿酸极量试验，肾小管酸碱平衡功能检查等。

③ 反映肾血流量的检查：对氨基马尿酸清除率的测定，酚红排泄试验等。

④ 其他检查包括肾脏内分泌功能测定等（附录表 6-3）。

附录表 6-3　肾功能检测项目的选择与临床应用

功能定位	标准检查法	临床常用检查法
肾小球滤过功能	菊粉清除率	血清肌酐（Scr）检测 内生肌酐清除率（Ccr） 血尿素氮（BUN）检测 胱抑素 C（cystatin C）检测 放射性核素肾小球滤过率测定 尿蛋白选择性指数（SPI）测定
近端肾小管功能	肾小管最大葡萄糖重吸收量 肾小管对氨基马尿酸最大排泄量	酚红排泌试验 尿小分子蛋白质检测
远端肾单位功能	—	肾脏浓缩和稀释功能试验：禁水试验、垂体后叶加压素浓缩试验、高张盐水试验、昼夜尿比密试验
肾血流量	对氨基马尿酸盐清除率试验 碘锐特清除率	^{131}I– 邻碘马尿酸钠测定有效肾血浆流量

下面介绍临床常用的血清学检测方法。

一、血清肌酐

肌酐（serum creatinine，Scr，Crea）为肌肉中磷酸肌酸的代谢产物，体内肌酐有两大来源：外源性肌酐（可来自食物中动物瘦肉的肌酸分解）及内生性肌酐（体内肌肉中肌酸分解）。通常以后者为主。同一个体每日内生肌酐的生成量及尿的排出量相对恒定，在严格控制饮食的条件下，血浆内生肌酐浓度比较稳定，并以一定的速度（在人体为 1 mg/min）随尿排泄。因此内生性肌酐是一种较为理想的检测清除率的物质。肌酐测定包括：血清（浆）肌酐浓度测定及内生肌酐清除率（endogenous creatinine clearance，Ccr）测定。内生肌酐清除率（Ccr）是指肾单位时间内把若干毫升血液中的内生肌酐全部清除出去的能力。Ccr 测定时，受试者应在严格禁食肉类、咖啡、茶等含肌酐的食品，停用利尿药，避免剧烈运动，充分饮水的情况下，准确收集 4 h 或 24 h 的尿液，计尿液量，并采血，分别测定尿液和血清中肌酐的浓度，并按下列公式计算肌酐清除率：

$$Ccr（ml/min）= \frac{尿肌酐浓度（\mu mol）\times 每分钟尿量（ml/min）}{血清肌酐浓度（\mu mol）}$$

血清肌酐浓度与肌酐清除率并不完全一致，肌酐清除率较血肌酐浓度更为敏感。在人类中，多数急性肾小球肾炎患者内生肌酐清除率低于正常值的 80％，但血清尿素、肌酐浓度仍在正常值范围内。

【临床意义】

（1）血清肌酐浓度升高：Scr 浓度持续升高提示肾小球功能进行性损害且受损严重。

① 肾肌酐排出量减少：见于原发性和继发性肾脏损伤（如急性、慢性肾小球肾炎，肾硬化，尿毒症，多囊肾，肾移植后排斥反应等）。也见于严重脱水、失血、休克、重度充血性心力衰竭时。

② 体内肌酐生成过多：心肌炎、肌肉损伤、巨人症、肢端肥大症。

（2）血清肌酐浓度降低：见于进行性肌肉萎缩、白血病、贫血、肝功能障碍及妊娠等。

进入血液的肌酐主要从肾小球滤过，仅少量由近端小管排泌。肌酐不被肾小管重吸收，故血中肌酐浓度取决于肾小球的滤过功能。若肾小球滤过功能受损，肌酐不能有效滤过，血清中肌酐浓度将升高。因此，在外源性肌酐摄入量稳定，测定血液中的肌酐浓度可以反映肾脏功能受损情况。但要注意肾脏有较大的贮备能力，当部分肾小球受损时，残存肾单位仍可有效地清除肌酐，并同时增加肾小管的排泌量，只有肾小球滤过率下降明显时，肌酐浓度才会明显上升（在人肾小球滤过率下降到正常人的 1/3 时，血肌酐浓度才明显上升），并会越积越多。在肾功能减退早期（代偿期），肌酐清除率下降而血清肌酐浓度却正常，因此，Scr 并非判断肾脏早期损害的敏感指标；此外要注意内生性肌酐除肾小球滤过外，尚有少量从近端肾小管分泌，故 Ccr 常超过实际肾小球滤过率（GFR），但 Ccr 与 GFR 之间仍存在很好的相关性。

【影响因素】

（1）引起增高的因素：运动后随即检测，长期禁食，服用甲氧氟烷、右旋糖酐、非那西丁、大剂量苯唑西林、安妥明氯贝丁氯贝丁酯、精氨酸、甘露醇、利尿剂等药物，测定过程中维生素 C、丙酮酸等干扰物未处理，试验体系温度较高，显色后未在 20 min 内完成比色。

（2）引起降低的因素：长期禁食者服用抗癫痫药或吸食大麻类药物。

二、血清尿素氮

尿素是机体内蛋白质代谢的终末产物。蛋白质食物摄入后，在体内被分解为氨基酸。氨基酸在脱氨作用下产生的氨在肝内转化为尿素，由肝进入血液循环后主要通过肾排泄。血中尿素的浓度取决于组织蛋白质的分解代谢、食物中蛋白含量、组织及肾的排泄能力。尿素可自由地滤入原尿，约 50％ 可被肾小管重吸收，尿素在肾小管的重吸收量与抗利尿激素控制下的水重吸收量呈正相关。在食物摄入量及体内分解代谢较稳定的情况下，其血中浓度取决于肾脏排泄能力。肾小球滤过功能降低时尿素氮排出受阻，因此，尿素是在一定程度上可反映肾功能的指标。体液中尿素的浓度常用尿素中含有的氮来表示，称为尿素氮（serum ureanitrogen，SUN / blood ureanitrogen，BUN）。二者的换算可根据 60 g 尿素含有 28 g 氮来计算（即 1 g 尿素接近于 0.467 g 尿素氮，或 1 g 尿素氮接近于 2.14 g 尿素）。

【临床意义】

（1）血清尿素氮升高：见于肾功能受损、高蛋白膳食、高热、感染、消化道出血、脱水等。

① 肾前性因素：由于剧烈呕吐、幽门梗阻、肠梗阻和长期腹泻引起的失水过多，造成血清尿素潴留；心力衰竭、休克、烧伤、失水、大量内出血、肾上腺皮质功能减退症、高蛋白膳食、高热、感染、消化道出血脱水，甲状腺功能亢进等；体内蛋白质呈高分解代谢状态及大量进食肉类时。

② 肾性因素：急性、慢性肾小球肾炎，肾衰竭，重症肾盂肾炎及中毒性肾炎，肾小管坏死或肾脏血流下降时，导致尿素排泄障碍。

③ 肾后性因素：尿路梗阻，如前列腺肿大、尿路结石、尿道狭窄、前列腺膀胱肿瘤压迫等；慢性尿路阻塞，肾小管高压，尿素逆扩散入血。

（2）血清尿素氮升高降低：见于严重肝病，如肝炎合并广泛肝坏死，以及低蛋白饮食等情况［详见第四节汇总表（附录表6-5）］。

（3）Scr/BUN 比值的意义：血清肌酐和尿素氮是机体蛋白质代谢产物，它们的浓度取决于氮的分解和肾的排泄功能，在摄入食物及体内分解代谢比较稳定的情况下，其浓度取决于肾的排泄能力。因此，血清肌酐和尿素氮浓度在一定程度上可反映肾小球的滤过功能。除受肾功能影响外，血清尿素氮还受肾外因素的影响，如高蛋白饮食、消化道出血及高分解代谢可使其明显升高；然而血清肌酐则不受上述肾外因素的影响，在外部肌酐摄入固定，体内肌酐生成量恒定的情况下，血清肌酐浓度主要取决于肾小球的滤过功能，故血清肌酐比尿素氮更能准确地反映肾小球功能，然而敏感性较差，在剧烈活动后也可见增高。Scr/BUN 比值对分析肾衰竭病因及了解患者蛋白质代谢状态有一定帮助。一般而言，当 Scr/BUN 都以 mg/dl 为单位时，两者比值大约应为 1∶10。

① Scr/BUN 比值降低：多见于肾前性急性肾衰竭，高蛋白摄入或 / 和分解增多，消耗性疾病，高热，某些药物如四环素、皮质类固醇大量使用，失水等情况。

② Scr/BUN 比值升高：多见于蛋白质摄入不足、长期输液、使用增加肌酐而不增加血清尿素的药物（如西咪替丁）、腹膜透析治疗后等。

三、胱抑素 C 测定

半胱氨酸蛋白酶抑制剂可分为 A、B、C 等几种，其中血清胱抑素 C（serum cystatin C）是一种非糖基化的碱性蛋白质，人体几乎所有的有核细胞均能表达、分泌，每日分泌量恒定。相对分子质量仅 13 kD，故可自由通过肾小球滤过膜，并几乎全部被近曲小管上皮细胞摄取、分解，不再重新回到循环中，尿中排量甚微。故血清 cystatin C 水平是反映肾小球滤过功能的可靠指标。

【临床意义】

病理性升高：肾小球滤过功能受损时，该指标可以升高，其敏感性高于血清肌酐、尿素氮，在肾小球滤过功能仅轻度受损时，cystatin C 水平即可升高。血清 cystatin C 浓度稳定，不受蛋白质、含肌酸饮食的干扰，影响因素较少，其与 GFR 之间的线性关系明显优于血清肌酐、尿素及其他内源性小分子蛋白质，因此其更能灵敏、精确地反映 GFR 的变化。

【影响因素】

（1）引起增高的因素：检测期间服用肾毒性药物、地塞米松、甲基泼尼松，标本溶血。

（2）引起降低的因素：检测期间服用环孢菌素 A，标本保存时间过长或保存方法不当。

四、血清尿酸

血清尿酸（serum uric acid，SUA）为体内核酸中嘌呤代谢的终末产物，其中大部分由内源性核酸降解产生，小部分来源于食物中的核酸代谢。嘌呤核苷酸分解生成嘌呤核苷及嘌呤后，经水解脱氨和氧化，最后生成尿酸。血中尿酸除小部分被肝脏破坏外，大部分被肾小球过滤，主要由肾脏排出，但绝大部分被近曲小管重吸收，其后约半数由近曲小管末端部分泌，然后同部位再次吸收其分泌的绝大部分，故尿酸的清除度不到 10%。由肾排出的尿酸占总排出量的 2/3 ~ 3/4，其余在肠道内被微生物的酶分解。GFR 降低时，尿酸不能正常排泄而在血中浓度升高。因此，血液中尿酸浓度可反映肾功能。血清尿酸水平升高可见于慢性高尿酸血症肾病、肾结石、急性尿酸性肾病。

尿酸测定用于许多肾脏和代谢障碍性疾病的诊断和治疗，包括肾衰竭、痛风、白血病、银屑病、饥饿或其他消耗性疾病以及接受细胞毒性药物治疗的患者。

【临床意义】

（1）病理性升高

① 痛风：是核蛋白及嘌呤代谢异常所致，人类本病发作时尿酸浓度可达 900 μmol/L。

② 排泄障碍：肾病（急、慢性肾炎，肾结核等），肾盂肾炎，肾盂积水晚期等尿道阻塞性疾病，中毒性肾病（如氯仿、四氯化碳、铅中毒性肾病等），糖尿病性肾病，酸中毒，饥饿，肝脏疾患，甲状腺功能减低，白血病，使用噻嗪类或髓袢类利尿剂、吡嗪酰胺等。

③ 核酸分解代谢过盛：慢性白血病、多发性骨髓瘤、真性红细胞增多症。

（2）病理性降低：见于恶性贫血，Fanconi 综合征，使用阿司匹林，先天性黄嘌呤氧化酶和嘌呤核苷磷酸化酶缺乏，肝脏疾病，使用别嘌呤等。

【影响因素】

（1）引起增高的因素

① 精神紧张，肥胖，长期高嘌呤饮食。

② 某些药物的应用：包括利尿剂、小剂量的阿司匹林、小剂量的保泰松、氯仿、乳酸盐、硫唑嘌呤、6- 巯基嘌呤、长春新碱、合成的类固醇（雄激素）、烟酸、氨苯蝶呤、甲氧西林、利福平、庆大霉素等。

③ 检测因素：如采集时溶血，标本测定时葡萄糖、谷胱甘肽、维生素 C、半胱氨酸、色氨酸、酪氨酸等物质干扰未去除。

（2）引起降低的因素

① 饥饿或长期低嘌呤饮食。

② 应用某些药物：如氯丙嗪、吩噻嗪、大剂量的保泰松、大剂量的阿司匹林和利尿酸（依他尼酸）、促肾上腺皮质激素、造影剂、别嘌呤醇、雌激素、皮质类固醇、氨甲蝶呤等。

③ 检测因素：用尿酸氧化酶 - 过氧化物酶偶联法测定时，胆红素、尿酸、血红蛋白、谷胱甘肽、甲基多巴等干扰未处理。

当血清尿素氮还在正常范围时即可见血清尿酸水平增高，故作为肾功能评价指标较血清尿素氮敏感，但需要与其他多种因素鉴别，因而一般不单独用于肾功能的测定。

五、早期肾损伤的检查与检测

肾脏具备的强大代偿功能，在客观上易于掩盖早期肾损伤，而肾损伤的早期发现对预后又有十分重要的意义。许多原因导致的肾损伤往往悄然发生和发展，缺乏明显的早期症状和体征。如错过早期阶段，肾损伤发展到不可逆状态，终将发展为肾衰竭，其结局将或依靠透析疗法或进行肾移植。因此早期肾损伤诊断方法的研究在近 20 年中取得多方面进展，在肾疾病的实验诊断体系中除传统的肾功能试验之外形成了一个早期肾损伤检查与监测的新领域。

早期肾损伤的检测项目目前可大致分为肾小球标记物、肾小管标记物和肾组织蛋白 / 相关抗原三部分［详见第四节汇总表（附录表 6-6）］。

（一）肾小球标记物

1. 微量清蛋白（mAlb）

在生理状态下由于分子筛屏障和电荷屏障的作用，相对分子质量 69 kD 并带有负电荷的 Alb 基本上不能通过肾小球滤过屏障。一旦肾小球的完整性受到损害，Alb 漏出增加，超过了肾小管的重吸收阈值，尿中清蛋白浓度即增加，而出现清蛋白尿。

【临床意义】

（1）是糖尿病诱发肾小球微血管病变最早期的客观指标之一，对糖尿病性肾病的早期诊断有重要意义。

（2）用于评估糖尿病患者发生肾并发症的危险度。

（3）高血压性肾损伤的早期标志：不仅用以早期发现高血压性肾病，也可评估对高血压的疗效。

（4）妊娠诱发高血压肾损伤的监测：定期检测妊娠诱发高血压孕妇的尿 Alb 有重要意义。运动后尿 Alb 排出量可增加，应在相对安静状态下采尿测定。

2. 尿转铁蛋白（UTf）

转铁蛋白（Tf）主要在肝内合成，为转运 Fe^{3+} 的主要蛋白。Tf 是一项反映肾小球滤膜损伤的灵敏指征。

【临床意义】

肾小球损伤发生时尿中 Tf 排出增加。据研究资料报告，尿中 Tf 排出量的增加早于 mAlb，对早期糖尿病肾病的变化更为敏感。

（二）肾小管标记物

尿中低分子量蛋白质

α1- 微球蛋白（α1-M）是一种相对分子质量为 30 000 kD、pH 稳定的糖蛋白。主要在肝脏和淋巴细胞中合成。血液中 α1-M 可自由通过肾小球滤过屏障，约 99.8% 在近曲小管被重吸收和代谢。其正常范围约为 10 ~ 20 mg/L。该指标可用于鉴别诊断急性和慢性肾小管损害（所有形式的原发性和继发性范科尼综合征）、重金属中毒、药物肾毒性副作用和肾移植后排斥反应。

【临床意义】

（1）α1- 微球蛋白浓度随年龄增加有增高趋势。成人男性高于女性，运动后尿中排出量可增加。

（2）肾小管吸收功能损伤时 α1- 微球蛋白水平即增加。肾小管蛋白尿时 α1- 微球蛋白分泌增加是肾小球滤出率保持不变，肾小管重吸收受损害的表现。此种蛋白尿常见于慢性肾小管间质病和内源或外源性肾小管毒物造成的急性和慢性肾损害。肾衰竭早期血浆中 α1- 微球蛋白水平就升高。而其他残留的肾细胞中持续的蛋白质高渗透性将最终导致肾排泄增加，同时重吸收能力也增加（蛋白尿溢出）。α1- 微球蛋白水平是早期诊断或排除如肾小管间质病变的敏感指标，精确度高。

（三）肾组织蛋白 / 相关抗原

详见第四节附录表 6-6。

（詹燕玲　姚　蕙　苏　宁　陈平圣）

第四节　动物实验中常用的心功能、肝功能和肾功能检查汇总表

附录表 6-4　心功能相关检测指标及意义

项目名称	指标简介	临床意义	实验应用	备注
肌钙蛋白	血清中升高提示心肌细胞受损	判断急性心肌梗死、不稳定性心绞痛、肺梗死、心力衰竭等	急性心肌梗死和心力衰竭动物模型造模成功与否的判断依据，药物毒性或疗效观察	骨骼肌疾病和肾衰竭亦可升高
肌红蛋白	血清中升高提示心肌细胞、骨骼肌细胞受损	判断早期急性心肌梗死、严重充血性心力衰竭和长期休克	急性心肌梗死、心力衰竭、挤压综合征、肌病动物模型造模成功与否的判断依据，药物毒性或疗效观察	急性骨骼肌损伤、肌营养不良、肌萎缩、多发性肌炎、急性或慢性肾衰竭亦可升高
血清肌酸激酶及其同工酶	血清中 CK-MB 明显升高提示心肌损伤	判断急性心肌梗死	急性心肌梗死动物模型造模成功与否的判断依据，药物毒性或疗效观察	肌营养不良、恶性肿瘤亦可升高
乳酸脱氢酶及同工酶	血清中 LDH1、LDH2 升高提示心肌损伤	LDH1 和 LDH2 升高，且 LDH1/LDH2>1 见于急性心肌梗死	同上	溶血性贫血、急性镰刀型红细胞贫血、巨幼红细胞贫血、急性肾皮质坏死等亦可升高
脑钠肽（BNP）（B 型利钠肽）	心功能障碍激活利钠肽系统，心室负荷增加导致 BNP 释放	早期诊断慢性充血性心力衰竭及判断病情的严重程度	心力衰竭动物模型造模成功与否的判断依据，药物毒性或疗效观察	左室壁心肌肥厚、肥厚型心肌病亦可升高

附录表 6-5　肝功能相关检测指标及意义

项目名称	指标简介	临床意义	实验应用	备注
血清总蛋白	降低提示慢性肝损伤，肝细胞合成蛋白减少；升高提示血液浓缩	降低见于亚急性重症肝炎，慢性中度以上持续性肝炎、肝硬化、肝癌	各种慢性肝病动物模型造模成功与否、药物毒性或疗效的判断依据之一	降低还见于营养不良、慢性消耗性疾病、丢失过多、血清水分增加
血清白蛋白	同上	同上	同上	同上
血清前白蛋白	反映肝功能损害及各种营养不良	升高：急性肝炎恢复期、有肝损害者戒酒后；降低：各种急、慢性肝炎，非代偿性肝硬化，肝癌，阻塞性黄疸	同上	升高还见于霍奇金淋巴瘤；降低还见于溃疡性结肠炎、甲状腺功能亢进、营养不良等
血清球蛋白	增高提示肝细胞、浆细胞或肿瘤细胞合成球蛋白增多；降低常提示免疫功能抑制	增多见于自身免疫性慢性肝炎、慢性活动性肝炎、肝硬化、慢性酒精性肝病等	各种慢性肝病、多发性骨髓瘤动物模型造模成功与否，药物毒性或疗效的判断依据之一	升高还见于其他器官慢性炎症、自身免疫病、淋巴造血系统肿瘤等；降低见于长期应用皮质激素或免疫抑制剂

项目名称	指标简介	临床意义	实验应用	备注
血清蛋白电泳	显示血清中各类蛋白占总蛋白的百分比	多发性骨髓瘤和肝、肾疾病的诊断	多发性骨髓瘤、肝肾疾病动物模型造模成功与否，药物毒性或疗效的判断依据之一	急性感染初期，α1或α2球蛋白增加；慢性炎症或感染后期，γ球蛋白增加
总胆红素	溶血、肝功能障碍、胆道阻塞时升高	用于黄疸诊断和类型鉴别	各种急、慢性肝病动物模型造模成功与否，药物毒性或疗效的判断依据之一	升高还见于Gilbert综合征的旁路胆红素血症
直接胆红素	肝功能障碍、胆道阻塞时升高	同上	同上	—
胆汁酸	升高提示急、慢性肝细胞损伤，胆汁排出障碍	主要用于肝硬化辅助诊断	慢性肝病动物模型造模成功与否、药物毒性或疗效的判断依据之一	—
丙氨酸氨基转移酶（ALT）、天冬氨酸氨基转移酶（AST）	升高主要提示急、慢性肝细胞损伤	升高见于各种急、慢性肝炎，肝硬化，肝细胞癌，阻塞性黄疸	急、慢性肝病动物模型造模成功与否，药物毒性或疗效的判断依据之一	升高还见于急性心肌梗死、骨骼肌损伤及其他组织器官损伤
谷胱甘肽S转移酶（GST）	与肝脏解毒有关，肝细胞损伤时升高	升高见于各种急、慢性肝炎	同上	—
胆碱酯酶（ChE）	降低提示肝细胞损伤或酶活性受抑制	降低见于肝炎、肝脏实质损伤严重的疾病；升高见于脂肪肝	同上	降低还见于营养不良、肿瘤、有机磷中毒等；升高还见于肾脏疾病、肥胖等
碱性磷酸酶（ALP）	是胆汁淤滞的重要指标	升高主要见于肝胆疾病	同上	升高还见于骨骼疾病、佝偻病等
Ⅲ型前胶原N端肽（PⅢP）	为胶原代谢产物，于肝纤维化早期升高	升高主要见于肝纤维化、肝炎	肝纤维化动物模型造模成功与否、药物疗效的主要判断依据	升高还见于其他器官的纤维化
Ⅳ型胶原及其分解片段	肝纤维化标志物	同上	同上	同上

注：1. 诱发淤胆性肝病（如胆管结扎诱发肝纤维化）动物模型可进行酶的组合检查：ALP、γ-谷氨酰基转移酶（γ-GT）、5'-核苷酸酶（5'-NT）。

2. 肝纤维化相关酶的组合检查：单氨氧化酶（MAO）、脯氨酰羟化酶（PH）

附录表6-6 肾功能相关检测指标及意义

项目名称	指标简介	临床意义	实验应用	备注
血肌酐（Cr）	反映肾小球滤过率的关键指标	升高见于急慢性肾衰竭	急、慢性肾衰竭动物模型造模成功与否，药物疗效的关键判断依据	升高也见于心衰、脱水、肝肾综合征和肾病综合征导致的肾脏灌注不足
血清尿素氮（BUN）	同上	同上	同上	同上＋高蛋白饮食

续表

项目名称	指标简介	临床意义	实验应用	备注
血清（尿液）尿酸（UA）	血 UA 升高而尿 UA 下降提示肾小球滤过率减少；反之提示肾小管重吸收功能障碍	血 UA 升高而尿 UA 下降见于各种肾小球疾病；尿 UA 升高见于各种肾小管间质性疾病	急、慢性肾脏疾病动物模型造模成功与否，药物疗效的判断依据之一	血液及尿液 UA 均升高见于遗传性嘌呤代谢障碍；均下降见于 5-FU、激素长期使用
内生肌酐清除率（Ccr）	反映肾小球滤过率，降低见于较早期肾小球损害	降低见于各种肾小球疾病、肾衰竭等	急、慢性肾脏疾病动物模型造模成功与否，药物疗效的辅助判断依据	—
尿微量白蛋白（MA）	升高提示肾小球滤过膜轻微受损	糖尿病肾病和高血压肾病的早期指征	糖尿病肾病和高血压肾病动物模型造模成功与否，药物疗效的辅助判断依据	升高还见于剧烈运动、狼疮性肾炎、泌尿系统感染和心力衰竭等
尿转铁蛋白（TRU）	同上	糖尿病肾病的早期指征	同上	—
尿免疫球蛋白	升高提示肾小球滤过膜受损	升高主要见于各种免疫复合物性肾小球肾炎；尿中出现 IgM 对肾衰竭有预测价值	各种免疫复合物性肾小球肾炎动物模型造模成功与否、进展趋势、药物疗效的辅助判断依据	—
α1- 微球蛋白（α1-MG）	尿 α1-MG 升高提示近端肾小管重吸收受损；血清 α1-MG 升高提示肾小球滤过率下降	糖尿病肾病、小管间质性肾炎、狼疮性肾炎等疾病的肾脏功能判断	急、慢性肾脏疾病动物模型造模成功与否，药物疗效的辅助判断依据	降低见于肝细胞严重坏死
β2- 微球蛋白（β2-MG）	同上	基本同上	同上	—
酚红排泄试验	下降提示近端肾小管损伤，排泌功能障碍	下降见于缺氧、感染、免疫、中毒等引起的小管间质病变	急、慢性肾小管损伤动物模型造模成功与否，药物疗效的判断依据	—
尿渗量（Uosm）	下降提示远端肾小管损伤，水重吸收功能障碍，尿浓缩不佳	下降见于慢性肾盂肾炎、多囊肾、尿酸性肾病、慢性肾小球肾炎晚期	慢性肾盂肾炎、尿酸性肾炎动物模型造模成功与否，药物疗效的判断依据	—
尿浓缩功能试验	同上	同上	同上	—

注：除了表中肾功能检测外，肾脏疾病通常还要进行尿常规检测、炎症相关因子检测、病原体检测、纤维化程度判定以及肾组织病理形态学检查等。小型实验动物由于采血量少、尿液收集有难度，检测指标应精选

参考文献

［1］许文荣，谷俊侠.临床血液学检验［M］.南京：东南大学出版社，2000.

［2］刘人伟.检验与临床：现代实验诊断学［M］.北京：化学工业出版社，2002.

（陈平圣）